Thomas M. Lehmann

Digitale Bildverarbeitung für Routineanwendungen

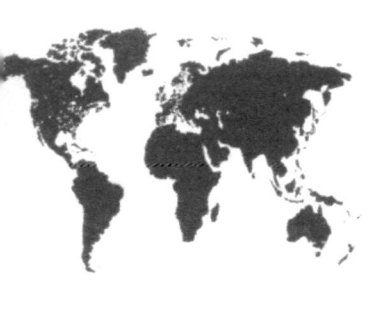
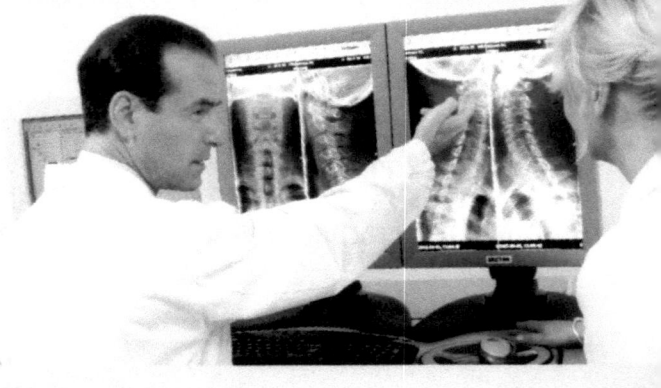

Mehr als 600 PACS Installationen weltweit und der nachweisliche Erfolg hochqualitativer Lösungen machen Sectra zu einem führenden Anbieter für PACS.

Sectra Clinical Solutions Network
Einbringung von Wissenschaft in die klinische Routine

Sectra Clinical Solutions Network (CSN) ist ein Netzwerk von Forschern und Entwicklern mit innovativen Kenntnissen in speziellen Gebieten.

Durch CSN erhalten Sectra Kunden den Zugang zu einer großen Auswahl klinischer Anwendungen, gewerblich und auch rein wissenschaftlich.

Die Sectra Clinical Solutions Network Entwicklungsplattform ist ein einfacher, sicherer und schneller Weg, Forschung in den klinischen Alltag einzubetten.

Besuchen Sie uns unter: www.sectra.com/medical

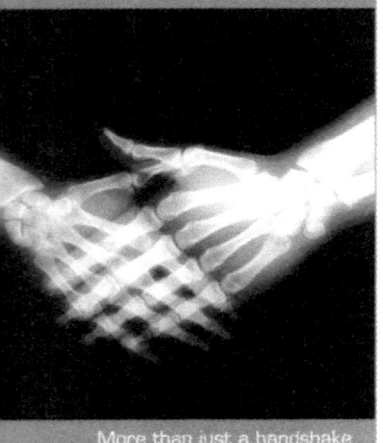
More than just a handshake

SECTRA

Thomas M. Lehmann

Digitale Bildverarbeitung für Routineanwendungen

Evaluierung und Integration
am Beispiel der Medizin

Mit einem Geleitwort von Prof. Dr. Dr. Klaus Spitzer

Deutscher Universitäts-Verlag

Bibliografische Information Der Deutschen Bibliothek
Die Deutsche Bibliothek verzeichnet diese Publikation in der Deutschen Nationalbibliografie;
detaillierte bibliografische Daten sind im Internet über <http://dnb.ddb.de> abrufbar.

Habilitationsschrift RWTH Aachen, 2004

1. Auflage Mai 2005

Alle Rechte vorbehalten
© Deutscher Universitäts-Verlag/GWV Fachverlage GmbH, Wiesbaden 2005

Lektorat: Ute Wrasmann / Britta Göhrisch-Radmacher

Der Deutsche Universitäts-Verlag ist ein Unternehmen von Springer Science+Business Media.
www.duv.de

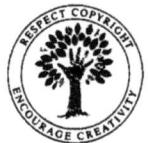

Das Werk einschließlich aller seiner Teile ist urheberrechtlich geschützt.
Jede Verwertung außerhalb der engen Grenzen des Urheberrechtsgesetzes
ist ohne Zustimmung des Verlags unzulässig und strafbar. Das gilt insbesondere
für Vervielfältigungen, Übersetzungen, Mikroverfilmungen und die
Einspeicherung und Verarbeitung in elektronischen Systemen.

Die Wiedergabe von Gebrauchsnamen, Handelsnamen, Warenbezeichnungen usw. in diesem
Werk berechtigt auch ohne besondere Kennzeichnung nicht zu der Annahme, dass solche
Namen im Sinne der Warenzeichen- und Markenschutz-Gesetzgebung als frei zu betrachten
wären und daher von jedermann benutzt werden dürften.

Umschlaggestaltung: Regine Zimmer, Dipl.-Designerin, Frankfurt/Main
Gedruckt auf säurefreiem und chlorfrei gebleichtem Papier
ISBN-13: 978-3-8244-2191-6   e-ISBN-13: 978-3-322-81248-3
DOI: 10.1007/978-3-322-81248-3

Geleitwort

Einem angewandten Fach wie der Medizinischen Informatik fällt die Aufgabe zu, Brücken zwischen fachwissenschaftlicher Forschung und ihrem praktischen Einsatz zu planen, zu entwerfen und zu bauen. Die anwendungsbezogene Fortentwicklung allgemeiner Methoden gehört selbstverständlich hierzu: Der wissenschaftliche Erfolg der medizinischen Bildverarbeitung belegt eindrucksvoll, welche innovationsfördernde Rolle die spezifisch medizinischen Anforderungen dabei spielen. Dem Anspruch des Fachs genügt das noch nicht. Dieser zielt vielmehr auf die tatsächliche Verankerung innovativer Methoden in der Praxis.

Das vorliegende Buch setzt hier an. Es konstatiert ein Defizit bezüglich des nachhaltigen Transfers erfolgreich entwickelter Lösungen der medizinischen Bildverarbeitung in die klinischen Routine. Die Untersuchung fragt nach den Gründen und zielt auf Abhilfe. Insofern sie sich mit dieser ambitionierten Aufgabe dem zentralen anwendungswissenschaftlichen Anspruch stellt, ist die Untersuchung von allgemeinerem Interesse: exemplarisch wird gezeigt, was es heißt, Medizinische Informatik als Wissenschaft zu betreiben.

Um die Kriterien für die Integration in die medizinische Routine geht es in doppelter Hinsicht: Es ist das eine, Stabilität, Validität, Kontrollierbarkeit, Präsentationsintegration, Adaptivität, Flexibilität sowie Funktions-, Daten und Kontextintegration als erwünschte Eigenschaften bildverarbeitender Verfahren in der Medizin zu identifizieren. Ein anderes ist es, sie zu einem kritischen Instrument zu machen. Dieses Buch begründet, dass die aufgestellten Kriterien sich als Instrument gebrauchen lassen: Es zeigt, wie durch die Kriterien entweder formativ die Integrabilität eines Verfahrens schon während seiner Implementierung sichergestellt oder aber summativ für bestehende Verfahren abgeschätzt werden kann, ob sie für den Routineeinsatz taugen.

Ist eine sicherlich gerechtfertigte Forderung wie die nach der Validität eines Verfahrens ein gutes Kriterium? Die Antwort versteht sich nur scheinbar von selbst. Die Untersuchung macht an diesem und ähnlichen Fällen nicht nur klar, dass methodische Probleme bestehen – hier die Problematik des Goldstandards –, sondern dass jedes Kriterium geeigneter Messmethoden und ihrer Weiterentwicklung bedarf. Leser finden daher in dem vorliegende Buch nicht nur einen Kriterienkatalog, sondern ebenso eine an vielen Beispielen erläuterte Anleitung zur Anwendung des Instruments und eine Zahl innovativer Verfahren zur Überprüfung einzelner Kriterien.

Methodenreflexion und Projekterfahrung halten sich in dem Buch auf spannende Weise die Waage. So spricht es auch diejenigen Leser an, die bei der Entwicklung eigener Vorhaben zur medizinischen Bildverarbeitung von den Erfahrungen erfolgreicher Projekte profitieren wollen. Vor allem zwei interdisziplinäre Projekte, das IRMA-Projekt zum inhaltsbasierten Zugriff auf medizinische Bilddaten und ein inzwischen webfähiges Verfahren zur digitalen Subtraktionsangiographie (DSR-Web) illustrieren zudem aktuelle und zentrale Forschungsfelder der medizinischen Bildverarbeitung in ihrem Praxisbezug.

Dem Buch sind viele Leser zu wünschen: solche, denen es in der Tat ein Instrument zur Verbesserung der Integration digitaler Bildverarbeitung in die medizinische Routine an die Hand gibt, und weitere, welche es exemplarisch in die Methodik der Medizinischen Informatik als Anwendungswissenschaft einzuführen vermag.

Klaus Spitzer

Vorwort

Die Medizinische Bildverarbeitung ist zweifelsohne ein spannendes Fach, dem man sich in seinem studentischen und beruflichen Leben vollständig widmen kann. Gefordert durch die bildimmanenten Schwierigkeiten wie das starke Rauschen, aber auch die große Form- und Strukturvariabilität der relevanten Objekte wird die Arbeit nie langweilig und Erfolge werden seitens der anwendenden Mediziner besonders dankbar aufgenommen. So kann es passieren, daß man nach einem Studium der Elektrotechnik an der Medizinischen Fakultät landet und dort im Bereich der Bildverarbeitung Algorithmen erforscht, die dann zu einer Promotion an der Mathematisch-Naturwissenschaftlichen Fakultät im Fachbereich Informatik führen.

Dann aber an der Medizinischen Fakultät für das Fach Medizinischen Informatik die Venia Legendi anzustreben, ist doch eher außergewöhnlich. Während es für mein bisheriges akademisches Leben in jeder Hinsicht Vorlagen oder gar Vorbilder gab, lag die letzte Habilitation für das Fach Medizinische Informatik an der RWTH Aachen schon 15 Jahre zurück. Was damals galt, war auf meine heutige Situation nicht mehr übertragbar und mein Unterfangen ein eher ungewisser „Sprung ins kalte Wasser", der von vielen Ungewißheiten – nicht zuletzt auch durch die aktuellen Wirren einer verunglückten Hochschulreform – begleitet und teilweise auch in Frage gestellt wurde.

Doch nun ist der Sprung getan. Das Wasser war gar nicht so kalt, die Ungewißheit doch nicht so groß und rückblickend erscheint auch der Weg als eher gradlinig. Das Ergebnis halten Sie gerade in Händen. Aus der mittlerweile angenommenen Habilitationsschrift ist ein Buch über die Integration medizinischer Bildverarbeitung in die klinische Routine geworden, daß allgemein verständlich geschrieben ist, aber dennoch systematisch und tiefgründig analysiert, was in der medizinischen Forschung im Bereich der Bildverarbeitung geändert werden muß, um die Verfahren wirklich nutzbar zu machen und zum Wohle des Patienten einsetzen zu können. Hierzu werden konkrete Hinweise und Leitlinien formuliert, die sicherlich auch für andere Bereiche der Medizinischen Informatik anwendbar sind, auch wenn die vielen Beispiele aus Anwendungen in der Medizinischen Bildverarbeitung stammen. Damit wendet sich dieses Buch an alle Praktiker der Medizinischen Informatik – beginnend mit Studium und Diplomarbeit bis hin zu allen Berufstätigen im Gesundheitswesen, den Healthcare Professionals (HCPs), die mit informatischen Methoden arbeiten oder diese entwickeln.

Es gab viel Unterstützung, den Sprung zu wagen. Insbesondere hat mein Mentor, Herr Univ.-Prof. Dr. med. Dr. rer. nat. Dipl.-Math. Klaus Spitzer mich jederzeit tatkräftig und mit vielen Anregungen auf diesem Weg begleitet. Rückblickend muss ich sagen, dass es eigentlich mehr ein Leiten denn ein Begleiten war, wofür ich ihm sehr dankbar bin. Herrn Univ.-Prof. Dr. rer. nat. Dipl.-Math. Ralf-Dieter Hilgers und Herrn Univ.-Prof. Dr. rer. nat. Dipl.-Inform. Thomas Tolxdorff und danke ich für die Übernahme der Korreferate. Meinen lieben Kollegen Herrn Dr. rer. nat. Dipl.-Phys. Cord Spreckelsen und Herrn Dr. rer. nat. Dipl.-Ing. Jörg Bredno danke ich für die vielen konstruktiven Anregungen und das Korrekturlesen dieser Arbeit. Frau Dr. med. Claudia Weiß danke ich für ihre kompetente Unterstützung in allen statistischen und medizinischen Fachfragen.

Ganz besonderer Dank gilt meiner lieben Jessi, der ich dieses Buch widmen möchte. Sie hat in den letzten Jahren auf viel verzichten müssen, aber mich trotzdem mit ihrer Liebe immer unterstützt, so dass dieses Buch ohne sie nicht entstanden wäre.

Thomas M. Lehmann

Inhalt

1. **Einleitung** 1
   - 1.1. **Problemstellung** 1
   - 1.2. **Beispiel: Dentale Software** 4
   - 1.3. **Ziel dieser Arbeit** 8
2. **Grundlagen der praxisorientierten Bildverarbeitung** 11
   - 2.1. **Medizinische Bildverarbeitung** 11
     - 2.1.1. Bildbearbeitung vs. Bildverarbeitung 11
     - 2.1.2. Bereiche der Bildverarbeitung 14
       - Bilderzeugung 15
       - Bilddarstellung 15
       - Bildauswertung 15
       - Bildspeicherung 15
     - 2.1.3. Bereiche der Bildbearbeitung 16
     - 2.1.4. Verfahren und Algorithmen der medizinischen Bildverarbeitung 17
     - 2.1.5. Besonderheiten der medizinischen Bildverarbeitung 18
       - Heterogenes Bildmaterial 19
       - Unscharfe Objektgrenzen 20
       - Robuste Algorithmen 21
   - 2.2. **Klinische Routine** 21
   - 2.3. **Integration und Integrierbarkeit** 26
     - 2.3.1. Integrationsebenen 26
     - 2.3.2. Integrationsstufen 28
       - Datenintegration 28
       - Funktionsintegration 29
       - Präsentationsintegration 31
       - Kontextintegration 33
     - 2.3.3. Integrierbarkeit von Bildverarbeitungsalgorithmen 34
       - Algorithmisches Design 34
       - Systematische Validierung 37

3. Methoden 41

3.1. Definition und Katalogisierung abstrakter Bewertungskriterien 41
3.1.1. Anforderungen an die Kriterien eines Kataloges 42
Abstraktheit 42
Anwendbarkeit 42
Verifizierbarkeit 43
3.1.2. Anforderungen an den Kriterienkatalog 43
Vollständigkeit 44
Eindeutigkeit 44
Sortiertheit 45
Effizienz 45
3.1.3. Anwendungsszenarien für einen Kriterienkatalog 46
A-priori-Anwendung als Leitfaden 46
A-posteriori-Anwendung als Analysewerkzeug 47

3.2. Flexibilität der Software 47
3.2.1. Semantische Ebenen bei der Integration des A-priori-Wissens 48
3.2.2. Multiskalen-Ansätze 49
3.2.3. Beispiel: Strukturierte Abstraktion zum inhaltsbasierten Bildzugriff 50
Zielsetzung 50
Bisherige CBIR-Systeme 51
Das IRMA-Konzept 53
Semantische Ebenen in IRMA 57
3.2.4. Fazit 58

3.3. Adaptivität der Software 59
3.3.1. Abstraktionsstufen der Adaptivität 59
Keine Adaptivität 60
Datenbasierte Adaptivität 60
Regionenbasierte Adaptivität 61
Szenenbasierte Adaptivität 61
3.3.2. Learning from Examples 62
Applikationsspezifische Parametrierung 63
Bildspezifische Parametrierung 64
3.3.3. Beispiel: Texturadaptive Segmentierung mit aktiven Konturmodellen 65
3.3.4. Fazit 66

3.4. Kontrollmöglichkeiten für den Anwender 67
3.4.1. Kontrolle qualitativer Ergebnisse im Bildraum 68
3.4.2. Beispiel: Digitale Freihand-Subtraktionsradiographie 68
3.4.3. Kontrolle qualitativer Ergebnisse im Transformationsraum 69

3.4.4. Beispiel: Time-Motion Diagramme der Glottis 70
3.4.5. Kontrolle quantitativer Ergebnisse eines Einzelbildes 73
3.4.6. Beispiel: Schwingungsprofilbilder der Stimmlippen 74
3.4.7. Kontrolle quantitativer Ergebnisse aus vielen Einzelbildern 75
3.4.8. Beispiel: Ergebnisprotokolle bei der Vermessung synaptischer Boutons . 76
3.4.9. Fazit 78

3.5. **Stabilität der Software** **79**
    3.5.1. Variationskoeffizient 79
    3.5.2. Reproduzierbarkeit im engeren Sinne 80
        Stochastische Komponenten 80
        Algorithmische Reihenfolge 81
        Statische Parameter 81
    3.5.3. Reproduzierbarkeit im weiteren Sinne 82
        Rauschen 82
        Positionierung des Objektes 83
        Geräteeinstellungen bei der Aufnahme 83
        Manuelle Komponenten 83
    3.5.4. Beispiel: Stabilität bei der Vermessung synaptischer Boutons 84
        Stochastische Optimierung 84
        Manuelle Positionierung 84
        Mikroskopeinstellungen 85
        Manuelle Wahl der Referenzen 87
    3.5.5. Fazit 88

3.6. **Art der Referenzen zur Validierung** **88**
    3.6.1. Kategorisierung von Referenzbildern 89
        Reproduzierbarkeit 90
        Adäquanz 91
        Unabhängigkeit 91
    3.6.2. Nomenklatur für Referenzstandards 92
    3.6.3. Validierungsstrategien für die medizinische Bildverarbeitung 93
        Validierung mit Goldstandards 93
        Validierung mit Silberstandards 93
    3.6.4. Beispiel: Generierung von Silberstandards für Segmentierungsverfahren 95
    3.6.5. Beispiel: Generierung von Goldstandards für Registrierungsverfahren 98
    3.6.6. Fazit 100

3.7. **Anzahl der Referenzen und deren Analyse** **100**
    3.7.1. Validierung medizinischer Bildverarbeitung als kontrollierte Studie 101
    3.7.2. Auswertung von Validierungsstudien 101

Hypothesenformulierung 102
Wahl der richtigen Teststatistik 103
Interpretation des Tests 104
3.7.3. Planung von Validierungsstudien 105
3.7.4. Beispiel: Quantitativer Vergleich von Interpolationsverfahren 107
3.7.5. Fazit 110

3.8. Datenintegration 111
3.8.1. Externe Datenintegration mit dem DICOM-Protokoll 112
3.8.2. Beispiel: Informationskodierung bei CT-Untersuchungen 113
3.8.3. Interne Datenintegration durch relationale Datenbanken 116
Bilddatenspeicherung in GIF 116
Bilddatenspeicherung in TIFF 117
Bilddatenspeicherung in JPEG 118
Bilddatenspeicherung in PNG 118
Transparente Bilddatenspeicherung 120
3.8.4. Beispiel: Interne Datenintegration im IRMA-System 120
Das interne IRMA-Datenbankschema 121
Transparenz beim Zugriff auf Merkmale und Methoden 122
3.8.5. Fazit 124

3.9. Funktionsintegration 124
3.9.1. Synchrone vs. asynchrone Kommunikation 125
3.9.2. Synchrone Funktionsintegration mit DICOM 126
3.9.3. Synchrone Funktionsintegration mit HTML und HTTP 128
3.9.4. Asynchrone Funktionsintegration mit Email und SMTP 129
3.9.5. Beispiel: Das DSR-Web 130
3.9.6. Fazit 132

3.10. Präsentationsintegration 132
3.10.1. Normen für die Gebrauchstauglichkeit von Software 133
3.10.2. Usability Engineering und Web-Usability 136
Positionierung und Layout 137
3.10.3. Evaluation und Usability-Test 138
3.10.4. Beispiel: Das DSR-Web, Version 2.0 141
3.10.5. Fazit 144

3.11. Kontextintegration 144
3.11.1. Externe Kontextintegration mit dem DICOM-Protokoll 144
3.11.2. Externe Kontextintegration über API-Schnittstellen 145
3.11.3. Interne Kontextintegration durch relationale Datenbanken 146

        3.11.4. Beispiel: Interne Kontextintegration in IRMA 147
        3.11.5. Fazit 148

4. Ergebnisse 149
   4.1. Kriterienkatalog zur Bewertung medizinischer Bildverarbeitung 149
        4.1.1. A-priori-Katalog 149
        4.1.2. A-posteriori-Katalog 151
   4.2. Anwendung als Leitfaden am Beispiel des IRMA-Systems 154
        4.2.1. Flexibilität 154
        4.2.2. Adaptivität 155
        4.2.3. Kontrollmöglichkeiten 156
        4.2.4. Stabilität 158
        4.2.5. Validierung 159
        4.2.6. Präsentationsintegration 160
        4.2.7. Datenintegration 162
        4.2.8. Funktionsintegration 164
        4.2.9. Kontextintegration 165
        4.2.10. Resumee 166
   4.3. Anwendung als Analysewerkzeug am Beispiel des DSR-Web 166
        4.3.1. Analyse durch die Beantwortung der Leitfragen 167
        4.3.2. Empfehlungen für Verbesserungen 170

5. Diskussion 173

6. Zusammenfassung 181

Literatur 183

Farbseiten 199

Abkürzungen

ACR	American College of Radiology
ACR	American College of Radiology
ANOVA	Analysis of Variances
API	Application Programming Interface
ASSERT	Automatic Search and Selection Engine with Retrieval Tools
BfArM	Bundesinstitut für Arzneimittel und Medizinprodukte
BLOB	Binary Large Object
CAI™	Clinical Application Interface
CANDID	Comparison Algorithm for Navigating Digital Image Databases
CBIR	Content-based Image Retrieval
CCD	Charge-coupled Device
CD	Compact Disc
CEN	Comité Européen de Normalisation
CGA	Coronare Glottisachse
CMOS	Complementary Metal Oxid Semiconductor
COBRA	Content-Based Retrieval Architecture
CORBA	Common Object Request Broker Architecture
CPU	Central Processing Unit
CT	Computertomographie
DATech	Deutsche Akkreditierungsstelle Technik
DCE	Distributed Computing Environment
DCT	Discrete Cosine Transform
DEXA	Dual Energy X-ray Absorptiometry
DFG	Deutsche Forschungsgemeinschaft
DICOM	Digital Imaging and Communications in Medicine
DICOMDIR	DICOM Directory
DIMSE	DICOM Message Service Element
DIN	Deutsches Institut für Normung
DSR	Digital Subtraction Radiography

DTD	Document Type Definition
DTF	Domain Task Force
EFMI	European Federation for Medical Informatics
Email	Electronic Mail
EN	Europäische Norm
FDI	Fédération Dentaire Internationale
FFT	Fast Fourier Transform
FIRST	Fractal Indexing and Retrieval System
FTP	File Transfer Protocol
GEMINI	Generic Multimedia Indexing
GIF	Graphics Interchange Format
GUI	Graphical User Interface
HISA	Healthcare Information Systems Architecture
HL7	Health Level 7
HTML	Hypertext Markup Language
HTTP	Hypertext Transfer Protocol
HU	Hounsfield Unit
I-Browse	Intelligent Browsing of Medical Images
ICE	International Electrotechnical Commission
ID	Identifier
IDS	International Dental Show
IME	Image Management Environment
IOD	Information Object Definition
IRMA	Image Retrieval in Medical Applications
ISO	International Organization for Standardization
JPEG	Joint Photographic Experts Group
KMeD	Knowledge-Based Medical Database System
LAN	Local Area Network
LUT	Look Up Table
LZW	LEMPEL, ZIV & WELCH
MIII	Medical Image Informatics Infrastructure
MIP	Medical Image Processing

MIT	Massachusetts Institute of Technology
MJPEG	Motion JPEG
MR	Magnetresonanztomographie
NEMA	National Electrical Manufacturers Association
NMPKB	National Medical Practice Knowledge Bank
ODBC	Open Database Connectivity
OMG	Object Management Group
OPG	Orthopantomogramm
ORB	Object Request Broker
OSF	Open System Foundation
PACS	Picture Archiving and Communication System
PC	Personal Computer
PET	Positronenemissionstomographie
PHP	Hypertext Pre-Prozessor
PNG	Portable Network Graphics
POP	Post Office Protocol
QBE	Query by Example
QBIC	Query by Image Content
RGB	Rot, Grün, Blau
RIS	Radiologieinformationssystem
ROI	Region of Interest
RPC	Remote Procedure Call
RST	Rotation, Skalierung und Translation
SCP	Service Class Provider
SCU	Service Class User
SGA	Sagittale Glottisachse
SMTP	Simple Mail Transport Protocol
SNR	Signal to Noise Ratio
SOP	Service Object Pair
SPECT	Single-Photon-Emission-Computertomographie
SPIE	Society of Photo-optical Instrumentation Engineering
SQL	Standard Query Language

TA	Time Axis
TACT®	Tuned-Aperture-Computertomographie
TCP/IP	Transmission Control Protocol / Internet Protocol
TIFF	Tagged Image File Format
TM	Time-Motion
US	United States
VDE	Verein Deutscher Elektrotechniker
VDI	Verein Deutscher Ingenieure
WebMIRS	Web-based Medical Information Retrieval System
W3C	Word Wide Web Consortium

1. Einleitung

1.1. Problemstellung

Obwohl bereits vor ca. 150 Jahren Photographien von dermatologischen Erkrankungen angefertigt wurden, haben Bilder erst mit der Entdeckung der Röntgenstrahlen, wofür CONRAD WILHELM RÖNTGEN 1901 den ersten Nobelpreis erhielt, für die medizinische Diagnostik Bedeutung erlangt. Seit dieser Zeit werden Bilder im gesamten Zyklus der Medizin von der Untersuchung über den Befund bis hin zur Diagnose und Therapie bzw. Therapiekontrolle eingesetzt [Köh02].

Dabei steigt die Anzahl der eingesetzten bildgebenden Verfahren bis heute kontinuierlich an. Neben der optischen und radiographischen Bildgebung zählen heute auch die Sonographie (Ultraschall), die Magnetresonanztomographie (MR), die Szintigraphie, die Positronenemissionstomographie (PET) und die Single-Photon-Emission-Computertomographie (SPECT) zu den etablierten Verfahren der medizinischen Bildgebung. Basierend auf den einzelnen technisch-physikalischen Effekten haben sich verschiedene Modalitäten etabliert. Beispielsweise unterscheidet man bei den röntgenbasierten Verfahren die planare Radiographie, die Fluoroskopie, die Angiographie, die Computertomographie (CT), die quantitative Radiographie (engl.: dual energy x-ray absorptiometry, DEXA) und die Radiotherapie, bei denen jeweils wiederum Submodalitäten bekannt sind [Leh03a].

Darüber hinaus werden ständig neue Modalitäten entwickelt und routinetauglich gemacht. Beispielsweise erlaubt die Tuned-Aperture-Computertomographie (TACT®) dreidimensionale Rekonstruktionen, die wie beim CT auf Röntgenstrahlen basieren, jedoch ohne dessen strikte mechanische Kontrolle der Aufnahmegeometrie angefertigt werden. Das MR-Tagging ermöglicht eine vierdimensionale Darstellung von bewegten Gewebevolumina, indem ein MR-Sättigungsgitter den einzelnen Schichten aufgeprägt wird, dessen Verformung dann über die Zeit hinweg deutlich erkennbar ist.

Mit der Vielzahl einzelner Bildgebungsverfahren steigt auch die Anzahl der aufgenommenen Bilder selbst rapide an. Am Universitätsklinikum Aachen wurden bereits 1999 an die 2 Mio. Einzelbilder in den Kliniken für Radiologische Diagnostik, für Nuklearmedizin und für Zahn-, Mund-, Kiefer- und Plastische Gesichtschirurgie angefertigt (Tab. 1.1). Dies entspricht ungefähr 5.500 Bildern pro Tag. Heute sind es bereits ca. 10.000 Bilder, die am Universitätsklinikum Aachen täglich erzeugt werden und somit auch bewertet werden müssen [UKA99, UKA00]. Hierbei haben zweidimensionale Aufnahmen nach wie vor einen großen Anteil.

Tab. 1.1: Einzelleistungen durch bildgebende Verfahren am Universitätsklinikum Aachen

Modalität	Jahr 1999	Jahr 2000
Röntgen-Thorax	74.056	69.536
Skelettradiographie	82.911	84.736
Sonstiges Röntgen	83.821	77.678
Computertomographie (CT)	816.706	980.740
Magnetresonanztomographie (MR)	557.202	611.576
Positronenemissionstomographie (PET)	34.720	36.460
Single-Photon-Emission-Computed-Tomography (SPECT)	65.640	66.860
Sonographie	229.528	227.424
Summe	1.944.584	2.155.010

Parallel hierzu hat die computerunterstützte Auswertung medizinischer Bilder in den vergangenen 30 Jahren mit zunehmender Leistungsfähigkeit der Computer kontinuierlich an Bedeutung gewonnen. Die medizinische Bildverarbeitung ist seither von jeweiligen Teilbereichen zahlreicher Disziplinen wie Mathematik, Informatik, Ingenieurswissenschaften, Physik und Medizin zu einem eigenständigen wissenschaftlichen Fach geworden. Jährlich nehmen über 1.000 Wissenschaftler aus aller Welt am Symposium „Medical Imaging" der Society of Photo-optical Instrumentation Engineering (SPIE) teil. Der deutschsprachige Workshop „Bildverarbeitung für die Medizin – Algorithmen, Systeme, Anwendungen", der 1996 und 1998 am Universitätsklinikum Aachen initiiert wurde [LSS96, LMST98], findet seit 1998 jährlich statt und hat mittlerweile über 200 Teilnehmer [EGLM99, HL00, HHLM01, MSKHL02]. Derzeit werden auch an deutschen Universitäten (z.b. an der Universität Erlangen-Nürnberg) Professuren für Medizinische Bildverarbeitung eingerichtet.

Die computerunterstützte Verarbeitung medizinischer Bilddaten wurde von DUNCAN & AYACHE in vier Epochen gegliedert [Dun00]: Bis Mitte der Achtziger Jahre dominierte die quantitative Analyse zweidimensionaler Bilder die Inhalte der wissenschaftlichen Forschung. Zum Einsatz kamen vor allem nicht spezialisierte Strategien der statistischen und syntaktischen Mustererkennung. In den folgenden Jahren bis ca. 1990 wurden primär wissensbasierte Ansätze etabliert, um Aufgaben in der Segmentierung, Registrierung und Bewegungsanalyse für eine computerunterstützte Diagnose zu lösen. Zwar wurden in dieser Zeitspanne auch dreidimensionale Bildgebungstechniken wie die MR eingeführt, doch die erzeugten Daten wurden zunächst nur mit zweidimensionalen Konzepten schichtweise bearbeitet. Erst seit Ende der Achtziger Jahre werden vollständig dreidimensionale Ansätze in der medizinischen Bildverarbeitung verfolgt. Dies charakterisiert die dritte Epoche der medizinischen Bildverarbeitung. Insbesondere wurden dreidimensionale Daten erstmals derart aufbereitet, daß sie prä-

1.1 Problemstellung

und intraoperativ, d.h. also zur Unterstützung der Therapieplanung und der Therapie selbst eingesetzt werden können. Die derzeitige und vierte Epoche der medizinischen Bildverarbeitung wird von der fortgeschrittenen Technologie der Bildgebung und -analyse dominiert. Bildgestützte Therapie mit immer realistischeren Visualisierungen bis hin zur virtuellen oder animierten Realität stehen im Fokus der heutigen Forschung [WHH03].

Als künftige Herausforderungen an die medizinische Bildverarbeitung wurden von DUNCAN & AYACHE fünf Schwerpunkte definiert [Dun00]: Zunächst müssen die Pathologien, die in den medizinischen Bildern zur Darstellung kommen, bei der wissensbasierten Bildanalyse mit berücksichtigt werden. Nur so kann medizinische Information vollständig in die Modelle integriert werden. Weiterhin müssen die Verfahren stärker mit den physikalischen Eigenschaften der jeweiligen bildgebenden Modalität abgestimmt werden. Dies betrifft vor allem die Vorverarbeitung und die quantitative Analyse der Bilddaten. Medizinische Bildverarbeitung muß also in stärkerem Maße modalitätsspezifisch als applikationsspezifisch gestaltet werden. Die dritte Herausforderung an die medizinische Bildverarbeitung der Zukunft sehen die Autoren in der Definition von geeigneten allgemeingültigen Kernproblemen. Derzeit werden fast alle Verfahren und Algorithmen isoliert betrachtet, sind nicht übertragbar und sehr spezifisch. Nur eine stärker integrierte Bildverarbeitung kann die Verfahren flexibler und damit auch robuster machen. Das vierte Problem besteht im derzeitigen Fehlen von geeigneten Ansätzen zur Validierung und Evaluation der Algorithmen. Viele neue Verfahren, die selbst in renommierten Fachzeitschriften publiziert wurden, sind gar nicht oder nur an zu wenigen Bildern getestet worden. Weiterhin sind die Tests oft nur qualitativ und somit untereinander nicht vergleichbar. Schließlich muß die medizinischen Bildverarbeitung das (algorithmische) Wissen stärker berücksichtigen, das in anderen Disziplinen bereits verfügbar gemacht wurde, und eigene Entwicklungen fachübergreifend transparent machen. Medizinische Bildverarbeitung ist nicht nur die medizinische Anwendung der digitalen Bildverarbeitung, sondern hat zahlreiche Algorithmen initiiert, die nun auch in anderen Bereichen erfolgreich eingesetzt werden [Leh02c]. Beispielsweise werden bei der Registrierung von Satellitenbildern in der Meteorologie ähnliche Verfahren wie in der medizinischen Bildverarbeitung eingesetzt [L97].

Zusammenfassend kann man also festhalten, daß mittlerweile viele Verfahren der medizinischen Bildverarbeitung in vielen Bereichen und für viele Anwendungen existieren, d.h. publiziert sind. Kontinuierlich kommen neue hinzu [LSS96, LMST98, EGLM99, HL00, HHLM01, MSKHL02], doch selbst in universitären Kliniken werden diese Methoden der medizinischen Bildverarbeitung kaum in der Routine angewendet.

Im niedergelassenen Bereich ist dieses Mißverhältnis noch deutlicher, denn noch weniger Verfahren werden in kommerzielle Produkte integriert. Trotz aller Errungenschaften mangelt es also an der Integration der digitalen Bildverarbeitung in die medizinische Routine. Diese Einschätzung wird von vielen anderen Autoren geteilt [Bor98, Gee00, Har00, Hay00, Kul02].

Dieses allgemein beschriebene Szenario soll im folgenden anhand eines Beispieles exemplarisch belegt werden. Hierzu wird als bildgebende Modalität die intraorale Radiographie betrachtet, d.h. die zahnärztliche Röntgenaufnahme, bei der der Bildsensor im Munde des Patienten plaziert wird.

1.2. Beispiel: Dentale Software

Bereits 1987 wurden von MOYEN und der Firma Trophy Radiology SA (Paris, Frankreich) unter der Bezeichnung „Radiovisiographie" die ersten direkt digitalen Röntgenbilder in der Zahnheilkunde präsentiert [Ben93]. Da zu dieser Zeit noch keine bildaufzeichnenden Halbleiterchips in Zahnfilmgröße zur Verfügung standen, bediente man sich einer aufwendigen Lichtleitertechnik, um das Strahlenbild auf den bedeutend kleineren Detektor abzubilden. Des weiteren waren die Detektoren zunächst nur für Lichtquanten sensibel und man mußte Verstärkerfolien einsetzen, um Röntgenquanten in Quanten des sichtbaren Lichtes (Photonen) zu wandeln. Heute werden von mehr als 15 namhaften Herstellern digitale Intraoral-Röntgensysteme angeboten [Sch03]. Die Sensoren werden als Charge-Coupled Device (CCD) oder Complementary Metal Oxid Semiconductor (CMOS) Halbleiter in der Größe des analogen Zahnfilmes angeboten und sind nur wenige Millimeter dick. Alternativ ist auch eine Speicherfolientechnik erhältlich. Auf einer dem Zahnfilm vergleichbaren Folie ist ein Kristallgitter mit speziell dotiertem Bariumfluorhalid aufgebracht, das dann nach der Belichtung mit Röntgenstrahlen durch Anregung mit einem Laser ausgelesen wird.

Als Bildanalysemethode wird in diesem Umfeld nunmehr in dritter Generation die Subtraktionstechnik eingesetzt, bei der Aufnahmen derselben Kieferregion desselben Patienten zu einander in Bezug gesetzt werden, sodaß zeitliche Unterschiede im Knochengewebe oder Dentin besonders deutlich erkennbar werden. Diese Subtraktionstechnik geht auf ZEIDSES DES PLANTES zurück, der in den Dreißiger Jahren die photographische Subtraktion in der Medizin einführte [Leh00a]. Dabei wird ein Paket aus Negativ und Positiv gleichzeitig mit einer Belichtungsmaschine abgezogen. Bereits Anfang der Achtziger Jahre wurde von GRÖNDAHL, GRÖNDAHL & WEBBER die Subtraktion digitalisierter Zahnfilme etabliert [Grö83]. In der Parallel- und Halbwin-

1.2 Beispiel: Dentale Software

Abb. 1.1: Klassifikation von Subtraktionstechniken (gestrichelte Boxen sind optional) [Leh00a]

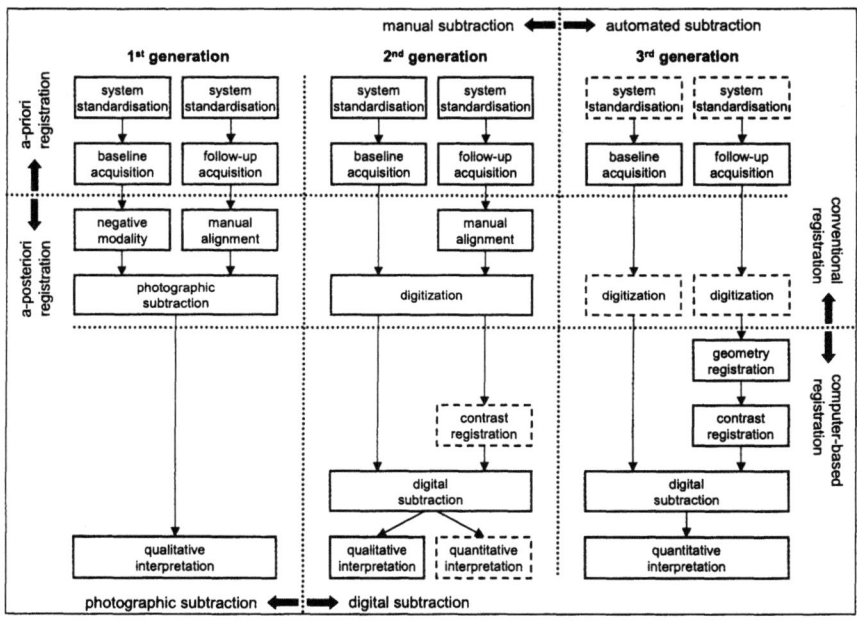

keltechnik sowie bei Bißflügelaufnahmen werden in der dentalen Radiologie spezielle Halterungen verwendet. Diese wurden mit individuell angepaßten Bißblöcken erweitert, um eine ausreichende Reproduzierbarkeit der Aufnahmegeometrie auch bei seriellen, d.h. zeitlich auseinander liegenden Untersuchungen zu gewährleisten. Vor ca. 15 Jahren wurde von WENZEL die dritte Generation der Subtraktionstechnik eingeführt, die auf individuelle Bißschablonen verzichtet [Wen89].

Abbildung 1.1 zeigt eine Klassifikation der Subtraktionsmethoden. In den ersten Generationen mußten Referenz- (engl.: baseline) und Folgeaufnahme (engl.: follow-up acquisition) nach einem standardisierten Protokoll erzeugt und manuell ausgerichtet (engl.: manual alignment) werden. In der dritten Generation der dentalen Subtraktionstechnik sind keine individuellen Bißschienen mehr erforderlich, um eine ausreichende Standardisierung der Aufnahmegeometrie (engl.: system standardization) zu gewährleisten. Statt dessen wird a posteriori, d.h. retrospektiv nach der Bildaufnahme eine Registrierung der zu vergleichenden Bilder hinsichtlich der Aufnahmegeometrie (engl.: geometry registration) und der Aufnahmebelichtung (engl.: contrast registration) durchgeführt. Die verschiedenen Registrierungen von Geometrie und Kontrast und die anschließende Subtraktion erfolgen dabei mit computerbasierten Algorithmen auf digitalen Bildern und ermöglichen auch eine automatische quantitative Bewertung der so dargestellten Gewebeumbauprozesse.

In einer systematischen Untersuchung wurde die wissenschaftliche Literatur der vergangenen Jahre umfassenden analysiert [Leh00a]. Insgesamt konnten 36 verschiedene retrospektive Registrierungsverfahren identifiziert werden, die in der Zeit von 1981 bis 2000 in wissenschaftlichen Journalen publiziert wurden. In weiteren 40 Studien wurden diese Verfahren erneut eingesetzt und für jeweils andere dentale Indikationen validiert. Hierbei konnte der diagnostische Vorteil der computergestützten Subtraktion insbesondere in der Kariesdiagnostik, bei periodontalen Krankheiten, in der Implantologie, zur Knochendensitometrie, in der Funktionsdiagnostik des Kiefergelenkes und für forensische Fragestellungen nachgewiesen werden.

Die Situation für die Anwendung medizinischer Bildverarbeitung in der dentalen Radiographie ist also optimal. Der diagnostische Gewinn ist von vielen Autoren und Forschergruppen unabhängig bestätigt worden. Eine Vielzahl von Algorithmen ist etabliert und digitale Sensoren sind seit 15 Jahren verfügbar. Die aktuellen CCD-Sensoren liefern maximal 1250 x 1640 Bildpunkte bei 16Bit Grauwerten. Somit können die Bilder auf einfachen Personal Computern (PC) verarbeitet werden. Digitale Röntgensysteme werden sowohl im universitären als auch im niedergelassenen Bereich eingesetzt. Die Systeme sind im Vergleich zu CT oder MR sehr billig. Der Konkurrenzdruck unter den Systemanbietern ist groß, sodaß die medizinische Bildverarbeitung, die in die jeweiligen Systeme integriert ist, ein kaufrelevantes Alleinstellungsmerkmal darstellen kann. Man sollte also erwarten, daß (fast) alle Systeme mit Algorithmen zur retrospektiven Registrierung und automatischen Subtraktion serieller Aufnahmen ausgestattet sind.

Tabelle 1.2 zeigt die 17 System- bzw. Softwareanbieter für digitales intraorales Röntgen, die ihr Softwaresystem auf den Industriemessen der International Dental Show (IDS) in Köln 2001 und 2003 ausgestellt haben. In einer umfassenden Analyse dieser Systeme wurde untersucht, welche Funktionalität zur Bildbe- und Bildverarbeitung von diesen Systemen dem Arzt zur Verfügung gestellt wird [Leh02a, Leh02b, Sch03]. Die Schwierigkeit hierbei liegt darin, daß standardisierte Bezeichnungen von den Systemherstellern nicht verwendet werden, obwohl diese für Bildverarbeitungsalgorithmen bekannt und auch fachspezifisch gebräuchlich sind [Ana01a, Ana01b]. Statt dessen werden die angebotenen Funktionen hinter piktographierten Schaltflächen verborgen oder mit Namen wie „Michelangelo-Filter" versehen. Der tatsächliche Algorith-

1.2 Beispiel: Dentale Software

Tab. 1.2: Software- und Systemanbieter zur direkt-digitalen intraoralen Radiographie

Kürzel	Software	Version	Anbieter
A	Byzz	3.7	Orange Dental, München
B	CDR	2.0	Schick Technologies, Long Island City, USA
C	Cliniview	R 3.00	Instrumentarium Imaging, Tuusla, Finland
D	DBSWIN	4.2	Dürr Dental, Bietigenheim-Bissigen
E	Dental Vision	4.2	Solution Line Dental, Herford
F	Dexis	3.1.4	IC Med GmbH, Halle/Saale
G	Digora	2.1 Rev. 1	Orion Corp. Sorodex, Helsinki, Finnland
H	Dimaxis	2.4.1	Planmeca GmbH, Hersching
I	Dixi	5.2	Herzog Medizintechnik, Feucht
J	Emago advanced	3.2	Stichting Oral Diagnostic Systems, Amsterdam, Holland
K	Friacom Dental Office	2.4.183	Friadent GmbH, Mannheim
L	IOX Image Viewer	2.2.0.10	Fimet OY, Monninkylä, Finnland
M	multiXray	1.0 Q	Informatik Rapp GmbH, Bernstadt/Ulm
N	Proimage	3.1.0	Dent-X/Visiplex Medical Systems GmbH, Geilenkirchen
O	Sidexis	5.3	Sinora Dental Siemens GmbH, Bensheim
P	Trophy	4.1 h	Trophy Radiologie GmbH, Kehl-Kork
Q	VixWin 2000	1.4	Dentsply Gendex Dental Systeme, Hamburg

mus ist dem Anwender intransparent und bleibt Firmengeheimnis. Deshalb wurde ein spezielles Testbild eingesetzt, um die tatsächlichen Algorithmen der teilweise nichtlinearen Filter zu identifizieren [Leh02a].

Das Ergebnis dieser Untersuchung ist in Tabelle 1.3 dargestellt. Die Matrix im rechten Teil der Tabelle ist in vier Teile geteilt. Die oberen drei Blöcke beinhalten Funktionen zur Darstellung der Bilder, für Helligkeits- und Kontrastmodifikation, sowie einfache Filter zur Kantenhervorhebung oder Rauschglättung. Obwohl es sich hierbei um einfachste Funktionalität zur bildpunktbasierten Bildbearbeitung handelt, die in allen Standardprogrammen wie Photoshop der Firma Adobe Systems Inc. (San Jose, California, USA) oder Paint Shop Pro von Jasc Software Inc. (Eden Prairie, Minnesota, USA) angeboten wird, sind diese Teile der Matrix durchaus nicht voll besetzt. Insbesondere der vierte Block, der Bildverarbeitungsfunktionalität zur Registrierung und Subtraktion erfaßt, ist sehr dünn besetzt. Kein Hersteller bietet Algorithmen zur automatischen Registrierung serieller Röntgenaufnahmen an. Die bildpunktweise Subtraktion serieller Bilder ist nur mit zwei von 17 Programmen überhaupt möglich. Da die notwendigen Registrierungsalgorithmen fehlen, kann die Subtraktionsradiographie jedoch mit keinem der Softwaresysteme sinnvoll eingesetzt werden. Dies steht im offensichtlichen Gegensatz zu der anfangs dargestellten Situation, nach der die Subtraktionstechnik für viele Indikationen eine statistisch signifikante Verbesserung bedeutet.

Tab. 1.3: Bildbe- und Verarbeitung in digitalen dentalen Radiographiesystemen

Verfahren	A	B	C	D	E	F	G	H	I	J	K	L	M	N	O	P	Q
1. Bilddarstellung																	
Eindimensionales Linienprofil	x	x			x	x									x	x	x
Dreidimensionales Höhenprofil														x			
Rotation	x	x	x	x	x	x	x	x	x	x		x	x	x	x	x	x
Pseudokolorierung	x	x		x		x	x	x	x				x	x	x	x	x
2. Punktoperationen																	
Histogramm-Darstellung	x		x	x	x	x	x	x		x		x		x		x	x
Automatische Äqualisation		x						x	x		x	x	x	x	x		
Schwellwertbinarisierung			x	x			x				x		x				
Lokal adaptive Transformation	x	x		x			x				x		x			x	
3. Lineare und nichtlineare Filter																	
Binomialfilter	x	x	x	x	x				x	x			x	x	x		x
Medianfilter	x		x	x			x		x				x	x	x		
Gradientenfilter (isotrop)			x	x			x		x				x				
Lokal adaptives Filter					x											x	x
4. Registrierung und Subtraktion																	
Automatische Registrierung (Geometrie)																	
Manuelle Registrierung (Geometrie)													x				
Kontrastangleich																	
Subtraktion bzw. Addition							x		x								

1.3. Ziel dieser Arbeit

In dieser Arbeit sollen die Gründe für die bislang mangelnde Integration von digitaler Bildverarbeitung in die medizinische Routine umfassend identifiziert werden. Ein weiteres Ziel ist es, aus den systematischen Untersuchungen allgemein gültige Kriterien abzuleiten, mit denen die Integrierbarkeit bzw. eine Integration von medizinischer Bildverarbeitung in eine solche Routine bewertet werden kann. Diese Kriterien sollen zu einem Kriterienkatalog zusammengefaßt werden, auf den Algorithmen und Verfahren zur medizinischen Bildverarbeitung aus verschiedenen Bereichen abgebildet werden können um festzustellen, ob und wie sie in die medizinische Routine integrierbar sind.

Dieser Kriterienkatalog soll den Produktlebenszyklus eines Verfahrens der medizinischen Bildverarbeitung vollständig begleiten können. Beim Entwurf eigener Verfahren und Methoden in der medizinischen Bildverarbeitung soll er den Softwareentwicklern und -anwendern Hinweise geben, in welchen Schritten die Integration vorgenommen werden kann. Diese können dann alle notwendigen Untersuchungen und Bewertungsverfahren anwenden und die Software so modifizieren, daß schließlich alle Kriterien des Kataloges erfüllt sind. Bei der Bewertung von Verfahren Dritter sollen die Krite-

1.3 Ziel dieser Arbeit

rien Hinweise auf Schwachstellen dieser Verfahren bzw. deren Integration liefern. Ebenso kann festgestellt werden, daß die Erfülltheit gewisser Kriterien nicht bestätigt werden kann, weil die für Außenstehende verfügbare Dokumentation oder Publikation des Verfahrens derartige Details nicht enthält. In beiden Fällen soll dann mit Hilfe des Kriterienkataloges eine systematische Vorgehensweise für die Integration abgeleitet werden können, in der alle unklaren Kriterien sukzessive beleuchtet werden.

Um derartige Kriterien systematisch zu entwickeln und in einem Katalog zusammenzustellen, müssen die folgenden Fragen analysiert und beantwortet werden:

1. Zunächst muß systematisch untersucht werden, was die medizinische Bildverarbeitung von der digitalen Bildverarbeitung in anderen Bereichen abgrenzt. Insbesondere müssen die Besonderheiten in der Medizin und für medizinisches Bildmaterial identifiziert werden.

2. Hieraus müssen dann Konsequenzen formuliert werden, die sich für das Design, die Validierung und die Integration der Software ergeben. Das heißt, es muß geklärt werden, welche Voraussetzung Bildverarbeitungssoftware prinzipiell erfüllen muß, um in die medizinische Routine integrierbar zu sein. Hier werden Parameter wie Robustheit, Adaptivität und Anwendbarkeit eine wichtige Rolle spielen.

3. Weiterhin muß geklärt werden, wie diese Voraussetzungen geprüft werden können. Dieser Aspekt wird Fragen der systematischen Validierung und Evaluation von Software umfassen, was auch von anderen Autoren als eine der Kernfragestellungen für die Zukunft der medizinischen Bildverarbeitung postuliert wurde [Dun00, Gee00, Hay00].

4. Solche Algorithmen, die als prinzipiell integrierbar einzustufen sind, müssen auch adäquat integriert werden. Beispielsweise muß hinterfragt werden, ob eine Schaltfläche „Michelangelo-Filter" die optimale Art einer solchen Integration darstellt. Hierzu müssen objektive Integrationskriterien definiert werden, die praktische Relevanz und Anwendbarkeit auch für künftige Verfahren und Algorithmen der medizinischen Bildverarbeitung haben.

Aus diesen Anforderungen werden abstrakte Kriterien folgen. Die Anwendung der allgemein formulierten Kriterien wird deshalb im Rahmen dieser Arbeit anhand von praktischen Beispielen verdeutlicht. Hierbei geht es weniger darum zu zeigen, wie ein einzelnes spezielles Verfahren tatsächlich in die medizinische Routine integriert wurde, sondern wie die allgemeingültig abgeleiteten Kriterien in der Praxis zu verstehen sind. Deshalb wird in dieser Arbeit auf verschiedene Anwendungsbeispiele aus der medizinischen Bildverarbeitung Bezug genommen werden.

Dadurch ergibt sich die folgende Gliederung dieser Habilitationsschrift. Im nächsten Kapitel werden die Eigenschaften medizinischer Bilder analysiert und Algorithmen zur medizinischen Bildverarbeitung allgemein kategorisiert und klassifiziert. Es wird die klinische Routine dargestellt, so wie sie in dieser Arbeit aufgefaßt wird, und es werden die in der Literatur bekannten Ansätze zur Integration und Integrierbarkeit von Software vorgestellt und auf das medizinische Umfeld übertragen. Im Methodenteil (Kapitel 3) werden zunächst die Anforderungen an die Kriterien eines Bewertungskataloges definiert. Es wird beschrieben, wie und unter welchen Voraussetzungen diese Kriterien angewendet werden können. In jeweils separaten Abschnitten werden dann die einzelnen Kriterien abgeleitet und an Beispielen exemplarisch verdeutlicht. In Kapitel 4 werden die Ergebnisse dieser systematischen Untersuchung geordnet und in Form des ausgearbeiteten Kataloges zusammengefaßt, dessen Anwendung anhand unterschiedlicher Szenarien verdeutlicht wird. In Kapitel 5 werden die Ergebnisse dieser Arbeit diskutiert und kritisch reflektiert. Kapitel 6 schließlich enthält eine kurze Zusammenfassung dieser Habilitationsschrift.

2. Grundlagen der praxisorientierten Bildverarbeitung

Im Titel der vorliegenden Arbeit wird auf Integration, medizinische Bildverarbeitung und klinische Routine Bezug genommen. Da diese Termini in der Literatur nicht einheitlich verwendet werden, soll zunächst deren Bedeutung im Kontext dieser Arbeit definiert werden.

2.1. Medizinische Bildverarbeitung

Durch die zunehmende Digitalisierung bildgebender Systeme für die medizinische Diagnostik gewinnt die digitale Bildverarbeitung eine immer stärkere Bedeutung in der Medizin. Neben den ohnehin digitalen Modalitäten wie CT oder MR werden heute auch klassische analoge Verfahren wie die Endoskopie oder das Filmröntgen durch digitale Sensoraufnahmen ersetzt. Digitale Bilder bestehen aus einzelnen Bildpunkten (engl.: picture element, pixel), denen diskrete Helligkeits- oder Farbwerte zugeordnet werden. Sie können effizient aufbereitet, optimiert dargestellt, objektiv ausgewertet und über Kommunikationsnetze (engl.: picture archiving and communication systems, PACS) an vielen Orten gleichzeitig verfügbar gemacht werden. Damit eröffnet sich das gesamte Methodenspektrum der digitalen Bildverarbeitung für die Medizin.

Es ist daher wichtig, zunächst zu ergründen, was die medizinische Bildverarbeitung von anderen „Anwendungsbereichen" der digitalen Bildverarbeitung abgrenzt. Hierzu muß zuerst der Unterschied zwischen Bild*be*arbeitung und Bild*ver*arbeitung deutlich gemacht werden.

2.1.1. Bildbearbeitung vs. Bildverarbeitung

Die Bildbearbeitung umfaßt solche manuellen oder automatischen Techniken, die ohne A-priori-Wissen über den konkreten Inhalt der einzelnen Bilder realisiert werden können. Hierunter fallen also alle Verfahren und Algorithmen, die auf jedem Bild einen ähnlichen Effekt bewirken. Beispielsweise führt die Spreizung des Histogramms in einer Röntgenaufnahme wie in jedem beliebigen anderen Bild gleichermaßen zu einer Kontrastverstärkung. Daher stehen Methoden zur Bildbearbeitung auch in einfachen Anwendungsprogrammen zur Bilddarstellung zur Verfügung.

Im Gegensatz dazu nutzen Verfahren der Bildverarbeitung implizit oder explizit spezielle Eigenschaften des vorliegenden Bildmaterials und sind daher nicht ohne weiteres auf anderes Bildmaterial oder auf andere Fragestellungen übertragbar. Für die Unterscheidung zwischen Bildbe- und Bildverarbeitung spielt also die algorithmische Realisierung des Verfahrens, die Komplexität oder implementatorische Schwierigkeit

Abb. 2.1: Abstraktionsgrade der Bildverarbeitung am Beispiel dentaler Röntgenbilder [Leh02e]

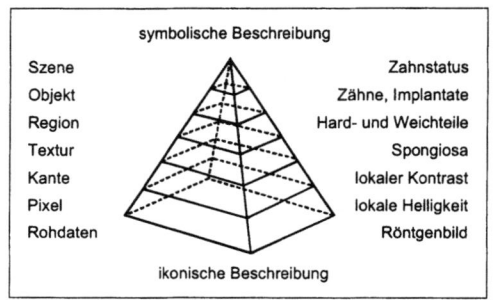

sowie die benötigte Rechenzeit nur eine untergeordnete Rolle. Vielmehr ist der Abstraktionsgrad des A-priori-Wissens, das in das Verfahren einfließt, von entscheidender Bedeutung.

Abbildung 2.1 veranschaulicht die Abstraktionsgrade, auf denen die digitale Bildbearbeitung oder die Bildverarbeitung operieren können.

Auf der untersten Ebene der *Rohdaten* wird ein digitales Bild durch die Gesamtheit aller Pixel beschrieben. Dies ist also eine ikonische, d.h. konkrete Bildbeschreibung. Am Beispiel des Orthopantomogramms (OPG), d.h. einer radiographischen Panoramaschichtaufnahme des Kiefers, entspricht die Rohdatenebene dem OPG selbst (Abb. 2.2). Auf dieser untersten Ebene operieren globale Bildtransformationen wie die Fourier- oder die Wavelet-Transformation.

Auf der Ebene der *Pixel* wird das Bild als Ansammlung einzelner diskreter Bildpunkte betrachtet, die isoliert adressiert werden können. Im digitalen Bild wird jedes einzelne Pixel lediglich durch seinen Grau- oder Farbwert repräsentiert. Im Beispiel des OPG werden auf Pixelebene also lokale Helligkeitswerte deutlich. Die sog. Punktoperationen, d.h. Histogramm-Transformationen wie Spreizung oder Äqualisation [LOPR97] sind typische Algorithmen dieses Abstraktionsgrades, denn hier wird nur der Grauwert selbst, nicht aber die absolute Bildposition eines Pixels berücksichtigt.

Auf der Ebene der *Kanten* können eindimensionale Strukturen im Bild repräsentiert werden. Hier werden die Pixel nicht mehr isoliert betrachtet, sondern in ihrer jeweiligen Nachbarschaft. Im konkreten Röntgenbild (Abb. 2.2, oben) können auf dieser Ebene also lokale Helligkeitsunterschiede, d.h. Kontraste erfaßt werden. Typische Algorithmen auf dieser Ebene sind Filter, die mit kleinen Masken (engl.: template) als lokale Faltung implementiert werden.

2.1 Medizinische Bildverarbeitung

Abb. 2.2: Ikonische und symbolische Darstellung eines Orthopantomogrammes

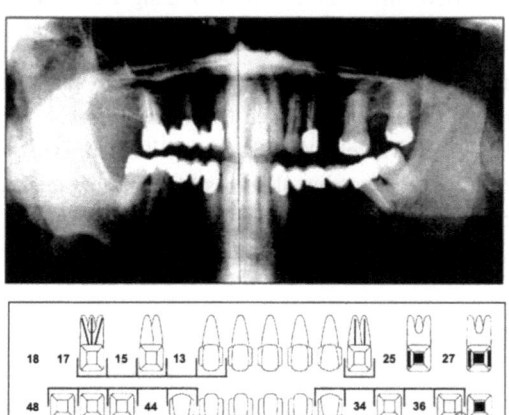

Auf der Ebene der *Textur* können zweidimensionale Strukturen repräsentiert werden, ohne daß eine Umrandung der Struktur bekannt sein muß. Texturen sind daher ein in der Medizin häufig benutztes Konzept, denn oft können einzelne Objekte im medizinischen Bild zwar deutlich ausgemacht werden, die konkrete Umrandung ist jedoch nicht eindeutig erkennbar. Beispielsweise ist es für einen Radiologen nicht möglich, die Grenze zwischen tumorösen und gesunden Knochen im Röntgenbild exakt zu definieren. Dies liegt natürlich auch am Summationseffekt dieser bildgebenden Modalität. Ein typisches Beispiel einer Textur in Abbildung 2.2 ist die spongiöse Knochenstruktur, die im Bereich des Unterkiefers sichtbar ist. Algorithmen auf Texturebene basieren oft auf den sog. Cooccurrence-Matrizen, also einer statistischen Häufigkeitsbeschreibung benachbarter Grauwertabfolgen.

Die Ebene der *Regionen* beschreibt zweidimensionale Bildstrukturen mit definierter Umrandung, ohne diesen bereits eine semantische Bedeutung zuzuordnen. Es werden lediglich Segmente beschrieben, die aufgrund eines lokalen Kriteriums einen zusammengehörigen Bereich bilden. Wichtig ist hierbei, daß ein Segment tatsächlich pixelweise zusammenhängt [LOPR97]. Diese wesentliche Einschränkung bei der Definition eines Segmentes ist in der Literatur jedoch nicht einheitlich. Beispielsweise definiert HANDELS ein Segment lediglich als „diagnostisch oder therapeutisch relevanten Bildbereich" [Han00]. Im Sinne der erstgenannten Definition ist z.B. das Teilen und Wiederverschmelzen (engl.: split & merge) ein typisches Segmentierungsverfahren, das auf Regionenebene operiert. Im Beispiel aus Abbildung 2.2 könnte hiermit Vordergrund (Hartgewebe) vom Hintergrund (Weichgewebe, Luft) getrennt werden.

Auf der *Objekt*ebene wird nun den Segmenten jeweils eine Semantik zugeordnet, d.h. die einzelnen Regionen werden zu benannten Objekten. Typische Bildobjekte in Abbildung 2.2 sind Zähne, Zahnwurzeln, Kronen oder Füllungen. Der Übergang von Regionen- auf Objektebene wird allgemein als Klassifikationsaufgabe beschrieben. Üblicherweise wird hierbei umfangreiches A-priori-Wissen eingesetzt, das dann als Regel- oder Faktenwissen im Klassifikationsalgorithmus (z.B. Neuronales Netz) definiert wird.

Auf der Ebene der *Szenen* wird ein Bild als Ensemble von Bildobjekten im räumlichen und/oder zeitlichen Bezug betrachtet. Hier werden also nicht nur die Elemente (Objekte) beschrieben, aus denen das Bild zusammengesetzt ist, sondern auch deren Beziehungen zueinander in einer Szenenanalyse strukturiert. Der Zahnstatus (Abb. 2.2, unten) ist in diesem Sinne eine abstrakte symbolische Beschreibung des OPG (Abb. 2.2, oben). Hierin sind Kronen und Brücken rot, Füllungen und Wurzelkanalaufbereitungen blau und Läsionen aufgrund kariöser Prozesse grün markiert. Die nach dem Schlüssel der Fédération Dentaire Internationale (FDI)[1] standardisierte Benennung ist für fehlende Zähne in schwarz angegeben.

Auf dem Weg von der ikonischen (konkreten) zur symbolischen (abstrakten) Bildbeschreibung wird dabei schrittweise Information extrahiert. Transformationen in höhere Ebenen sind also irreversibel. Methoden der Bildbearbeitung operieren auf den Rohdaten sowie der Pixel- oder Kantenebene und damit auf niedrigem Abstraktionsniveau. Methoden der Bildverarbeitung schließen auch die Textur-, Regionen-, Objekt- und Szenenebene mit ein. Die hierfür notwendige Abstraktion muß durch entsprechende algorithmentaugliche Modellierung des A-priori-Wissens erreicht werden.

2.1.2. Bereiche der Bildverarbeitung

Basierend auf den höheren Abstraktionsgraden des A-priori-Wissens lassen sich verschiedene Bereiche der digitalen Bildverarbeitung definieren. Abbildung 2.3 zeigt ein vereinfachtes Schema der Kernelemente (rot), wobei zahlreiche Querverbindungen der Übersicht halber weggelassen wurden [Leh02c, Leh02e]. Die Kernelemente werden im folgenden erläutert und in Beziehung zueinander gesetzt.

---

[1] http://www.fdiworldental.org/

2.1 Medizinische Bildverarbeitung

Bilderzeugung

Die Bilderzeugung umfaßt alle Schritte von der Aufnahme bis hin zu den digitalen Bilddaten. Dabei ist es unerheblich, ob das Bild direkt digital erzeugt oder erst im nachhinein digitalisiert wird, denn in beiden Fällen werden i.d.R. Geräteeinstellungen oder Rekonstruktionsalgorithmen gewählt, die auf den aufzunehmenden Bildinhalt optimiert sind, d.h. A-priori-Wissen über den Bildinhalt modellieren.

Bilddarstellung

Mit Bilddarstellung werden alle Manipulationen an diesen Daten bezeichnet, die ihrer optimierten Ausgabe dienen. Für die Darstellung von Volumendatensätzen schließt dies Verfahren zur Oberflächenrekonstruktion, Beleuchtungsmodellierung und Schattierung mit ein. Auch für diese Art der Darstellung wird A-priori-Wissen eingesetzt. Beispielsweise wird bei der automatischen Oberflächenrekonstruktion des Knochens im CT explizit vorausgesetzt, daß Knochen in den normierten Hounsfield-Einheiten (engl.: Hounsfield unit, HU) Werte größer als 200 HU hat.

Bildauswertung

Die Bildauswertung (Mustererkennung, Bildanalyse) umfaßt alle Schritte, die sowohl zur quantitativen Vermessung als auch zur abstrakten Interpretation medizinischer Bilder eingesetzt werden. Die Aufgabe der Merkmalsextraktion ist es, die Bildinformation auf derjenigen Ebene zu betonen, auf der das nachfolgende Verfahren operiert. Das Schema in Abbildung 2.3 ist dabei stark vereinfacht. So können z.B. Kaskaden von Merkmalsextraktion und Segmentierung auf verschiedenen Abstraktionsebenen sukzessive realisiert werden, bevor die Klassifikation schließlich auf hohem Abstraktionsniveau erfolgt. Insgesamt muß für die Bildauswertung umfangreiches A-priori-Wissen über Art und Inhalt des Bildes in den Algorithmus integriert werden. Geschieht dies auf einem niedrigen Abstraktionsniveau, werden die Verfahren sehr spezifisch und können nur selten direkt auf andere Fragestellungen übertragen werden.

Bildspeicherung

Unter Bildspeicherung können schließlich alle Techniken subsumiert werden, die der effizienten Übertragung (Kommunikation), der flexiblen Archivierung und dem schnellen Zugriff (engl.: retrieval) der Daten dienen. Neben den Datenformaten sind hier insbesondere Kompressionstechniken erforderlich, denn das Datenvolumen medizinischen Bilder ist außerordentlich groß (vgl. Tab. 1.1). Wären alle Aufnahmen am Universitätsklinikum Aachen im Jahr 1999 digital erzeugt worden, so ergäbe sich ein

Abb. 2.3: Stufen der medizinischen Bildverarbeitung

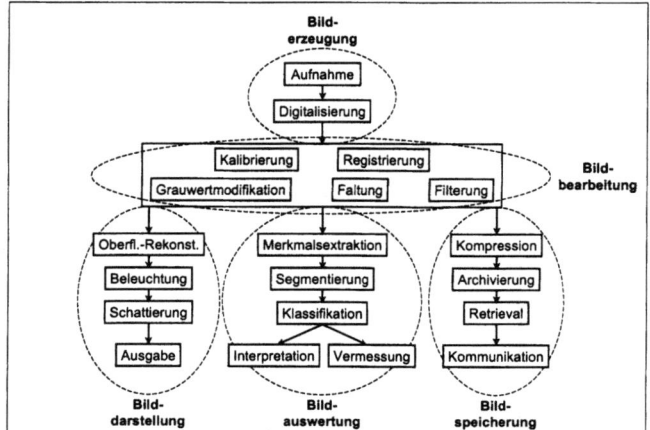

Speicherbedarf von über zwei Terabyte [Leh02c]. Für derartige Datenmengen fehlen derzeit insbesondere effiziente Zugriffsstrategien.

2.1.3. Bereiche der Bildbearbeitung

In diesem Strukturkonzept sind die Verfahren der Bildbearbeitung als Nachverarbeitung zur Bildaufnahme oder als Vorverarbeitung für die Bildauswertung, Bilddarstellung oder Bildspeicherung zu verstehen (Abb. 2.3, blau). Zu den Verfahren der Bildbearbeitung zählen zunächst die Kalibrierung und die Registrierung.

Sollen Messungen in digitalen Bildern vorgenommen werden, so muß das Aufnahmesystem kalibriert werden. Die Kalibrierung von Geometrie (Pixelposition) und Wertebereich (Helligkeits- oder Farbintensitäten) hängt in erster Linie von der Aufnahmemodalität ab. Sie ist gerätespezifisch, aber unabhängig vom Inhalt der Aufnahme und somit Bestandteil der Bildbearbeitung. Während bei der manuellen Befundung einer Untersuchungsaufnahme die Kalibrierung vom Arzt oder Radiologen intuitiv und teilweise unbewußt vorgenommen wird, muß sie bei der rechnergestützten Bildauswertung explizit implementiert werden. Tonnen- oder Kissenverzeichnungen in optischen Aufnahmesystemen sind ein typisches Beispiel geometrischer Abbildungsfehler, die die quantitative Vermessung von Bildobjekten verfälschen.

Oftmals ist die absolute Kalibrierung von Untersuchungsaufnahmen nicht oder nur eingeschränkt möglich. Dann kann versucht werden, durch Registrierung einen Angleich zweier oder mehrerer Aufnahmen untereinander zu bewerkstelligen, um zumindest relative Maßangaben bestimmen zu können [Mai98]. Zum Beispiel ist bei einer akuten Entzündung die absolute Rötung des betroffenen Gewebes weniger interessant als deren relative Änderung zum Vortagsbefund. Die geometrische Registrierung sorgt durch eine örtliche Transformation der Datensätze dafür, daß (anatomisch) korrespondierende Bildinhalte vergleichbar werden. Verfahren zur Registrierung korrigieren also relative Abbildungsunterschiede zwischen zwei oder mehreren Aufnahmen. Damit wird Registrierung im Kontext der Bildverarbeitung abweichend von der gebräuchlichen Bedeutung in anderen Disziplinen verwendet. Zum Beispiel wird unter Registrierung in der Meßtechnik die Aufzeichnung eines Meßwertes verstanden.

Neben diesen gerätespezifischen Verfahren zählen alle Bildmodifikationen auf Daten-, Pixel- oder Kantenebene zum Bereich der Bildbearbeitung. In Abschnitt 2.1 wurden hier bereits die Fourier- oder Wavelet-Transformation, Punktoperationen zur Histogramm-Modifikation und die diskrete Faltung mit Templates im Ortsbereich als Beispiel genannt.

2.1.4. Verfahren und Algorithmen der medizinischen Bildverarbeitung

Nach PELIKAN & TOLXDORFF ist der Gegenstand der medizinischen Bildverarbeitung die Entwicklung von Algorithmen, die aus bildlichem Material oder Meßwerten neue Bilder erzeugen, welche die für die medizinische Diagnostik relevanten Aspekte verdeutlichen und damit zur Individualisierung von Diagnostik und Therapie beitragen [Pel97]. Damit grenzen die Autoren die medizinische Bildverarbeitung einerseits vom Bildverstehen (engl.: computer vision), das sich mit Algorithmen befaßt, die symbolische Beschreibungen aus Bildern erzeugen, und andererseits von der Computergraphik ab, die sich mit der Erzeugung von Bildern aus formalen Beschreibungen beschäftigt. Im Gegensatz dazu wird in der Terminologie dieser Arbeit der Bereich der Computer Vision, d.h. also die Bildinterpretation, explizit mit in die Bildauswertung eingeschlossen.

Verfahren der medizinischen Bildverarbeitung können in diesem Kontext als Module aufgefaßt werden. Eingang in jedes Modul sind ein oder mehrere Bilder, Ausgang ist ein Bild oder auch nur ein Meßwert. Dabei sind Bildverabeitungsverfahren intern seriell aufgebaut, d.h. sie können in weitere (Sub-)Verfahren zerlegt werden. Der Fokus in dieser Habilitationsschrift liegt auf automatischen Verfahren, die auf jedes Bild in gleicher Weise angewendet werden, ohne daß eine Interaktion durch den Benutzer (i.d.R. Arzt bzw. Radiologe) erforderlich ist.

Abb. 2.4: Beispiel für ein modulares und serielles Verfahren der medizinischen Bildverarbeitung (in Farbe auf S. 199)

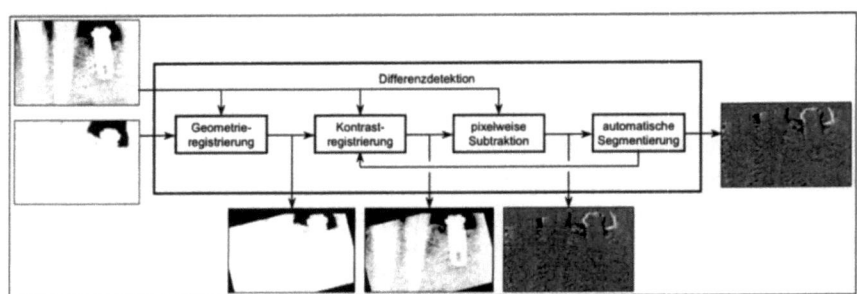

Abbildung 2.4 zeigt ein Beispiel für ein automatisches Verfahren der medizinischen Bildverarbeitung zur Defektdetektion nach dentaler Implantation. Bei der „Differenzdetektion" werden die Eingabebilder durch Subverfahren geometrisch und dann im Kontrast registriert und danach pixelweise voneinander subtrahiert. Im Differenzbild werden Bereiche mit Gewebeumbauprozessen automatisch segmentiert, klassifiziert und detektierte Knochendefekte werden farblich gekennzeichnet (Abb. 2.4, rot). Das Subverfahren zur Kontrastregistrierung ist in diesem Beispiel iterativ, denn die gefundenen Defektregionen im Bild werden beim nächsten Durchlauf von der automatischen Parametrierung ausgenommen.

Mit Algorithmus wird allgemein die implementierte Umsetzung eines Verfahrens bezeichnet. Beispielsweise kann das lineare Tiefpaß-Filter als Verfahren zur Rauschunterdrückung sowohl als Faltung im Ortsbereich als auch als Multiplikation im Frequenzbereich umgesetzt werden. Ist das Ergebnis zweier Algorithmen eines Verfahrens identisch, so wird im folgenden von äquivalenten Algorithmen gesprochen. Abgesehen von möglichen Randeffekten sind die Algorithmen einer Faltung im Ortsbereich und einer Multiplikation im Frequenzbereich mit entsprechender Fourier-Transformation identisch. Oft sind verschiedene Algorithmen desselben Verfahrens jedoch nur ähnlich, d.h. ihr Ergebnis ist bei gleichen Eingängen nicht identisch. Dies gilt z.B. für Algorithmen zur geometrischen Registrierung (Abb. 2.4), wenn hier jeweils an anderes Distanzmaß eingesetzt wird, um die Ähnlichkeit von Zwischenergebnissen zu bewerten.

2.1.5. Besonderheiten der medizinischen Bildverarbeitung

Die medizinische Bildverarbeitung hat die Verfügbarmachung von Verfahren der digitalen Bildverarbeitung für die Medizin zum Ziel [Leh02c]. Aus der in Abschnitt 1.2

vorangestellten Definition wird die besondere Problematik bei der Verarbeitung medizinischer Bilder direkt ersichtlich. Sie liegt in der Schwierigkeit, das medizinische A-priori-Wissen so zu formulieren, daß es in einen automatischen Bildverarbeitungsalgorithmus integriert werden kann. Dabei sind drei Hauptprobleme zu bewältigen: Das medizinische Bildmaterial ist äußerst heterogen und die Objektgrenzen sind meist unscharf, aber es werden hohe Anforderungen an die Robustheit der Verfahren gestellt. Diese Probleme werden im folgenden näher erläutert.

Heterogenes Bildmaterial

Medizinische Bilder stellen Organe oder Körperteile dar, die nicht nur zwischen den Modalitäten oder von Patient zu Patient, sondern auch bei verschiedenen Ansichten eines Patienten und bei gleichartigen Ansichten desselben Patienten zu verschiedenen Zeitpunkten stark variieren (Abb. 2.5).

Die intermodale Variabilität ist systembedingt und verwundert daher nicht. Für die medizinische Bildverarbeitung ergibt sich aber hieraus die Konsequenz, daß Verfahren, die für eine Modalität (z.b. CT) entwickelt wurden, auf eine andere Modalität (z.b. MR) nicht ohne weiteres angewendet werden können, auch wenn mit beiden Modalitäten dieselbe anatomische Region dargestellt wurde. Die zweite Reihe in Abbildung 2.5 verdeutlicht die intramodale Variabilität medizinischer Bilder. Auch wenn dieselbe Körperregion desselben Patienten mit derselben Modalität aufgenommen wird, entstehen durch z.T. nur leicht veränderte Parameter bei der Bildgebung, wie z.B. die Röntgendosis, die Dauer der Filmentwicklung oder die Patientenpositionierung, durchaus unterschiedliche Ergebnisse.

Beinahe alle dargestellten morphologischen Strukturen unterliegen darüber hinaus sowohl einer inter- als auch intraindividuellen Variabilität ihres Erscheinungsbildes. Abbildung 2.5 zeigt in der dritten Reihe verschiedene Skelettradiographien der Hand. Interindividuelle Änderungen des Bildinhaltes resultieren aus unterschiedlicher Körperhaltung, aber auch aus der altersbedingten unterschiedlichen Ausprägung der Knochensegmente. In der Abbildung werden sie durch intramodale Effekte überlagert. Intraindividuelle Variabilitäten entstehen nicht nur durch pathologische Änderungen, sondern vor allem auch durch physiologische Muskel- oder Weichteilbewegungen. Auch diese Änderungen im Bildinhalt erschweren die allgemeingültige Formulierung des A-priori-Wissens.

Der sog. Brain Shift ist ein bekanntes Beispiel für die besonderen Schwierigkeiten, die sich in der medizinischen Bildverarbeitung aus intraindividuellen Variabilitäten erge-

Abb. 2.5: Heterogenität des medizinischen Bildmaterials

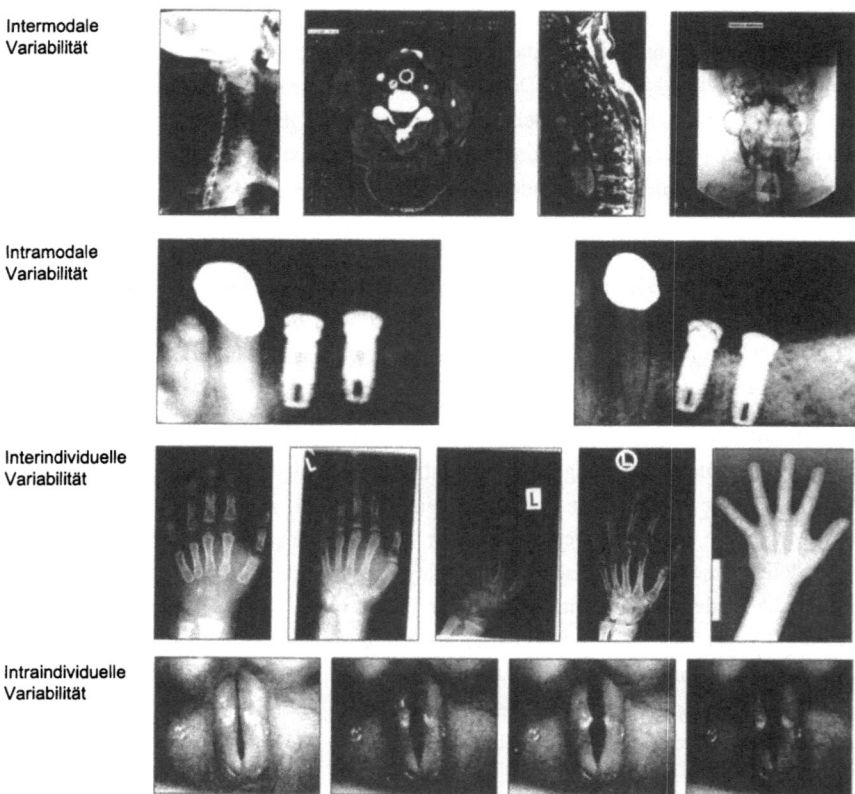

ben können [Lin02a]. Für bildgestützte Operationen am Gehirn (z.B. Tumorresektion) werden präoperative CT- oder MR-Volumendaten auf den operativen Situs projiziert. Nach Öffnen der Schädeldecke verschiebt (engl.: shift) bzw. verformt sich jedoch die weiche Hirnmasse (engl.: brain), sodaß Abweichungen bis zu 10mm an der kortikalen Oberfläche entstehen können [Fer01]. Bei Tumorresektionen kann der Brain Shift sogar mehr als 25mm betragen [Tra03].

Unscharfe Objektgrenzen

Oft kann in medizinischen Bildern keine Trennung verschiedener anatomischer Strukturen vorgenommen werden. Das diagnostisch oder therapeutisch relevante Objekt wird häufig durch das gesamte Bild repräsentiert. Doch auch wenn in den betrachteten Bildern definierbare Objekte enthalten sind, ist deren Segmentierung problematisch,

2.2 Klinische Routine

Abb. 2.6: Beispiel für unscharfe Objektgrenzen in medizinischen Bildern [Pel95] (In Farbe auf S. 199)

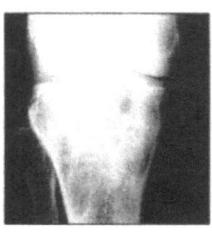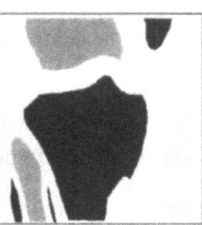

da sich die Gewebegrenzen biologischer Objekte oft nur undeutlich oder unvollständig darstellen. Das Beispiel in Abbildung 2.6 zeigt das rechte Kniegelenk eines Patienten mit braunem Tumor. Diese zystenartigen Läsionen sind als multizentrische Aufhellungen in der proximalen Tibia und als solitäre Aufhellung im distalen Femur deutlich erkennbar und wurden von einem erfahrenen Radiologen rot markiert. Weitere Bildbereiche, die eindeutig einer der Gewebeklassen gesunder Knochen (grün), Weichteile (blau) oder Hintergrund (gelb) zugeordnet werden konnten, sind ebenfalls gefärbt [Pel95]. Auffällig ist die große Bildfläche (weiß), die selbst vom radiologischen Experten nicht eindeutig zugeordnet werden konnte. Während über die Lokalisation, also das Vorhandensein gewisser Bildstrukturen, vom Arzt schnell und sicher entschieden werden kann, ist eine exakte Delineation von Strukturen in medizinischen Bildern manuell nicht möglich.

Robuste Algorithmen

Neben diesen die digitale Bildverarbeitung erschwerenden Eigenschaften des klinischen Bildmaterials gelten für die medizinische Routine besondere Anforderungen an die Zuverlässigkeit und Robustheit der eingesetzten Verfahren und Algorithmen. Automatische Bildanalyse in der Medizin darf i.d.R. keine falschen Meßwerte liefern. Das heißt, daß nicht auswertbare Bilder als solche klassifiziert und zurückgewiesen werden müssen. Der Mediziner sollte dann zur Wiederholung der Aufnahme aufgefordert werden. Dies sollte so selten wie möglich nötig sein. Andererseits müssen alle Bilder, die akzeptiert wurden, richtig ausgewertet werden, d.h. die medizinische Bildverarbeitung muß dann auch zu einem korrekten Ergebnis führen.

2.2. Klinische Routine

In diesem Abschnitt soll die „medizinische Routine" so definiert werden, wie sie im Kontext dieser Arbeit aufgefaßt wird. Im Hinblick auf die Erzeugung und Verarbeitung medizinischer Bilder liegt der Fokus der Betrachtungen zunächst auf dem radiologischen Prozeß, der nach GREENES in sieben Arbeitsschritte geteilt werden kann [Gre89]. Die ersten fünf Schritte dieses radiologischen Prozesses haben eine zyklische Abfolge, während die letzten beiden parallel stattfinden und den Zyklus unterstützen (Abb. 2.7):

1. Der Prozeß beginnt mit der Darstellung des klinischen Problems durch den die radiologische Untersuchung anfordernden Arzt (engl.: assess clinical problem).

2. Die Untersuchung wird durch den Radiologen spezifiziert und geplant, die Indikation für die Prozedur wird geprüft und die notwendige Patientenanamnese wird verfügbar gemacht und ausgewertet (engl.: request / schedule examination).

3. Die bildgebende Untersuchung wird durchgeführt (engl.: performed) und die Untersuchungsaufnahmen werden erzeugt, in ihrer Qualität geprüft, transferiert und archiviert. Mit Bezug zu Abbildung 2.3 aus Unterabschnitt 2.1.2 werden hierbei Methoden der medizinischen Bildverarbeitung zur Bilderzeugung und -speicherung eingesetzt.

4. Der Radiologe befundet die Bilder im Hinblick auf die Patientenhistorie und die medizinische Fragestellung, die der Untersuchung zugrunde gelegen hat. Dies geschieht in zwei Schritten: Zunächst müssen alle relevanten Bildstrukturen erkannt und analysiert werden, dann folgt deren Interpretation (engl.: analyze / interpret findings). In beiden Schritten kann medizinische Bildverarbeitung zum Einsatz kommen, insbesondere aus den Bereichen Bilddarstellung und Bildauswertung (vgl. Abb. 2.3, Unterabschn. 2.1.2).

5. Der Radiologe erstellt einen Bericht und kommuniziert das Untersuchungsergebnis an den anfordernden Arzt (engl.: communicate results). Dies beinhaltet häufig auch Vorschläge für weitere Untersuchungen zur Differentialdiagnostik (engl.: recommendate), womit der Zyklus der Schritte 1 bis 5 wieder begonnen wird.

6. Die Qualitätskontrolle soll den Zyklus der Arbeitsschritte 1 bis 5 überwachen (engl.: monitor) und verbessern. Faktoren wie Wartezeit der Patienten, Arbeitsbelastung des medizinischen Personals, Anzahl der Aufnahmen pro Untersuchung und die resultierende Patientenbelastung (z.B. Strahlendosis, Lautstärke) sowie besondere Vorkommnisse und Komplikationen werden erfaßt und zur Prozeßoptimierung ausgewertet.

2.2 Klinische Routine

Abb. 2.7: Der radiologische Prozeß [Gre89]

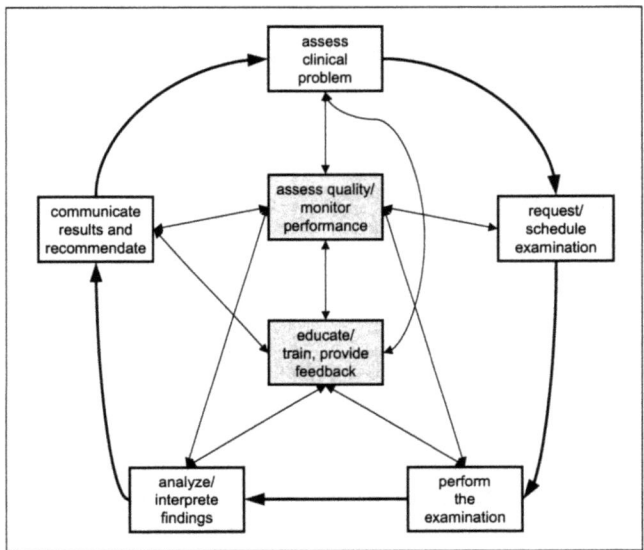

7. Die kontinuierliche Fort- und Weiterbildung des Radiologen (engl.: education) sowie die Weitergabe seines Wissens zur Ausbildung (engl.: training) basieren auf einer Vielzahl von Fallbeispielen mit durch Fachkollegen bestätigten Diagnosen und dem Zugriff auf radiologische Atlanten.

Jeder Schritt beinhaltet den Austausch von Information und kann daher durch Informationstechnologie unterstützt und verbessert werden. Dies gilt insbesondere für den Transfer, die Speicherung und Archivierung sowie die Auswertung der Bilder [Gre01].

Natürlich werden immer noch viele Röntgenaufnahmen als Film/Folien-Kombination belichtet, photochemisch entwickelt und dann als Film am Leuchtkasten betrachtet und befundet. Dennoch ist dieses klassische Szenario mittlerweile stark im Wandel. Fast alle bildgebenden Modalitäten sind heute mit direkt digitalem Ausgang verfügbar und in zunehmendem Maße werden radiologische Abteilungen vollständig digital aufgebaut. Dies gilt sowohl für private Praxen wie auch für kleine und mittlere Krankenhäuser und sogar Großkliniken der Maximalversorgung. Beispielsweise wurde am Universitätsklinikum Aachen eine radiologische Einheit im Liegendkrankeneingang etabliert, die vollständig digital ist und alle für die Notaufnahme erforderlichen Modaliäten integriert.

Abb. 2.8: Struktur eines DICOM-PACS
(in Farbe auf S. 199)

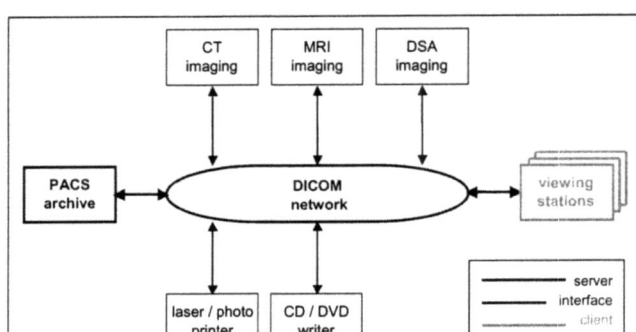

Die digitalen Modalitäten werden dabei in ein Bildkommunikationssystem (PACS) integriert, an das auch die Befundungskonsolen des Radiologen (engl.: viewing station) angeschlossen sind. Nach der Definition von HORII ist es das primäre Charakteristikum eines PACS, daß die medizinischen Bilder hierin digital gehalten und verwaltet werden [Hor96]. Im Gegensatz dazu dienen Radiologieinformatiossyteme (RIS) der Verwaltung von textuellen Patienten- und Untersuchungsdaten und dem Zugriff auf die konventionelle „Bildtüte" des Patienten.

Abbildung 2.8 zeigt die prinzipielle Struktur eines PACS. Die bildgebenden Modalitäten, das Bildarchiv, Ausgabeeinheiten und die Befundungskonsolen werden üblicherweise über das Protokoll zum Digital Imaging and Communications in Medicine (DICOM)[2] verbunden (Abb. 2.8, blau), das vom American College of Radiology (ACR)[3] und von der US-amerikanischen National Electrical Manufacturers Association (NEMA)[4] bereits in den Achtziger Jahren etabliert wurde. In DICOM werden mit den Bildmatrizen strukturierte Informationen über den Patienten (z.B. Identifikationsnummer und Personenstammdaten), über die Modalität (z.B. Gerätetyp und Aufnahmeparameter) und über die Organisation (z.B. Untersuchung oder Studie, zu der die Aufnahmen gehören) zusammengefaßt und standardisiert übertragen. Neben diesen Strukturinformationen über den Inhalt der Daten (engl.: object classes) beinhaltet DICOM auch Kommandos, was mit den Daten passieren soll (engl.: service classes).

---

[2] http://medical.nema.org
[3] http://www.acr.org/flash.html
[4] http://www.nema.org

2.2 Klinische Routine

Dies ermöglicht erst den vollständigen Aufbau eines PACS mit Komponenten unterschiedlicher Hersteller.

Die Bilder werden in einem DICOM-Archiv abgelegt, das aus einem zentralen oder auch mehreren dezentralen Servern aufgebaut ist (Abb. 2.8, rot). Oft werden auch Kurz- und Langzeitarchive separat betrieben, um einen schnellen Zugriff auf aktuelle Bilddaten zu gewährleisten [Chu00]. In diesem Fall wird die Kommunikation zwischen den einzelnen Archiven ebenfalls über das DICOM-Protokoll abgewickelt.

In dieser PACS-Umgebung ist der Arbeitsplatz des Radiologen ein Computer, über den der Zugriff auf die digitalen Bilddaten erfolgt (Abb. 2.8, gelb). Spezielle Monitore einer Viewing Station dienen der qualitativ hochwertigen Bilddarstellung für die Befundung. Über einen einfachen Bildschirm werden die entsprechenden Daten ausgewählt und können mit der Maus auf den hochwertigen Befundungsmonitoren so plaziert werden, wie auch die analogen Filmröntgenbilder am Lichtkasten angeordnet werden würden.

Neben diesen vollwertigen Radiologiearbeitsplätzen lassen sich auch einfachere Webbasierte Zugriffe auf das DICOM-Archiv realisieren. Abbildung 2.9 zeigt die Oberfläche von EasyWeb der Firma Philips Electronics N.V. (Eindhoven, Niederlande), einem Web-Interface für das PACS der Firma Sectra (Linköping, Schweden), das am Universitätsklinikum Aachen eingesetzt wird. Funktionen zur Bildbearbeitung, insbesondere zur Helligkeits- und Kontrastmanipulation werden sowohl von der radiologischen Befundungskonsole als auch im Web-Interface angeboten.

Dieses Szenario der medizinischen Routine umfaßt die bildgebenden Modalitäten Röntgen, CT, MR incl. der nuklearmedizinischen Verfahren wie Szintigraphie, PET und SPECT. Im Hinblick auf die Integration digitaler Bildverarbeitung kann dieses Szenario aber durchaus verallgemeinert werden. Beispielsweise werden Ultraschalluntersuchungen mit speziellen Computersystemen durchgeführt. Neben dem Ultraschallkopf und spezifischen Reglern hat der Arzt immer auch eine Tastatur und eine Maus zur Verfügung, um Geräteeinstellungen vorzunehmen oder Daten zu erfassen. Gleiches gilt auch für optische Digitalsysteme in der Endoskopie oder der Mikroskopie. Sind diese Aufnahmegeräte nicht DICOM-konform, so dient der Computer neben der Gerätesteuerung meist auch der Datenarchivierung.

Zusammenfassend kann festgehalten werden, daß in allen diesen Fällen der Arbeitsplatz des Mediziners ein Computer ist. Die medizinische Routine ist also bereits heute

Abb. 2.9: Beispiel für ein Web-Interface zur radiologischen Befundung
(in Farbe auf S. 200)

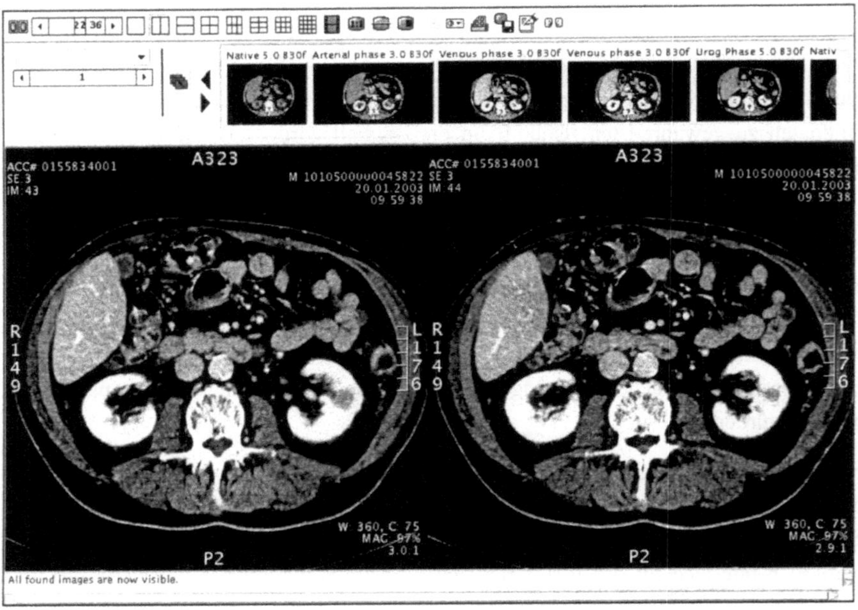

rechnergestützt und bietet somit die Basis, um Verfahren der medizinischen Bildverarbeitung zu integrieren.

2.3. Integration und Integrierbarkeit

Nachdem in den vorigen Abschnitten „Bildverarbeitung" und „medizinische Routine" für den Kontext dieser Arbeit definiert wurden, muß nun geklärt werden, was unter „Integration" zu verstehen ist. Hieraus soll dann abgeleitet werden, welche Voraussetzungen für eine erfolgreiche Integration von medizinischen Bildverarbeitungssystemen erfüllt werden müssen und wie diese Voraussetzungen geprüft werden können.

2.3.1. Integrationsebenen

Informationsverarbeitende Systeme in medizinischen Anwendungen werden auf drei Ebenen beschrieben [Win95, Has00]. Die obere Ebene wird als fachliche Ebene bezeichnet und beschreibt die Aufgaben und Tätigkeiten (engl.: business), die mit dem Informationssystem unterstützt werden sollen (Abb. 2.10). Die mittlere Ebene heißt logische Werkzeugebene und beschreibt, mit welchen Verfahren der Informationsver-

2.3 Integration und Integrierbarkeit

Abb. 2.10: Horizontale Integration auf den einzelnen Ebenen eines Informationssystems [Has00]

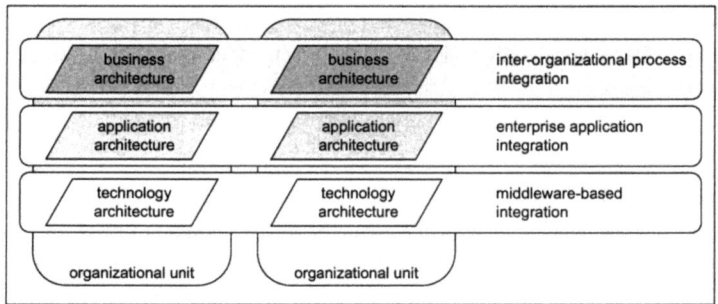

arbeitung die Aufgaben unterstützt werden. Hierunter fallen also die sog. Anwendungsbausteine (engl.: applications), d.h. die installierten Softwareprodukte. Die untere Ebene ist die physische Werkzeugebene (engl.: technology). Auf dieser Ebene werden die Rechnersysteme mit ihrer Hardware und den physikalischen Verbindungen beschrieben.

Auf der fachlichen Ebene eines Krankenhauses oder einer (radiologischen) Arztpraxis gehört die Behandlungsplanung zu den primären Aufgaben. Ziel ist die Entscheidung über die durchzuführenden ärztlichen und pflegerischen Maßnahmen sowie ihre sinnvolle und effiziente Planung. Die Entscheidungsfindung als Teilaufgabe wird dabei durch bildbasierte Untersuchungen unterstützt. Im Krankenhaus existiert hierfür ein eigener Funktionsbereich: die diagnostische Radiologie. Einleitend wurde bereits dargelegt, daß künftig eine hohe Qualität radiologischer Diagnostik bei gleichzeitiger Reduktion der Strahlenbelastung der Patienten nur durch den Einsatz digitaler Modalitäten verbunden mit der damit möglichen digitalen Bildverarbeitung gesichert werden kann [Win02]. Auf der Basis des erzeugten Bildes wird von dem radiologischen Facharzt ein alphanumerischer Befund in Form eines Textes erzeugt, der ggf. zusammen mit dem Bild die Basis für weitere diagnostische und therapeutische Entscheidungen des behandelnden Arztes ist. Dieser radiologische Prozeß wurde im vorigen Abschnitt ausführlich beschrieben (vgl. Abb. 2.7). Eine Einrichtung für die diagnostische Radiologie benötigt daher vor allem Anwendungsbausteine zur Unterstützung des Abteilungsmanagements inkl. der Befunderstellung sowie zur Bildspeicherung und -kommunikation. Die Anwendungsbausteine zum Bildhandling werden in einem PACS-System zusammengeschlossen (vgl. Abb. 2.8).

Die Integration von digitaler Bildverarbeitung in die medizinische Routine muß also auf logischer und physischer Werkzeugebene dieses PACS betrachtet werden, um die

Aufgabe der bildgestützten Diagnostik auf der fachlichen Ebene zu unterstützen. Die verschiedenen Arten der horizontalen Integration sind durch die grünen Streifen in Abbildung 2.10 veranschaulicht. Dabei sind verschiedene Qualitätsstufen für die Integration erreichbar.

2.3.2. Integrationsstufen

Integration bezeichnet zunächst ganz allgemein den Zusammenschluß von Teilen zu einem Ganzen, das gegenüber seinen Teilen eine neue Qualität aufweist. Ein integriertes System besteht nicht nur aus einer Menge unabhängiger Komponenten, sondern diese Komponenten arbeiten auch eng miteinander. Unterschiedliche Arten dieser Zusammenarbeit führen dabei zu unterschiedlichen Qualitäten der Integration [Win02].

Datenintegration

Datenintegration (engl.: data integration) ist in einem System von Anwendungsbausteinen dann gewährleistet, wenn ein Datum, das im Rahmen einer Aufgabe mit einem Anwendungsbaustein einmal erfaßt wurde, innerhalb des Systems nicht wieder erfaßt werden muß, auch wenn es im Rahmen dieser oder einer anderen Aufgabe von einem anderen Anwendungsbaustein wieder benötigt wird. Das bedeutet, daß einmal erfaßte Daten immer dort verfügbar sein müssen, wo sie gerade benötigt werden.

Aus dieser Definition wird klar, daß eine Datenintegration ohne unterstützende Datenbanken nicht möglich ist. Werden autonome Datenbanksysteme zu einem förderierten Datenbanksystem integriert (engl.: federated database system), muß die Datenintegration zunächst Mechanismen bereitstellen, die die Datenbankschemata der einzelnen autonomen Systeme logisch zu einem einzigen Datenbankschema zusammenfassen [She90, Vos96, Has97]. Dies spielt für die Integration digitaler Bildverarbeitung in die medizinische Routine jedoch nur eine untergeordnete Rolle, denn hier kann meist von einer zentralen Datenbankfunktionalität ausgegangen werden, auch wenn diese auf der physischen Werkzeugebene dezentral realisiert ist.

Vielmehr werden für die medizinische Bildverarbeitung auf der logischen Werkzeugebene geeignete Standards benötigt, die das Format festlegen, in dem die Daten gespeichert werden sollen. Ebenso werden Protokolle benötigt, die verschiedenen Anwendungsbausteinen den gemeinsamen Zugriff auf die Daten ermöglichen.

2.3 Integration und Integrierbarkeit

Für digitale Bilder sind viele Datenformate wie das Tagged Image File Format (TIFF)[5], das Graphics Interchange Format (GIF)[6] oder auch das Bildformat der Joint Photographic Experts Group (JPEG)[7] bekannt und werden auch in Systemen zur medizinischen Bildverarbeitung eingesetzt [Leh02a, Leh02b]. Der Zugriff auf die Daten in einem Datenbanksystem erfolgt i.d.R. über die Standard Query Language (SQL). In Abschnitt 2.2 wurde bereits dargestellt, daß die Kommunikation medizinischer Bilddaten in zunehmendem Maße mit dem DICOM-Standard abgewickelt wird. DICOM definiert nicht nur ein Datenformat, sondern koppelt dies auch eng an Austauschformate.

Funktionsintegration

Funktionsintegration (engl.: functional integration) bedeutet, daß Funktionen, die von einem Anwendungsbaustein angeboten werden, überall dort auch genutzt werden können, wo sie benötigt werden. Hierzu können Middleware-Komponenten eingesetzt werden. Der englische Begriff Middleware bezeichnet dabei solche Softwarekomponenten eines rechnergestützten Informationssystems, die allgemein der Zusammenarbeit und Kommunikation, d.h. der Interoperabilität von Anwendungsbausteinen dienen [Tre96]. Auch zur Implementierung förderierter Datenbanksysteme können also Middleware-Komponenten eingesetzt werden. Diese setzen als Softwareprotokolle direkt über der physischen Werkzeugebene auf.

Middleware-Komponenten für Remote Procedure Calls oder Remote Function Calls ermöglichen das Ausführen einer Prozedur, die auf einem entfernten Rechner ablaufen kann, durch einen Prozeß, der auf dem lokalen Rechner abläuft. Hierdurch wird meist eine synchrone Kommunikation aufgebaut, bei der der Prozeß auf dem lokalen Rechner so lange unterbrochen wird, bis die Prozedur auf dem entfernten Rechner vollständig durchgeführt worden ist. Um eine Standardisierung und Erweiterung der Funktionalität von Remote Procedure und Remote Function Calls bemüht sich derzeit die Open Group, in die die frühere Open Software Foundation (OSF)[8] aufgegangen ist. Schwerpunkt ist die Konzeption einer verteilten Rechenumgebung (engl.: distributed computing environment, DCE)[9] [Sch93a].

Bei einer asynchronen Kommunikation wird der Prozeß auf dem lokalen Rechner nach dem Initiieren des Kommunikationsvorgangs mit dem entfernten Rechner nicht so lan-

---

[5] http://partners.adobe.com/asn/developer/pdfs/tn/TIFF6.pdf
[6] http://www.w3.org/Graphics/GIF/spec-gif89a.txt
[7] http://www.jpeg.org/
[8] http://www.opengroup.org/
[9] http://www.opengroup.org/dce/

ge unterbrochen, bis Antwortdaten von dem entfernten Rechner eintreffen. Diese Art der Kommunikation erfolgt durch das Versenden von Nachrichten (engl.: messages) und es sind Methoden und Werkzeuge erforderlich, die das Eintreffen der Nachrichten in der Reihenfolge des Absendens oder einer anderen vom Sender vorgesehenen Reihenfolge beim Empfänger gewährleisten (engl.: message queuing). Die eingesetzten Werkzeuge werden allgemein als Queue-Manager bezeichnet. Im Bereich der Krankenhausinformationssysteme wird auch von Kommunikationsservern gesprochen [Win02]. Queue-Manager unterstützen neben dem Versenden einer Nachricht vom Absender an einen Empfänger auch das Verteilen einer einzigen Nachricht an viele Empfänger (engl.: multicasting).

Handelt es sich bei dem Anwendungsbaustein auf dem entfernten Rechner um ein Datenbanksystem und geht es bei der Kommunikation in erster Linie darum, Daten in die Datenbank dieses Datenbanksystems einzufügen, dort zu ändern oder zu lesen, so stehen basierend auf SQL besondere Methoden und Werkzeuge zur Verfügung. SQL-Treiber bieten Schnittstellen zu unterschiedlichen Datenbankverwaltungssystemen und sind aus einem Anwendungsprogramm heraus über ein spezielles Interface (engl.: application programming interface, API) ansprechbar. Ein Standard für ein solches API wird z.B. durch die Open Database Connectivity (ODBC)[10] Schnittstelle beschrieben. SQL-Gateway-Server bearbeiten zwar auch Anfragen an Datenbankverwaltungssysteme, sind jedoch als eigenständiger Prozeß implementiert. Der SQL-Gateway-Server kann so zur Laufzeit mit unterschiedlichen Datenbanksystemen kommunizieren, eine Datenbankanfrage je nach Bedarf weiterleiten und die Kommunikation mit dem adressierten Datenbanksystem bis zur Beantwortung der Anfrage steuern. Umgekehrt können auch Datenbankanfragen mehrerer Absender an ein bestimmtes Datenbanksystem entgegengenommen, weitergeleitet und überwacht werden.

In verteilten Objektsystemen werden die Anwendungsbausteine der logischen Werkzeugebene eines Informationssystems als Objekte in den Adressräumen unterschiedlicher Rechner aufgefaßt, die im Sinne der objektorientierten Programmierung Dienste (engl.: services) anbieten. Je nach Situation kann ein Objekt als Server fungieren, d.h. anderen Objekten Dienste anbieten, oder aber als Client Dienste anderer Objekte in Anspruch nehmen. Ein internationales Expertenkonsortium, die Object Management Group (OMG)[11], hat für solche verteilten Objektsysteme einen besonderen Architek-

---

[10] http://msdn.microsoft.com/library/en-us/odbc/htm/odbcstartpage1.asp
[11] http://www.omg.org

2.3 Integration und Integrierbarkeit

turstil vorgeschlagen (engl.: common object request broker architecture, CORBA)[12]. Mit CORBA können Dienste dynamisch bei dem zu einem Zeitpunkt am besten geeigneten Objekt (Server) angefordert und genutzt werden. Die Art und Sprache der Implementierung der Dienste sind einem Client ebenso unbekannt wie die Adresse des am besten geeigneten Servers. Ein Object Request Broker (ORB) ermittelt zur Laufzeit bei Anforderung eines Dienstes alle möglichen Server, die den Dienst anbieten. Der ORB unterstützt den Client auch dabei, den Dienst des ausgewählten Servers in Anspruch zu nehmen. Voraussetzung für dieses Verfahren ist, daß alle Objekte den ORB über ihre angebotenen Dienste informieren. Werden Dienste mehrfach angeboten, d.h. von unterschiedlichen Objekten mit unterschiedlichen Qualitäten, können spezielle Objekte einen sog. Handelsdienst (engl.: trading object service) anbieten. Dieser Dienst wählt aus dem Angebot den Dienst aus, der am ehesten der angeforderten Qualität entspricht.

In eine CORBA-Architektur lassen sich auch vorhandene Anwendungsbausteine, sog. Legacy Systems integrieren, die nicht als Objekt implementiert worden sind [Bro95]. Diese werden mit einer Hülle gekapselt, die dann den Anwendungsbaustein als CORBA-konformes Objekt erscheinen läßt. In diesen Mechanismus könnte also auch medizinische Bildverarbeitung eingebettet werden.

Präsentationsintegration

Präsentationsintegration (engl.: presentation integration) ist gegeben, wenn unterschiedliche Anwendungsbausteine die Daten auf der Benutzeroberfläche in einer einheitlichen Weise präsentieren. Werden z.B. an einem Arbeitsplatz von unterschiedlichen Anwendungsbausteinen der Name des gerade betrachteten Patienten an nahezu derselben Stelle des Bildschirms angezeigt und codieren dieselben Symbole (engl.: icons) für Patienten das Geschlecht mit jeweils gleichen Farben, so ist Präsentationsintegration gegeben. Funktions- und Präsentationsintegration in zentralisierten oder verteilten Systemen können mit verschiedenen Middleware-Konzepten erreicht werden [Gri00].

Im Rahmen eines europäischen Forschungsprojektes wurde die Healthcare Information Systems Architecture (HISA)[13] entwickelt [Fer97]. HISA basiert auf einem zentralen Datenbanksystem mit vorgegebenem Datenbankschema und stellt ein Dienstangebot in das Zentrum der Systemarchitektur (Abb. 2.11). Die für die Datenverarbeitung in Einrichtungen des Gesundheitswesens als typisch angesehenen Dienste werden im Sinne

---

[12] http://www.corba.org
[13] http://www.ehto.org/ikb/standards/centc251/hisa/toc.html

Abb. 2.11: Middleware in der HISA-Struktur [ENV12967]

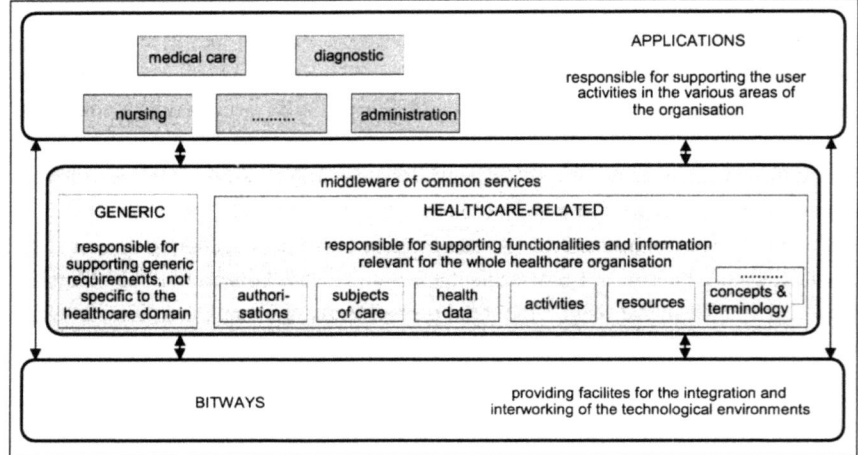

einer Middleware so angeboten, daß bereits bestehende Anwendungsbausteine darauf zugreifen können und so besser zusammenarbeiten. Die Dienste sind so konzipiert, daß neue Anwendungsbausteine ohne eigenes Datenbanksystem schnell und einfach realisiert werden können. Es ist vorgesehen, HISA zu einer europäischen Norm weiterzuentwickeln [ENV12967].

Das HISA-Konzept ist prinzipiell auch für die medizinische Bildverarbeitung einsetzbar. Die in HISA Bitways genannte Ebene entspricht der physischen Werkzeugebene aus Abbildung 2.10. Die logische Werkzeugebene entspricht dem HISA Application Level. Hier können neben Anwendungsbausteine zur Befunderhebung und Bildverarbeitung auch Bausteine zur Darstellung der Daten modelliert werden (Abb. 2.11, diagnostic), die dann immer in gleicher Weise präsentiert werden. Die Middleware liegt zwischen den beiden Ebenen und erlaubt den Anwendungsbausteinen durch die Nutzung gleicher Dienste (engl.: services) sowohl Daten-, Funktions- als auch Präsentationsintegration. Beispielsweise kann so der gemeinsame Zugriff auf die Patienteninformationen (Abb. 2.11, subjects of care) und die Bilddaten (Abb. 2.11, health data) mit den selben Sicherheitsmechanismen (Abb. 2.11, authorization) erfolgen.

Auch unter Nutzung der Arbeiten bei HISA hat es sich die von der OMG für das Gesundheitswesen eingerichtete spezifische Arbeitsgruppe CORBAmed[14] zur Aufgabe

---

[14] http://www.acl.lanl.gov/OMG

gemacht, standardisierte objektorientierte Schnittstellen für die Nutzung von Diensten und Funktionen zwischen Anwendungsbausteinen im Gesundheitswesen zu definieren. CORBAmed hat dabei unter anderem eng mit den Arbeitsgruppen für die Protokolle Health Level 7 (HL7)[15] und DICOM zusammengearbeitet und ist erst kürzlich in der Healthcare Domain Task Force (DTF)[16] der OMG aufgegangen.

In dem Kontext dieser Habilitationsschrift sind insbesondere die sog. Healthcare Provider-Centered Services von Bedeutung, denn die Aufgabe dieser Dienste ist es, das für die Patientenversorgung verantwortliche ärztliche und pflegerische Personal bei der Durchführung einer systematischen und geplanten Therapie und Pflege zu unterstützen [OMG00]. Eine Software zur medizinischen Bildverarbeitung kann also als Provider-Centered Service aufgefaßt werden.

Kontextintegration

Wenn Funktions- und Präsentationsintegration auf dem Arbeitsplatzrechner erreicht sind, bedeutet dies bereits eine hohe Qualität der verfügbaren rechnerunterstützten Werkzeuge. Es bleibt aber möglicherweise ein Problem, wenn beim Wechsel von einem Anwendungsbaustein zu einem anderen eine bereits durchgeführte Aufgabe erneut durchgeführt werden muß.

Es sollte also allgemein erreicht werden, daß eine Teilaufgabe, die im Rahmen einer Aufgabe einmal für einen bestimmten Zweck durchgeführt werden muß, innerhalb des Informationssystems in einer anderen oder derselben Aufgabe nicht wiederholt werden muß, wenn genau dieser Zweck wieder erreicht werden soll. Konkret bedeutet dies z.B., daß der einmal hergestellte Kontext zu einem Patienten bei dem Aufruf anderer Anwendungsbausteine weiter genutzt werden kann, ohne daß er explizit wieder hergestellt werden muß. In der Literatur wird diese Art der Integration als Kontextintegration oder auch als visuelle Integration (engl.: visual integration) bezeichnet. Damit wird betont, daß es sich um die Integration von Anwendungsbausteinen innerhalb einer graphischen Benutzungsoberfläche handelt.

Mit Remote Procedure Calls oder Remote Function Calls läßt sich an einem klinischen Arbeitsplatzsystem über die Funktionsintegration hinaus auch eine Kontextintegration erreichen [Win02]. Ebenso können API-Schnittstellen in radiologischen PACS-Anwendungsbausteinen die Kontextintegration von medizinischer Bildverarbeitung

---

[15] http://www.hl7.org
[16] http://healthcare.omg.org

unterstützen, insbesondere wenn diese vollautomatisch, d.h. ohne Interaktion des Anwenders abläuft.

2.3.3. Integrierbarkeit von Bildverarbeitungsalgorithmen

Neben den Ebenen und -stufen, auf denen Integration von Anwendungsbausteinen realisiert werden kann, müssen diese selbst gewisse Voraussetzungen erfüllen, um überhaupt integrierbar zu sein. Für die medizinische Bildverarbeitung ist hier vor allem das algorithmische Design und die systematische Validierung der Software von Bedeutung [Gee00, Hay00, Kul02].

Algorithmisches Design

Eine Integrierbarkeit von Algorithmen der Bildverarbeitung setzt ein hohes Maß an Automatisierung voraus. Manuelle Verfahren sind zeitaufwendig und können den Routineablauf erheblich behindern. Weiterhin sind die Ergebnisse manueller Verfahren nicht reproduzierbar und unterliegen einer hohen inter- und intraindividuellen Untersuchervariabilität. Eine hinreichende Reproduzierbarkeit der Ergebnisse ist allenfalls mit semi-automatischen Verfahren erreichbar, in denen die manuelle Eingabe des Untersuchers oder Software-Anwenders lediglich als Initialisierung eines danach automatisch ablaufenden Verfahrens dient. Am besten integrierbar sind automatische Verfahren, die mit fester Parametrierung ohne manuelle Interaktion ablaufen können und somit auch reproduzierbare Meßwerte liefern können. Bei deren Integration muß außerdem nur die Ausgaberichtung im Interface berücksichtigt werden.

Automatische Algorithmen können dabei nicht nur die Vorgehensweise des Radiologen bei der Befundung von Bildern imitieren, sondern vielmehr auch durch adäquate Bildtransformationen ganz neue Parameter aus den Bilddaten extrahieren, die dann die Befundung unterstützen oder eine Differentialdiagnose manifestieren können [Leh00b]. Hierzu müssen die einzelnen Module einer seriellen Bildverarbeitung von der konkreten Bildinformation stufenweise abstrahieren und dabei das medizinische A-priori-Wissen systematisch integrieren. Nur so lassen sich robuste Algorithmen konzipieren, die hinreichend flexibel sind, um auf verschiedene Anwendungen optimiert werden zu können.

In Unterabschnitt 2.1.5 wurde bereits auf die besonderen Eigenschaften des medizinischen Bildmaterials eingegangen. Verschiedene Modalitäten erzeugen sehr unterschiedliche Ansichten derselben biologischen Struktur. Viele Bildgebungsverfahren wie z.B. die Szintigraphie, die Sonographie und die Radiographie (insb. Durchleuchtung, dosisreduzierte digitale Radiographie) haben ein sehr schlechtes Signal/Rausch-

2.3 Integration und Integrierbarkeit

Abb. 2.12: Taxonomie für Parametrierungsverfahren

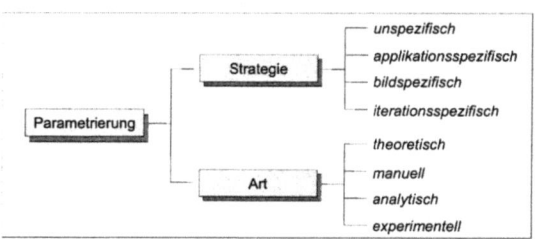

Verhältnis (engl.: signal to noise ratio, SNR). Medizinische Bilder stellen Organe oder Körperteile dar, die nicht nur von Patient zu Patient, sondern auch bei verschiedenen Ansichten eines Patienten und bei gleichartigen Ansichten desselben Patienten zu verschiedenen Zeitpunkten stark variieren. Beinahe alle dargestellten morphologischen Strukturen unterliegen sowohl einer inter- als auch intraindividuellen Variabilität ihres Erscheinungsbildes. Damit medizinische Bildverarbeitung als Anwendungsbaustein in den radiologischen Prozeß integrierbar wird, muß diese im Hinblick auf die hohe Datenvariabilität hinreichend adaptive Algorithmen bereitstellen.

Abbildung 2.12 zeigt eine Taxonomie für Parametrierungsverfahren. Zunächst lassen sich verschiedene Strategien der Parameterfindung unterscheiden. Bei der unspezifischen Parametrierung werden die Parameter a priori festgelegt. Die Applikation, in der das Verfahren Anwendung finden soll, wird hierbei außer Acht gelassen. Bei der applikationsspezifischen Parametrierung werden die Parameter einmal für eine spezielle Applikation festgelegt, sind dann aber in dieser Applikation als statische Parameter zu betrachten. Bei der bildspezifischen Parametrierung werden die Parameter auf jedes Bild abgestimmt, das mit dem Verfahren analysiert wird. Die iterationsspezifische Parametrierung adaptiert die Parameter eines Verfahrens mehrfach für dasselbe Bild in Abhängigkeit des aktuellen Iterationsschrittes. Eine applikationsspezifische Parametrierung ist zwar wünschenswert, aber im Hinblick auf die hohe Datenvariabilität medizinische Bilder nicht immer möglich, sodaß oft bildspezifische Strategien zur Parametrierung von Verfahren eingesetzt werden.

Neben der Strategie ist als zweite Achse die Art der Parametrierung von Bedeutung. Bei einer theoretischen Parametrierung werden die Parameter eines Algorithmus lediglich basierend auf Eigenschaften, die sich aus dem Verfahren selbst ergeben, gesetzt. Hierzu werden keine Experimente durchgeführt. Bei der manuellen Parametrierung werden aufgrund einiger weniger Experimente die Parameter z.B. durch den Programmierer des Verfahrens manuell eingestellt. Hierfür ist detailliertes Expertenwis-

Tab. 2.1: Arten von Parametrierungsmethoden und deren Grundlagen

Art	Parametrierung basiert auf		
	Experiment	Distanzmaß	Referenzbild
theoretisch	---	---	---
manuell	•	---	---
analytisch	•	•	---
experimentell	•	•	•

sen erforderlich. Problematisch ist, daß die endgültigen Parameter einer intra- und interindividuellen Variabilität unterliegen und damit die „Meßwerte", die vom parametrierten Verfahren ausgegeben werden, eine Zufallskomponente aufweisen. Bei der analytischen Parametrierung werden die Eingabedaten systematisch variiert und die Variation der Ausgabewerte des Verfahrens wird analysiert.

Das Min/Max-Prinzip [Lai88], das z.B. zur Parametrierung von Snake-Modellen zur Bildsegmentierung vorgeschlagen wurde [Akg99], ist ein typisches Beispiel analytischer Parametrierung. Während der systematischen Variation der Parameter wird die jeweils optimale Segmentierung und deren residuale Energie bestimmt, die im Snake-Modell per Definition für jeden Parametersatz minimal ist. Daher kann letztlich der Parametersatz als optimal gewählt werden, der die Segmentierung mit maximaler Energie erzeugt [Akg99, Lai95].

Bei der analytischen Parametrierung werden also Ergebnisse z.B. mit einem Distanzmaß objektiv bewertet, es werden aber keine absolute Referenzen eingesetzt. Werden die Parameter durch den quantitativen Vergleich mit einer Referenz bestimmt, so spricht man von experimenteller Parametrierung (Tab. 2.1).

Doch auch in bereits parametrierten Algorithmen zur automatischen Bildverarbeitung muß der anwendende Mediziner die Möglichkeit behalten, die Bildverarbeitung und deren automatisch erzeugten Ergebnisse zu kontrollieren. Hierzu muß eine Visualisierung der Ergebnisse erfolgen. Im Bildraum selbst ist dies z.B. einfach durch Überlagerung eines Segmentierungsergebnisses als Kontur in das Ausgangsbild möglich. Werden Parameter aus anderen Domänen als dem Bildraum extrahiert, ist deren Visualisierung schwieriger. Eine hinreichende Kontrollmöglichkeit kann jedoch auch hier gegeben werden, wenn der Mediziner das Ergebnis einer automatischen Bildverarbeitung zwar nicht modifizieren, aber als Ganzes akzeptieren oder auch verwerfen kann [Leh01b].

2.3 Integration und Integrierbarkeit

Systematische Validierung

Oft ist medizinische Bildverarbeitung nicht in die klinische Routine integrierbar, weil die Algorithmen auf dem klinischen Datenmaterial nicht robust genug operieren können. In Unterabschnitt 2.1.5 wurde bereits deutlich gemacht, daß in vielen Anwendungen – insbesondere in medizinischen – automatische Bildverarbeitung nicht zu Fehlentscheidungen führen darf. Deshalb muß medizinische Software zur automatischen Bildverarbeitung vor ihrer Integration in die klinische Routine systematisch validiert werden.

Zunächst muß ein parametrierter Algorithmus auch stabil sein. Kleine Änderungen an den Parametern dürfen keine großen Änderungen der Ergebniswerte bewirken. Ebenso muß die gleiche klinische Situation auch zu gleichartigen Meßwerten führen. Obwohl dies bislang nur bei sehr wenigen Verfahren, die in der Literatur publiziert wurden, überhaupt experimentell überprüft wird, ist die weitere Validierung eines Verfahrens oder Algorithmus irrelevant, wenn diese Voraussetzung nicht erfüllt ist.

In Anlehnung an die Kategorisierung von Methodengruppen zur Evaluierung von Bildverarbeitungssoftware, die von ZHANG vorgeschlagen wurde [Zha96], lassen sich analog zur bereits eingeführten Taxonomie der Parametrierungsverfahren verschiedene Arten der Validierung unterscheiden. Die theoretische Validierung beurteilt ein Verfahren oder einen Algorithmus lediglich nur aufgrund von Eigenschaften, die sich aus dem Verfahren selbst ergeben. Es werden weder Experimente durchgeführt, noch ist hierfür die Implementierung des Verfahrens erforderlich. Insbesondere im Hinblick auf die hohe Variabilität in den medizinischen Daten ist diese Art der Validierung von Bildverarbeitungssoftware in der Medizin wenig aussagekräftig. Bei der manuellen Validierung werden zwar Experimente durchgeführt, doch die Ergebnisse werden lediglich visuell, d.h. qualitativ bewertet (engl.: empirical goodness). Obwohl diese Art der Validierung willkürlich, nicht reproduzierbar und auch nicht verallgemeinerbar ist, also eigentlich gar keine Validierung im engeren Sinne des Wortes darstellt, wird diese Vorgehensweise nach wie vor sehr häufig in der medizinischen Bildverarbeitung angewendet. Bei der analytischen Validierung werden die Eingabedaten systematisch variiert und die Variation der Ausgabewerte des Verfahrens werden analysiert [Har00]. Auch hier werden keine absolute Referenzen (engl.: gold standard, ground truth) eingesetzt, aber die Ergebnisse werden mit einem Distanzmaß objektiv bewertet. Bezieht sich die Validierung auf den quantitativen Vergleich mit einer Referenz, so spricht man von experimenteller Validierung (engl.: empirical discrepancy).

Tab. 2.2: Arten von Validierungsmethoden und deren Grundlagen

Art	Validierung basiert auf		
	Implementierung	Distanzmaß	Referenzbild
theoretisch	---	---	---
manuell	•	---	---
analytisch	•	•	---
experimentell	•	•	•

Tabelle 2.2 faßt den Zusammenhang der Validierungsmethoden und der hierfür eingesetzten Hilfsmittel zusammen. Die Terminologie ist analog zu der der Verfahrensparametrierung (vgl. Tab. 2.1). Eine experimentelle Validierung bezieht sich auf eine konkrete Implementierung des Verfahrens und auf absolute Referenzen, zu denen dann objektive Distanzen berechnet werden. Damit ist diese Art der Validierung allen anderen überlegen und – falls die benötigten Referenzen vorhanden sind – unbedingt den anderen Verfahren vorzuziehen.

Neben der Art der Validierung muß auch unterschieden werden, ob diese im Kontext einer Anwendung oder kontextfrei erfolgt [Ngu00]. Die problembezogene Validierung (engl.: contextual validation) basiert auf den Daten einer speziellen Anwendung und evaluiert den Algorithmus im Hinblick auf seine Leistung bei optimaler Parametrierung für dieser Anwendung. Eine kontextfreie Validierung (engl.: non-contextual) hingegen benutzt synthetisches Bildmaterial wie Rauschbilder mit definierten Objekten, um die Güte und Robustheit des Algorithmus bzw. des Verfahrens zu bewerten. Abbildung 2.13 zeigt die Taxonomie der Validierungsverfahren in der Übersicht. Die Ergebnisse einer problembezogenen Validierung sind im Hinblick auf die untersuchte Applikation genauer und aussagekräftiger als die der kontextfreien Validierung, dafür aber nicht so gut verallgemeinerbar.

Die Bedeutung von absoluten Referenzen (Goldstandards) wird von vielen Autoren hervorgehoben [Ngu00, Wen99, Har00]. Absolute Referenzen sind jedoch nicht immer verfügbar. Dies gilt insbesondere in der Medizin. Daher wird oft auch auf synthetisches Bildmaterial zurückgegriffen, denn in künstlichen Bildern ist der tatsächliche Inhalt und damit die Referenz a priori bekannt. Doch oft sind derartigen Bilder nicht mit wirklichen Goldstandards vergleichbar, sondern beinhalten methodische Fehler, die dann die Verallgemeinerung der Bewertungsergebnisse nicht erlauben. Ebenso läßt sich mit nur wenigen Parametern die tatsächliche Variabilität des applikationsspezifischen Bildinhaltes oft nicht hinreichend modellieren, sodaß die Ergebnisse der auf synthetischem Bildmaterial basierenden Validierung nicht mehr die gewünschte Allgemeingültigkeit aufweisen.

2.3 Integration und Integrierbarkeit

Abb. 2.13: Taxonomie für Validierungsverfahren

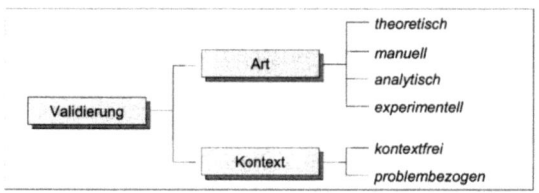

Unabhängig von der Art der verwendeten Referenzen muß auch deren Anzahl hinreichend groß sein, um statistische Analysen der Daten [Ing84] zu ermöglichen. In vielen Anwendungsfeldern der medizinischen Bildverarbeitung fehlen jedoch hinreichend große Datenmengen mit ihren zugehörigen gesicherten Diagnosen [Bro00]. Die Bemühungen von ROBB, solche Referenzsammlungen für die Validierung von Algorithmen der medizinischen Bildverarbeitung auf Basis der Daten des Visible Human Projektes[17] bereitzustellen [Rob00], haben bislang noch keine nachhaltigen Ergebnisse erzeugt. Außerdem ist es zweifelhaft, ob die von ROBB manuell kategorisierten Histologien überhaupt die o.g. Kriterien eines Goldstandards erfüllen können.

Nichtsdestotrotz sind hinreichend große Datenmengen für eine aussagekräftige und verallgemeinerbare kontextbezogene experimentelle Validierung unerläßlich. Im Hinblick auf die große Datenvariabilität in der Medizin können Untersuchungen am einzelnen Beispielbild nicht verallgemeinert werden. Vielmehr müssen statistische Analysen auf Datensätzen durchgeführt werden, die in ihrer Variabilität dem Aufkommen in der Routine entsprechen, in der die Bildverarbeitung zum Einsatz kommen soll. Derzeit wird im Rahmen der Arbeitsgruppe Medical Image Processing (MIP)[18] in der European Federation for Medical Informatics (EFMI)[19] versucht, geeignete Datensammlungen bereitzustellen [Hor04].

---

[17] http://www.nlm.nih.gov/research/visible/visible_human.html
[18] http://www.efmi-wg-mip.net
[19] http://www.efmi.org

3. Methoden

Im letzten Kapitel wurden allgemeine Merkmale zusammengestellt, die bei der Integration von Verfahren oder Algorithmen der digitalen Bildverarbeitung in die medizinische Routine zu beachten sind. In diesem Kapitel sollen hieraus greifbare Kriterien abgeleitet werden, die dann als eine Art Checkliste dienen können, um medizinische Bildverarbeitung im Hinblick auf ihre Integrierbarkeit in die Routine zu bewerten, oder es dem Anwender erlauben, die Software so zu gestalten, daß die Integration erfolgreich ist.

Dazu werden im direkt folgenden Abschnitt 3.1 zunächst die Anforderungen an einen solchen Kriterienkatalog selbst festgelegt. Weiterhin wird beschrieben, wie und unter welchen Voraussetzungen diese Kriterien angewendet werden können. Hierbei wird insbesondere der Fall betrachtet, daß zu einem Kriterium keine Aussage getroffen werden kann, weil die zur Überprüfung des Kriteriums notwendigen Informationen nicht oder nur teilweise zur Verfügung stehen.

Unter Berücksichtigung der Besonderheiten in der medizinischen Bildverarbeitung, nämlich die unterschiedlichen Bereiche der Bilderzeugung, -auswertung, -darstellung und -kommunikation, in denen die Methoden der digitalen Bildverarbeitung zum Einsatz kommen, die hohe Variabilität des Bildmaterials zwischen den einzelnen Modalitäten, Individuen und Aufnahmezeiten sowie die unscharfe Darstellung von Gewebegrenzen in den medizinischen Bildern, muß ein allgemeingültiger Kriterienkatalog zwangsläufig ein abstraktes Gebilde bleiben. Deswegen soll im folgenden jedes Kriterium, das in den Abschnitten 3.2 bis 3.11 diskutiert wird, an einem konkreten Beispiel aus der eigenen wissenschaftlichen Arbeit exemplarisch verdeutlicht werden. Der eigentliche Anwendungskontext des jeweiligen Beispiels spielt also nur eine periphere Rolle und wird daher auch nur so kurz wie möglich vorgestellt.

3.1. Definition und Katalogisierung abstrakter Bewertungskriterien

Zunächst werden die wesentlichen Eigenschaften eines Kriterienkataloges und seiner einzelnen Kriterien festgelegt, die sowohl hinreichende als auch notwendige Voraussetzung dafür sind, daß der Kriterienkatalog seine einleitend definierte Aufgabe erfüllen kann und damit tatsächlich der Integration von medizinischer Bildverarbeitung in die klinische Routine dient. Im Unterabschnitt 3.1.3 werden dann verschiedene Anwendungsszenarien vorgestellt, bei denen ein Kriterienkatalog zur Planung, Durchführung und Bewertung von integrierter Software eingesetzt werden kann.

3.1.1. Anforderungen an die Kriterien eines Kataloges

Die Anforderungen an die Kriterien eines Kataloges können nur auf einer abstrakten Metaebene formuliert werden. Die im folgenden allgemein beschriebenen Eigenschaften werden hierzu jeweils an einem einfachen Beispiel illustriert: In diesem Beispielszenario möchte man anhand eines Kriterienkataloges bewerten, inwieweit ein Kinderspielzeug tatsächlich auch zum kindergerechten Spielen geeignet ist.

Dieses Beispiel ist bewußt nicht aus dem medizinischen Umfeld entlehnt worden, denn die Anforderungen an einen Katalog und an die Kriterien des Kataloges sind allgemein und sollen nicht nur für den speziellen Kriterienkatalog zur Integration von medizinischer Bildverarbeitungssoftware in klinische Routine gelten.

Abstraktheit

In unserem Beispielkontext kann man nun vom einem Spielzeugauto fordern, daß es sich mit einem bestimmten maximalen Kraftaufwand bewegen läßt, d.h. daß der Haft- bzw. Rollreibungskoeffizient eine gewisse Größe nicht überschreiten darf. Diese Anforderung ist für Spielzeugautos sicher sinnvoll, denn wenn das Auto nicht rollt, dann kann das Kind damit nicht gut spielen. Allerdings muß nicht jedes Kinderspielzeug tatsächlich auch rollen können. Bei einer Kletterburg zum Beispiel kommt es vielmehr auf den sicheren Stand des Spielzeuges an, d.h. eine Roll- oder Gleitfähigkeit darf gar nicht erst vorhanden bzw. muß hinreichend klein sein. Das Kriterium „Bewegbarkeit" ist somit nicht für jedes Spielzeug geeignet, d.h. nicht hinreichend allgemeingültig bzw. abstrakt.

Ein Kriterienkatalog, mit dem die Integration von Bildverarbeitungssoftware in die klinische Routine bewertet werden soll, muß also zunächst einmal so gestaltet sein, daß er den vielfältigen Anwendungsbereichen der medizinischen Bildverarbeitung gerecht werden kann. Insbesondere müssen seine Kriterien hinreichend allgemeingültig formuliert werden und dürfen sich nicht auf spezielles Bildmaterial oder den Kontext einer konkreten medizinischen Fragestellung beschränken – d.h. die Kriterien müssen hinreichend abstrakt sein.

Anwendbarkeit

Die allgemeingültige Formulierung der Kriterien eines Kataloges ist jedoch als einzige Anforderung an die Kriterien eines Kataloges nicht ausreichend. Man kann sich leicht einen Katalog zur Bewertung von Spielzeug vorstellen, dessen Kriterien so abstrakt sind, daß sie in den konkreten Kontext nicht eindeutig übertragen werden können. Zum Beispiel kann der Katalog fordern, daß das Spielzeug „originalgetreu" ist. Doch wie soll das abstrakte Kriterium „Originaltreue" auf ein konkretes Spielzeugauto angewendet werden? Reicht es aus, wenn das Auto in den Proportionen stimmig ist, oder müssen Details wie die Räder oder das Lenkrad drehbar sein?

Die Kriterien eines sinnvoll anwendbaren Kataloges müssen also auch so gestaltet sein, daß sie auf die jeweilige Fragestellung im jeweiligen Anwendungskontext der medizinischen Bildverarbeitung adaptiert werden können. Die Interpretation der allgemeinen Kriterien im speziellen Anwendungskontext muß dabei einfach und vor allem auch eindeutig möglich sein, d.h. sie darf nicht von der Person abhängen, die die Kriterien bzw. den Kriterienkatalog anwendet.

Verifizierbarkeit

Die Abstraktheit und Anwendbarkeit der einzelnen Kriterien eines Kataloges alleine reicht aber für eine vollständige Bewertung noch immer nicht aus. Von Kinderspielzeug kann gefordert werden, daß es „ungiftig" oder „chemisch stabil" ist. Die Prüfung dieser Kriterien setzt jedoch spezielle Gerätschaften oder Laboratorien voraus, die u.U. nicht vorhanden sind. Zwar ist das abstrakte Kriterium „Ungiftigkeit" auf jede Art von Spielzeug anwendbar, kann aber im Spielzeugladen nicht ohne weiteres verifiziert werden.

Allgemein gesprochen müssen also die Kriterien eines Kataloges in jedem speziellen Anwendungskontext auch tatsächlich überprüfbar sein. Dies kann z.B. als Ja/Nein- bzw. als Erfüllt/Unerfüllt-Entscheidung geschehen. Alternativ kann auch auf einer Ordinalskala der Grad der Erfülltheit für jedes Kriterium festgelegt werden, wobei dann zu fordern ist, daß die Skala monoton verläuft. Wichtig ist, daß jedes Kriterium objektiv und eindeutig verifiziert werden kann, d.h. daß dem Anwender des Kriterienkataloges kein Spielraum zur individuellen Auslegung oder Interpretation einzelner Kriterien bleibt. Mit anderen Worten muß die Überprüfung von Verfahren oder Algorithmen der medizinischen Bildverarbeitung anhand des Kriterienkataloges unabhängig von der Person des Anwenders sein, der die Überprüfung durchführt. Dies ist nur mit eindeutig verifizierbaren Kriterien möglich.

3.1.2. Anforderungen an den Kriterienkatalog

Alle abstrakten, anwendbaren und verifizierbaren Kriterien können zu einem Katalog zusammengefaßt werden. Ein Kriterienkatalog ist also nichts anders als die strukturierte Sammlung einzelner Kriterien. Damit können auch an einen Kriterienkatalog allgemeine Anforderungen gestellt werden, die im folgenden wiederum am Beispiel des Kinderspielzeuges veranschaulicht werden sollen.

Vollständigkeit

Es läßt sich ein Kriterienkatalog für die Bewertung von Spielzeug für Kleinkinder vorstellen, der aus den abstrakten sowie anwendbaren Kriterien „Mindestgröße" und „Maximalgewicht" besteht, wobei hierfür jeweils ein eindeutig verifizierbarer Grenzwert vorgegeben ist. Doch nicht jedes Spielzeugauto, das die Kriterien dieses Kataloges erfüllt, ist auch zum Spielen geeignet. Wenn z.B. komplizierte Mechanismen bedient werden müssen, um das Auto funktionstüchtig zu machen oder aufzubauen, kann es trotzdem als Spielzeug für Kleinkinder ungeeignet sein. Der Katalog „Mindestgröße" und „Maximalgewicht" ist also noch unvollständig.

Im Kontext der medizinischen Bildverarbeitung muß die Sammlung der abstrakten Kriterien also so umfassend sein, daß im speziellen Anwendungsfall bei Erfülltheit aller Kriterien die Bildverarbeitungssoftware auch tatsächlich erfolgreich in die medizinische Routine integriert werden kann. Also müssen die Kriterien alle Bedingungen abdecken, die für eine erfolgreiche Integration notwendig sind. Mathematisch gesprochen ist mit Vollständigkeit des Kriterienkataloges also gemeint, daß die Erfülltheit aller Kriterien hinreichend für die erfolgreiche Integration der Software in die medizinische Routine ist. Allerdings wird sich die Vollständigkeit nicht mathematisch beweisen lassen, sondern sie kann nur aus Beispielen heraus plausibel gemacht werden.

Eindeutigkeit

Mit unseren bisherigen Anforderungen an die Kriterien eines Kataloges ist ohne weiteres vorstellbar, daß sich ein konkretes Spielzeugauto zwar hervorragend zum Spielen eignet, was z.B. durch einen einfachen Praxistest gezeigt werden kann, daß aber die Überprüfung dieses Autos mittels des vollständigen Kriterienkataloges ergäbe, daß nicht alle der Kriterien erfüllt sind und somit das Spielzeug als nicht geeignet eingestuft werden müßte. Dies kann vor allem dann passieren, wenn zu viele Kriterien im Katalog vorhanden sind, die sich dann in ihrer Aussage teilweise überschneiden oder sogar widersprechen können.

Allgemein bedeutet dies für die Integration von Bildverarbeitungssoftware in die klinische Routine, daß trotz der Forderung nach Vollständigkeit so wenig Kriterien wie möglich im Katalog definiert werden, damit dessen Anwendung einfach und vor allem eindeutig bleibt. Daher müssen die einzelnen Kriterien widerspruchs- und redundanzfrei sein. Die Nichterfüllung eines Ja/Nein-Kriteriums muß konsequenterweise auch dazu führen, daß die untersuchte Software tatsächlich auch nicht erfolgreich integriert werden kann. Mathematisch gesprochen, ist mit der Forderung nach Eindeutigkeit also gemeint, daß jede bereits erfolgreich integrierte Software tatsächlich auch alle Kriterien eines vollständigen Bewertungskataloges erfüllt. Das Erfüllen aller Kriterien muß also auch notwendig für die erfolgreiche Integration der Software sein. Auch hier kann aufgrund der erforderlichen Abstraktheit der Kriterien kein mathematischer Beweis geführt werden.

Sortiertheit

Mit dem bisher gesagten ist ein Kriterienkatalog denkbar, der alle bereits genannten Anforderungen erfüllt, aber bei dessen Anwendung regelmäßig in der letzten Stufe, d.h. bei Prüfung des letzten Kriteriums erst deutlich wird, daß dieses letzte Kriterium nicht erfüllt ist und somit das untersuchte Spielzeug insgesamt als ungeeignet eingestuft werden muß. Diese unerwünschte Eigenschaft könnte man durch Umsortieren der Kriterien innerhalb des Kataloges vermeiden. Die Kriterien eines Kataloges sind jedoch nur dann beliebig sortierbar, wenn innerhalb einzelner Kriterien keine Abhängigkeiten bestehen. Alle Kriterien müssen unabhängig sein. Mathematisch gesprochen spannen die einzelnen Kriterien also Achsen eines Raumes auf, die orthogonal sein müssen.

In Unterabschnitt 3.1.1 wurden harte Ja/Nein-Kriterien von weichen Kriterien unterschieden, die eine Güte o.ä. auf einer monotonen Skala messen. Die innere Struktur des Kriterienkataloges muß also so gestaltbar sein, daß harte Kriterien zuerst überprüft werden können. Mit der im vorherigen Paragraphen geforderten Eindeutigkeit der Kriterien eines Kataloges folgt dann, daß eine weitere Überprüfung von Kriterien im speziellen Anwendungsfall entfallen kann, wenn ein hartes Kriterium bereits nicht erfüllt wurde. Einfach zu überprüfende harte Kriterien müssen also zu Beginn des Kataloges stehen. Weiche Kriterien, die lediglich die Güte einer möglichen Integration bewerten, sollten hingegen an das Ende des Kataloges sortiert werden. Zur besseren Handhabbarkeit sollten die formulierten Werte auf geordnete Zahlen (engl.: scores) abgebildet werden, die dann eine Vergleichbarkeit innerhalb des Kriteriums ermöglichen.

Effizienz

Stellen wir uns nun einen Kriterienkatalog zur Bewertung von Kinderspielzeug vor, der abstrakte, anwendbare und verifizierbare Kriterien enthält und vollständig, eindeutig sowie auch sortierbar ist. Ein Gütekriterium dieses Kataloges sei die „Haltbarkeit" des Spielzeuges, die mindestens eine bestimmte Anzahl von Jahren betragen soll. Verifizierbar ist das Kriterium „Haltbarkeit", denn man kann nach Ablauf der geforderten Jahre den Zustand des Spielzeuges bewerten und damit das Kriterium entscheiden. Wenn ein Kriterium im Katalog nun aber dazu führt, daß man das Ergebnis seiner

Anwendung erst nach mehreren Jahren erfährt, wird der gesamte Kriterienkatalog unpraktikabel und ineffizient.

Unabhängig von der erfolgreichen Anwendbarkeit der minimalen und vollständigen Kriterien eines Kataloges muß also deren Effizienz gefordert werden. Sortierbarkeit alleine reicht nicht aus, um Effizienz zu gewährleisten. Vielmehr müssen alle Kriterien für sich auch hinreichend schnell verifizierbar sein. Zum Beispiel ist es für Bildverarbeitungsalgorithmen sicherlich wünschenswert, daß diese einmal standardisiert werden. Dies kann aber kein Kriterium zur Bewertung der Integrierbarkeit sein, denn dann wäre eine abschließende Bewertung erst möglich, wenn die Algorithmen tatsächlich zum Standard geworden sind. Eine Nicht-Erfülltheit ist ja in diesem Kontext lediglich als noch nicht eingetreten zu bewerten und läßt somit eine abschließende Entscheidung auf unbestimmte Zeit nicht zu. Ein Katalog, der ein solches Kriterium enthält, ist also ineffizient.

3.1.3. Anwendungsszenarien für einen Kriterienkatalog

Ganz allgemein können für jede Anwendung eines Kriterienkataloges zwei Szenarien unterschieden werden. Im ersten Fall ist der Katalog von vorneherein bekannt und wird bei der Entwicklung, Validierung und Integration der Software systematisch angewendet. Im anderen Fall wird eine bereits bestehende Software im nachhinein bewertet.

A-priori-Anwendung als Leitfaden

Ein Kriterienkatalog kann während des gesamten Prozesses der Entwicklung, Validierung und Integration von Software in die klinische Routine als Leitfaden dienen. Hierbei wird die Software solange weiterentwickelt, bis Schritt für Schritt alle Kriterien des Kataloges erfüllt sind. So kann zunächst sichergestellt werden, daß die Software integrierbar ist. Weiterhin geben die Kriterien des Kataloges Hinweise für die dauerhaft erfolgreiche Gestaltung der Integration selbst.

In der Funktion als Leitfaden ermöglicht ein Kriterienkatalog also die zielgerichtete Entwicklung und effiziente Umsetzung eines Verfahrens. Unnötige Tests werden vermieden, denn alle Experimente können a priori so dimensioniert werden, daß sie für den festgelegten Zweck hinreichend sind. Die Funktion eines Kriterienkataloges als Leitfaden beruht dabei wesentlich auf einer adäquaten Sortiertheit der Kriterien.

A-posteriori-Anwendung als Analysewerkzeug

In dem zweiten Szenario wird der Katalog als Analysewerkzeug auf bereits bestehende Software abgebildet. In diesem Fall werden alle Kriterien des Kataloges anhand der Dokumentation des Verfahrens evaluiert. Das Ergebnis kann in Form einer einzeiligen Matrix als Liste zusammengefaßt werden. Harte Kriterien können „erfüllt" (Wert = 1) oder „unerfüllt" (Wert = 0) sein. Für weiche Kriterien kann der Grad der Erfülltheit als Wert zwischen 0 und 1 angegeben werden. Der Matrixeintrag „unbekannt" (Wert = − 1) wird für beide Arten von Kriterien verwendet, wenn aus den bestehenden Unterlagen nicht erkenntlich wird, ob ein Kriterium erfüllt wird oder nicht. Dieser Fall tritt insbesondere dann häufig auf, wenn das Verfahren der medizinischen Bildverarbeitung anhand von Publikationen in wissenschaftlichen Fachjournalen bewertet werden soll, ohne daß ein Kontakt zu den Autoren besteht, über den nichtpublizierte Details geklärt werden könnten.

Ist ein Kontakt zu den Entwicklern der Software vorhanden, z.B. bei Beratung Dritter mit Hilfe des Kriterienkataloges, kann die während der Analyse erzeugte Bewertungsmatrix direkt dazu verwendet werden, um konkrete Verbesserungen der Software einzuleiten, damit unerfüllte Kriterien zu Beginn des Kataloges von der neuen Version erfüllt werden. Weiterhin können diejenigen Kriterien identifiziert werden, die mit weiteren Untersuchungen noch überprüft werden müssen. In diesen Fällen geht der A-posteriori-Einsatz des Kriterienkataloges also in einen A-priori-Einsatz des Subkataloges über, der nur noch die Kriterien enthält, die mit Scores kleiner oder gleich Null bewertet wurden. Aufgrund der Sortiertheit des Primärkataloges gewährleistet die innere Ordnung der verbliebenen Kriterien auch hierbei ein direktes, zielorientiertes und effizientes Vorgehen.

3.2. Flexibilität der Software

Im vorherigen Abschnitt wurden allgemeine Anforderungen an einen Kriterienkatalog entwickelt und dessen Anwendung in typischen Szenarien beschrieben. In diesem und den folgenden Abschnitten werden nun die konkreten Kriterien entwickelt, die zur Bewertung der Integration und Integrierbarkeit von medizinischer Bildverarbeitungssoftware in die medizinische Routine von Bedeutung sind. Die Überprüfung, ob die gefundenen Kriterien dann auch den Anforderungen aus Abschnitt 3.1 genügen, wird in Kapitel 5 diskutiert.

Das erste Kriterium ist die Flexibilität der Software. Hierunter werden im Kontext dieser Arbeit verschiedene Aspekte zusammengefaßt. Zunächst ist der Grad der Automatisierung von Bedeutung. Die Entscheidung, ob ein Verfahren zur medizinischen Bildverarbeitung manuell, semi-automatisch oder vollautomatisch arbeitet, ist trivial. Ebenso einleuchtend ist, daß automatische Verfahren grundsätzlich einfacher zu integrieren sind als semi-automatische oder manuelle, denn hier ist nur die Richtung der Ergebnisausgabe zu modellieren, während die Parametereingabe im Interface entfallen kann.

Neben dem Grad der Automatisierung ist weiterhin die Art der Automatisierung für die Flexibilität des Verfahrens von Bedeutung. In Unterabschnitt 2.3.3 hatten wir festgestellt, daß das Potential medizinischer Bildverarbeitung darin liegt, durch geeignete Bildtransformationen neue Parameter aus den Bilddaten zu extrahieren anstatt die Befundung durch den Radiologen lediglich zu kopieren. Damit derartige Strategien auf verschiedene Anwendungen optimiert werden können, müssen die Algorithmen so konzeptioniert werden, daß die einzelnen Module stufenweise Information abstrahieren und damit das medizinische A-priori-Wissen systematisch integrieren.

3.2.1. *Semantische Ebenen bei der Integration des A-priori-Wissens*

In Unterabschnitt 2.1.1 wurden die Abstraktionsgrade vorgestellt, auf denen digitale Bildverarbeitung operieren kann. Automatische Textur-, Regionen-, Objekt- oder Szenenanalyse muß in zunehmendem Maße medizinisches A-priori-Wissen integrieren (vgl. Abb. 2.1). Der Zyklus von Merkmalsextraktion, Segmentierung und Klassifikation (vgl. Abb. 2.3) sollte für eine flexible Software entlang dieser Abstraktionsstufen organisiert werden und sukzessive Bildstrukturen von grob bis fein analysieren.

Diese Abstraktionsstufen können zu semantischen Ebenen zusammengefaßt werden, auf denen ein Bildverarbeitungsverfahren medizinisches A-priori-Wissen integriert bzw. repräsentiert. Die Terminologie bei der Benennung solcher Ebenen ist in der Literatur nicht einheitlich [Chu98, Tan00]. Dennoch lassen sich zumindest drei Ebenen unterscheiden:

1. *Low-Level*: Auf der untersten Ebene wird A-priori-Wissen über die Art des Bildes modelliert. Hierzu gehören grundsätzliche Bildeigenschaften, wie das Signal/Rausch-Verhältnis, die Ortsauflösung oder der Wertebereich, die sich z.B. aus den physikalischen oder technischen Eigenschaften der bildgebenden Modalität ergeben. Weiterhin muß die Körperregion und das aufgenommene biologische Funktionssystem berücksichtigt werden. Die Orientierung der Aufnahme, d.h. die Relativposition von Aufnahmegerät und Aufnahmeobjekt zueinander, kann ebenso die grundsätzlichen Bildeigenschaften maßgeblich beeinflus-

sen. Derartiges Wissen wird in der Bildverarbeitung auf den Abstraktionsstufen Rohdaten, Pixel, Kante und ggf. auch Textur ausgedrückt.

2. *Mid-Level*: Auf der mittleren Ebene wird medizinisches A-priori-Wissen über die Details des Bildinhaltes modelliert. Einzelne Objekte bzw. Organe sowie deren Relativpositionen zueinander in räumlicher oder zeitlicher Anordnung werden auf dieser mittleren Ebene modelliert. Insbesondere morphologisches Wissen zum Bild kann also als Mid-Level-Wissen aufgefaßt werden. In Bezug zu Abbildung 2.1 entspricht dies der Regionen, Objekt und Szenenebene.

3. *High-Level*: Auf der obersten Ebene wird medizinisches A-priori-Wissen über den Anwendungskontext modelliert, in dem die Aufnahme erzeugt wurde. Hierzu gehören z.b. etwaige physiologische oder pathologische Veränderungen, die mit der Untersuchungsaufnahme sichtbar gemacht werden sollen, Hintergrundinformationen zu der Studie, zu der die Einzelaufnahme gehört, oder sonstige Bildeigenschaften, die aus dem Kontext der Aufnahme abgeleitet werden können. Insbesondere funktionales Wissen zum Bild kann also als High-Level-Wissen aufgefaßt werden. Auf dieser Ebene wird also Kontextwissen repräsentiert, das alleine aus den Pixeldaten des Bildes nicht extrahiert werden kann. Daher gibt es auch keine Entsprechung zu den Abstraktionsgraden aus Abbildung 2.1.

Im Hinblick auf die Flexibilität eines Algorithmus darf das A-priori-Wissen nicht in willkürlicher Reihenfolge eingesetzt werden. In früh ausgeführten Modulen eines Algorithmus sollte A-priori-Wissen nur auf der unteren Wissensebene eingesetzt werden, damit diese Module möglichst universell einsetzbar bleiben. Erst in späteren Modulen darf das A-priori-Wissen sukzessive auch auf der mittleren und der oberen Ebene modelliert und eingesetzt werden. So kann eine maximale Flexibilität des Verfahrens erreicht werden.

3.2.2. Multiskalen-Ansätze

Ist die tatsächliche Auflösungsstufe, auf der die relevante Information im Bild enthalten ist, a priori nicht bekannt, so sind Multiresolution-Ansätze zu bevorzugen. Hierbei wird ein Bild auf verschiedenen Auflösungsstufen repräsentiert. In der feinsten Auflösung werden alle Pixel berücksichtigt, in der gröbsten Auflösung wird das gesamte Bild nur noch durch ein einziges Pixel repräsentiert, das i.d.R. den mittleren Grauwert des Bildes als Helligkeitswert hat. Die Gauß-Pyramide und die Laplace-Pyramide sind Beispiele von Multiskalenzerlegungen, die eine fehlerfreie Rekonstruktion des Originalbildes aus den einzelnen Skalen ermöglichen [Zam89, Jäh95, Jäh97]. Diese wichtige Eigenschaft erfüllen auch Wavelet-Zerlegungen, wenn bestimme Basis-Wavelets eingesetzt werden [Dau92, Wel99]. Auch mit morphologischen Operationen lassen sich Multiskalenzerlegungen errechnen [Met01]. Der Multiskalenansatz ermöglicht in der medizinischen Bildverarbeitung maximale Flexibilität, wenn die relevante Skala adaptiv aus dem Bild selbst ermittelt wird (vgl. Unterabschn. 2.3.3).

3.2.3. *Beispiel: Strukturierte Abstraktion zum inhaltsbasierten Bildzugriff*

Die systematische und strukturierte Modellierung des A-prioi-Wissens läßt sich am Beispiel des inhaltsbasierten Zugriffs auf medizinische Bildarchive anschaulich verdeutlichen. Das Projekt zum Image Retrieval in Medical Applications (IRMA)[20] wird derzeit von der Deutschen Forschungsgemeinschaft (DFG)[21] gefördert (Aktenzeichen: Le 1108/4) und am Institut für Medizinische Informatik in Kooperation mit der Klinik für Radiologische Diagnostik sowie dem Lehrstuhl für Informatik 7 der RWTH Aachen durchgeführt. Da das IRMA-Projekt in dieser Habilitationsschrift noch öfter als exemplarischen Beispiel herangezogen wird, soll es hier etwas ausführlicher motiviert und vorgestellt werden.

Zielsetzung

Mit der beispielhaften Problemstellung des Röntgenarchivs sollen Methoden des inhaltsbasierten Bildzugriffs (engl.: content-based image retrieval, CBIR) konzipiert und realisiert werden, die semantische und formale Anfragen an ein medizinisches Bildarchiv bearbeiten können. Zu den semantischen Anfragen gehören intra- und interpersonale, krankheits- und variationsorientierte Suchvorgaben. Formale Anfragen können nach der Untersuchungstechnik und den Aufnahmemodalitäten erfolgen. Exemplarische Aufgaben sind die Verlaufskontrolle bei Patienten mit einer großen Anzahl an Aufnahmen, um z.B. die Wirksamkeit einer Therapie zu belegen oder zu widerlegen, das Auffinden von Bildern mit gesichertem Befund für ein vorgegebenes unsicher zu diagnostizierendes, pathologisches Bildmuster (engl.: case-based reasoning) oder die Unterstützung bei der medizinischen Versorgung nach aktuellem Wissensstand (engl.: evidence-based medicine).

Das IRMA-System soll es erlauben, Röntgenaufnahmen unabhängig von einer konkreten Problemstellung automatisch zu klassifizieren und gegen Vorlagenbilder zu registrieren. Mit diesen Aufnahmen werden dann durch Einsatz von Methoden der statisti-

---

[20] http://www.irma-project.org
[21] http://www.dfg.de

3.2 Flexibilität der Software

Abb. 3.1: Einfache Systemkonzeption für inhaltsbasierte Bildzugriffe [Leh00c] (in Farbe auf S. 200)

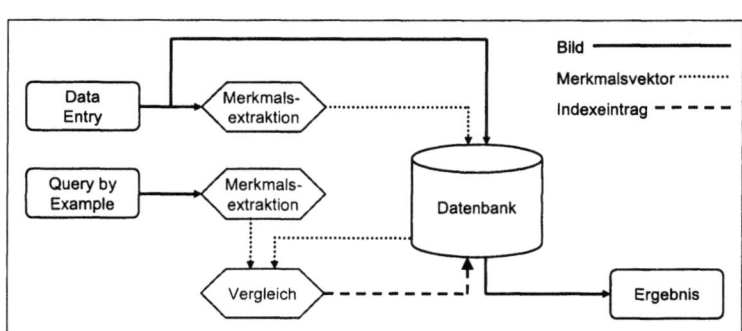

schen Mustererkennung zu anonymisierten und bereits befundeten Beispielbildern Merkmale erarbeitet, die die Bilder inhaltlich unterscheiden können und ein rasches Auffinden der Bilder im Fall einer Anfrage gewährleisten. Das resultierende System soll einem digitalen Bildarchiv Röntgenaufnahmen und in einer späteren Phase auch medizinische Untersuchungsaufnahmen anderer Herkunft entnehmen, die einem Vorlagenbild im Hinblick auf ausgewählte Eigenschaften ähneln. Eine dieser Eigenschaften ist beispielsweise die visuelle Ähnlichkeit einzelner Bildstrukturen.

Bisherige CBIR-Systeme

Abbildung 3.1 zeigt das prinzipielle Schema von Bildarchiven, die einen inhaltsbasierten Zugriff unterstützen. Beim Speichern von Bildern in der Datenbank (engl.: data entry) werden i.d.R. mehrere globale Merkmale zu jedem Bild extrahiert und als die Bilddaten beschreibende Maßzahlen zu einem Vektor pro Bild zusammengefaßt und in der zentralen Datenbank mit dem Bild gespeichert. Zur Abfragezeit kann ein Beispielbild vorgegeben werden (engl.: query by example, QBE). Aus diesem werden mit denselben Algorithmen die entsprechenden Merkmale berechnet und mit allen in der Datenbank gespeicherten Merkmalsvektoren verglichen. Bilder, die aufgrund ihrer Merkmale hinreichend ähnlich zur QBE-Vorgabe sind, werden dann aus der Datenbank gelesen und als Ergebnis angezeigt.

Die in Abbildung 3.1 dargestellte Struktur modelliert lediglich zwei semantische Ebenen. Die Rohdatenschicht enthält die Bilder als Pixelmatrix, und auf der Merkmalsschicht werden die Bilder durch ihre globalen Merkmale beschrieben. Das Retrieval erfolgt auf der zweiten Schicht. Diese Merkmalsschicht ist je nach Art des Merkmals auf Textur- oder Regionenebene der Abstraktionsgrade der Bildverarbeitung positioniert. Es wird deutlich, das zwei Schichten alleine nicht ausreichen, das Paradoxum aufzulösen, von einem ähnlichen Merkmal, also einer ähnlichen Zahl, auf einen ähnlichen Bildinhalt, d.h. einen ähnlichen Kontext zu schließen.

Derartig einfache Systeme sind bereits kommerziell verfügbar oder im Internet frei anwendbar. Beispiele sind das Query by Image Content (QBIC)[22] von IBM [Nib93, Fal94, Fli95], das von der Sankt Petersburger Eremitage für die Internetrecherche angeboten wird[23], das Photobook[24] [Pen94, Pen96], das am Massachusetts Institute of Technology (MIT) entwickelt wurde, das Fractal Indexing and Retrieval System (FIRST) [Nap98] und der Comparison Algorithm for Navigating Digital Image Databases (CANDID) [Kel95]. Als Merkmale werden mittlere Farbe oder Textur des gesamten Bildes oder auch einer dominanten Bildregion ermittelt. Wird eine Bildregion für das Retrieval segmentiert, so wird i.d.R. auch dessen Form mit einfachen Merkmalen beschrieben. Neben der Wahl der Merkmale spielt das Distanzmaß, mit dem die einzelnen Merkmalskomponenten verknüpft werden, eine entscheidende Rolle für das Retrieval-Ergebnis.

Für den inhaltsbasierten Zugriff auf medizinische Bilder reichen diese einfachen Konzepte nicht aus. Nur für wenige der heute verfügbaren CBIR-Systeme wurde überhaupt eine Anwendung auf Bilder mit medizinischen Inhalten dokumentiert [Ary96, Orp94]. Anfragen auf Basis globaler Merkmale wurden in CANDID zu Röntgenbildern der Lunge [Kel95], in Photobook zu MR-Darstellungen des Herzens [Pen96] und in FIRST zu CT-Schnittbildern [Nap98] getestet. Erwartungsgemäß sind die publizierten Ergebnisse hinsichtlich Precision (Verhältnis richtig zurückgelieferter zu allen zurückgelieferten Bildern) und Recall (Verhältnis richtig zurückgelieferter zu richtig vorhandenen Bildern) absolut unbefriedigend.

Erst in den letzten Jahren wurden medizinische CBIR-Systeme publiziert (Tab. 3.1). Hierzu gehört die Automatic Search and Selection Engine with Retrieval Tools (ASSERT), die Content-Based Retrieval Architecture (COBRA), das Generic Multimedia Indexing (GEMINI), das Intelligent Browsing of Medical Images (I-Browse), das Image Management Environment (IME), das Knowledge-Based Medical Database System (KMeD), die National Medical Practice Knowledge Bank (NMPKB) und das Web-Based Medical Information Retrieval System (WebMIRS).

---

[22] http://wwwqbic.almaden.ibm.com
[23] http://www.hermitagemuseum.org/fcgi-bin/db2www/qbicSearch.mac/qbic?selLang=English
[24] http://www-white.media.mit.edu/vismod/demos/photobook

Tab. 3.1: Medizinische CBIR-Systeme

System / Autoren	Bildmaterial	Merkmale	Extraktion	Kontext
ASSERT [Shy99]	CT der Lunge	Form, Textur	semi-automatisch	Differentialdiagnostik (8 Krankheitsbilder)
COBRA [Elk00]	MR des Gehirn	Form, Textur	automatisch	Ventrikelsystem
GEMINI [Kor98]	Mammographien	Form	automatisch	Tumordiagnostik
I-Browse [Tan00]	Histologien	Farbe, Textur	automatisch	variable Anfragen auf höher-semantischen Ebenen
IME [Aba99]	CT der Lunge	Form, relative Lage	semi-automatisch	QBE-Anfragen nach Formen
KMeD [Chu95]	MR des Gehirns	Form, Textur, relative Lage	automatisch	variable Anfragen auf höher-semantischen Ebenen
NMPKB [Liu98]	Neuroradiologie (bisher nur CT)	Form, Textur, Asymmetrie	automatisch	Differentialdiagnostik (Blutung, Schlaganfall, Tumor)
WebMIRS [Lon98]	Röntgenbilder der Halswirbelsäule	Form	automatisch	Frakturen (Bestimmung von Normwerten)
Qi & Snyder [Qi99]	Mammographien	Form	automatisch	Tumordiagnostik
Zhang et al. [Zha98]	Zahnfilme	Form	manuell	Knochenresorption

Bislang beschränken sich alle Systeme auf eine ganz spezielle Auswahl gleichartiger Bilder, z.B. neuroradiologische CTs bei NMPKB, hochauflösende CT-Schnitte der Lunge bei ASSERT und IME oder Mammographien bei GEMINI. Als Kriterien werden meist Objektformen verwendet, die z.T. manuell in jedes Bild eingezeichnet werden müssen (Tab. 3.1). Nur selten wird die Lage verschiedener Objekte zueinander ausgewertet. Darüber hinaus ist das Retrieval auf eine oder wenige konkrete Fragestellungen begrenzt. Die Modellierung verschiedener Anfragen auf Bildern unterschiedlicher Modalitäten wird von COBRA unterstützt, wobei für jede Applikation sog. Anatomie-Bäume definiert werden müssen. Bislang wurde lediglich eine einfache MR-Repräsentation des cerebrospinalen Ventrikelsystems umgesetzt. Nur KMeD und I-Browse modellieren höhere semantische Ebenen (vgl. Unterabschn. 3.2.2) und ermöglichen so variable Anfragen im jeweiligen Kontextbereich.

Das IRMA-Konzept

Im Gegensatz dazu soll das IRMA-System zum inhaltsbasierten Retrieval medizinischer Bilder so flexibel sein, daß es weder auf spezielles Bildmaterial hinsichtlich der Modalität, der Körperregion oder des Funktionssystems noch auf einen speziellen Anwendungskontext beschränkt ist. Um diese Flexibilität zu erreichen, muß das IRMA-System semantische Low-, Mid- und High-Level Ebenen modellieren. Hierzu wurden sieben Verarbeitungsschritte eindeutig formalisiert, die strikt sequentiell durchgeführt werden:

1. *Kategorisierung*: Im Sinne einer intelligenten Verarbeitung der Bildinformation muß dem IRMA-System vor dem eigentlichen Retrieval bekannt sein, um welche Art von Bild es sich handelt. So ist z.B. ein Röntgen-Summationsbild nach anderen Maßgaben zu verarbeiten als ein Ultraschall-Reflektionsschnittbild mit farbkodierter Doppler-Information. Die Bilder werden dazu durch Auswertung globaler Bildmerkmale und ggf. der DICOM-Informationen in Kategorien nach technischen (Aufnahmemodalität), direktiven (Aufnahmeorientierung), anatomischen (Körperregion) und biologischen (Funktionssystem) Parametern eingeteilt [Wei02, Leh03a]. Dabei kann ein Bild durchaus mehreren Kategorien zugeordnet werden, wobei die jeweilige Zugehörigkeitswahrscheinlichkeit für die weitere Bildverarbeitung mit gespeichert wird.

2. *Registrierung*: Innerhalb jeder Kategorie erfolgt die Registrierung bezüglich eines Musterbildes (Prototyp). Das Musterbild kann eine reale Aufnahme sein, aber auch synthetisch oder am Phantom erzeugt werden. Die eigentliche Transformation der Bildmatrix mittels der berechneten Parameter findet erst auf einer späteren, abstrakten und damit informationsreduzierten Ebene statt und kann dort effizient und performant durchgeführt werden. Im Registrierungsschritt werden nur die Parameter für Rotation, Skalierung und Translation (RST) sowie für einen parametrischen Kontrastangleich bestimmt. Weiterhin kann der Registrierungsschritt zur Plausibilitätskontrolle der Kategorisierung ausgewertet werden, denn das aktuelle Bild wird sich nur schlecht auf den Prototypen einer falschen Kategorie registrieren lassen.

3. *Merkmalsextraktion*: Durch automatische Algorithmen der Bildbearbeitung werden lokale Merkmalsvektoren berechnet und zusammen mit dem ursprünglichen Bild in der Datenbank abgelegt. Im Gegensatz zu den globalen Merkmalen, die zur Kategorisierung für jedes Bild zu einem Merkmalsvektor zusammengefaßt wurden, wird zur lokalen Bildbeschreibung für jedes Pixel ein individueller Merkmalsvektor berechnet. Die dabei ermittelten Vektoren sind generisch und können komponentenweise erweitert bzw. verändert werden, wobei lediglich die modifizierten Komponenten neu berechnet werden müssen. Dies läßt sich im Batch-Betrieb parallelisieren.

4. *Merkmalsselektion*: Es ist wichtig festzustellen, daß nach dem IRMA-Konzept Merkmalsextraktion und -selektion entkoppelt sind. Dadurch kann die Merk-

malsauswahl kontextadaptiv gestaltet werden. Die Kategorisierung liefert Vorgaben für eine sinnvolle Parameterauswahl in jeder Kategorie. Beispielsweise können je nach Kategorie farbbasierte Merkmalskomponenten gebündelt (Farb-Set) oder zum Retrieval in Grauwertbildern ausgeblendet werden (Kontrast-Set). Weiterhin bestimmt der Kontext der jeweiligen Anfrage relevante Komponenten der Merkmalsvektoren. So werden für ein Retrieval von Skelettradiographien im Hinblick auf Frakturen kantenselektive Merkmale ausgewählt (Form-Set). Im Gegensatz dazu werden für ein Retrieval auf denselben Bildern im Hinblick auf Knochentumoren texturbetonte Merkmale zusammengestellt (Textur-Set). Häufig benötigte Sets können vorab berechnet werden. Während die Merkmale im vorangegangenen Schritt 3 mit Methoden der Bild*be*arbeitung extrahiert wurden, repräsentieren die Sets nach der Merkmalselektion das Ergebnis einer medizinischen Bild*ver*arbeitung.

5. *Abstraktion*: Auf Basis der selektierten Merkmalsvektoren werden zusammenhängende Segmente gebildet und ähnlich dem Blobworld-System [Car99, Car02] zur abstrakten Beschreibung der Bilder verwendet. Hierbei wird eine Region unabhängig von dem exakten Konturverlauf als best-fitting Ellipse (Blob) repräsentiert, der dann der mittlere Merkmalsvektor der Region zugeordnet wird. Somit können Blobs sowohl Texturen als auch Regionen modellieren. Bei IRMA werden die Blobs in einem hierarchischen Multiskalenansatz organisiert. Der Detailreichtum, also die Anzahl und Größe der zu berücksichtigenden Blobs, kann dann im Nachhinein durch den Inhalt der jeweiligen Anfrage bestimmt werden. Dieser Aspekt modelliert die Tatsache, daß ein großer Teil der Information in medizinischen Bildern durch die Lokalität der Strukturen bestimmt ist [Tag97]. Dann erfolgt die Ausrichtung der Graphen mit den zuvor bestimmten RST- und Kontrastparametern. Auch die abstrakten Regionengraphen werden zu jedem Merkmalsset in jeder relevanten Kategorie eines Bildes vorab berechnet. Abbildung 3.2 veranschaulicht das Prinzip der Abstraktion.

6. *Identifikation*: Für die Beantwortung semantischer Anfragen ist die Identifizierung von Objekten in Bildern oft notwendig. Im Gegensatz zur rein datenbasierten Cluster-Bildung im Abstraktionsschritt erfolgt diese inhaltliche Zuordnung von Blobs zu Organen oder anderen benennbaren Strukturen durch massiven Einsatz von A-priori-Wissen. Zum jetzigen Zeitpunkt ist durch Kategorisierung und Registrierung bekannt, an welchen Positionen welche Objekte mit welchen morphologischen Eigenschaften zu erwarten sind. Über die manuelle Referenz-

Abb. 3.2: Abstraktion eines Bildes in einen hierarchischen Regionengraphen [Leh04b] (in Farbe auf S. 201)

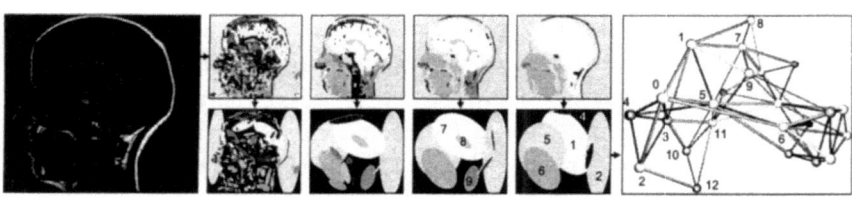

definition von Strukturen in den Prototypen lassen sich die durch Blobs repräsentierten Bildregionen jetzt automatisch in Objekte überführen. Die Identifikation muß dabei nicht vollständig erfolgen, um ein Retrieval durchführen zu können. Weiterhin bietet der Identifikationsschritt die Möglichkeit, Fehlklassifikationen zu erkennen und falsch positive Aufnahmen an dieser Stelle in der Verarbeitungskette noch zurückzuweisen, um so die Precision bzw. Spezifität des Systems zu verbessern.

7. *Retrieval*: Die Datenbankabfragen erfolgen auf abstrakter Ebene, also durch Vergleich der aus den Merkmalsvektoren gebildeten Blobs und ihrer Lage zueinander. Zunächst muß dazu die Auflösungsebene der Blobs bestimmt werden, auf der die Anfrage ausgeführt werden soll. Die bereits erfolgte Registrierung der Bilder in eine Normallage erlaubt auch die Definition von Bildregionen (engl.: region of interest, ROI), auf denen Anfragen zu bearbeiten sind. Über solche ROIs können zusätzlich unterschiedliche Blob-Ebenen innerhalb einer Anfrage modelliert werden, wenn Details bestimmter Objekte oder in bestimmten Bildbereichen von Interesse sind. Bisherige Systeme, die auf abstrakter Ebene Bilder vergleichen, erreichen insbesondere bei geometrischen Transformationen der Bilder nur einen geringen Recall [Dah98]. Die vorangegangene strukturierte Analyse der Bilder in IRMA ermöglicht ein erfolgreiches Retrieval auch auf abstrakter Ebene. Somit können semantische Anfragen sowohl für die diagnostische Routine als auch für die klinische Forschung behandelt werden.

Abbildung 3.3 faßt die Stufen der Bildverarbeitung im IRMA-System noch einmal zusammen (rot). Die zunächst ermittelte Kategorie hat Einfluß auf die Registrierung, die Merkmalsselektion und die Identifikation. Die zu Beginn ermittelten Registrierungsparameter werden erst bei der Abstraktion (engl.: indexing) berücksichtigt, die auf den Merkmalsvektoren der Merkmalsextraktion und -selektion beruht. Die bei der Abstraktion erzeugten Regionengraphen (vgl. Abb. 3.2) werden zur Identifizierung und zum Retrieval verwendet. Obwohl alle Verarbeitungsschritte bis auf das Retrieval

Abb. 3.3: Stufen der Bildverarbeitung und semantische Ebenen im IRMA System [Leh00c] (in Farbe auf S. 201)

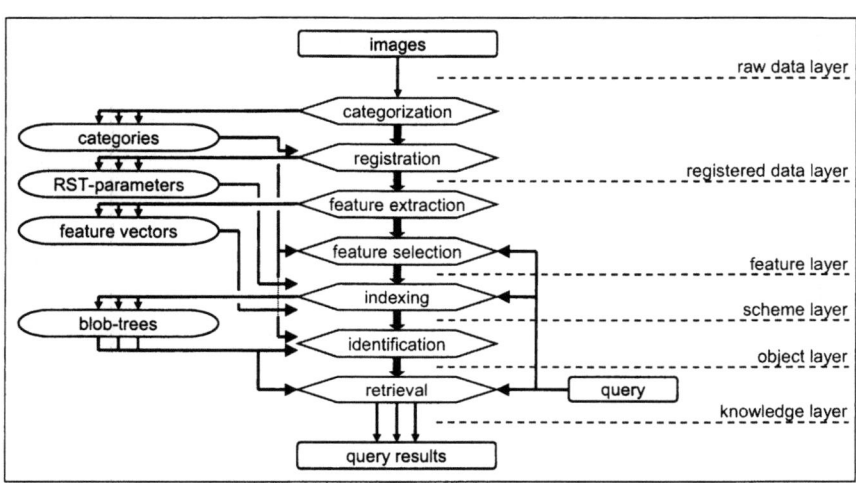

selbst zum Zeitpunkt des Data Entry berechnet werden, kann mit dieser Struktur Information aus dem Kontext der Anfrage bereits in die Merkmalsselektion einfließen.

Semantische Ebenen in IRMA

Die einzelnen Verarbeitungsstufen definieren auch die semantischen Ebenen, die in IRMA modelliert werden, um Flexibilität zu erreichen. Einfache CBIR-Systeme (z.B. QBIC) modellieren nur eine Daten- und eine Merkmalsschicht, auf der das Retrieval durchgeführt wird. In Blobworld existiert darüber hinaus die Abstraktionsschicht der Blobs [Car99, Car02]. Für das Retrieval medizinischer Bilder im System KMeD definieren CHU et al. zusätzlich eine Wissensschicht, um konzeptionelle Ausdrücke und Objekteigenschaften zu modellieren [Chu98]. Die strukturierte Methodik des IRMA-Konzeptes bildet insgesamt sechs semantische Ebenen, auf denen das Retrieval stufenweise realisiert wird (Abb. 3.3, blau):

1. Rohdatenschicht (engl.: raw data layer);
2. Registrierte Datenschicht (engl.: registered data layer);
3. Merkmalsschicht (engl.: feature layer);
4. Abstraktionsschicht (engl.: scheme layer);
5. Objektschicht (engl.: object layer);
6. Wissensschicht (engl.: knowledge layer).

Im Vergleich zu KMeD werden in IRMA also zwei zusätzliche Ebenen modelliert: die registrierte Datenschicht und die Objektschicht. Durch diese Schichten wird es dem IRMA-System möglich, semantische Anfragen auf Bildmaterial unterschiedlicher Modalitäten in verschiedenen Kontexten flexibel zu behandeln.

Die Schritte Kategorisierung und Registrierung extrahieren Low-Level-Information. Um A-priori-Wissen auf unterster Ebene zu modellieren, wurde in IRMA eine Referenzbilddatenbank vorgesehen, deren Bilder von Experten einmalig manuell klassifiziert werden müssen. Durch die automatische Klassenzuordnung bei neuen Bildern wird dieses Wissen in das IRMA-System integriert. Die Schritte Merkmalsextraktion, -selektion und Indizierung extrahieren Mid-Level-Information. In IRMA sollen Prototypen definiert werden, in denen relevante Bildregionen manuell markiert und benannt werden. Dieses Wissen wird durch den Abgleich mit den Knoten der Graphrepräsentationen der Bilder integriert. Die Verarbeitungsschritte Identifikation und Retrieval integrieren High-Level-Wissen in das IRMA-System. Durch die Identifikation können Bildregionen in Objekte mit semantischer Bedeutung überführt werden. Das medizinische A-priori-Wissen über den Kontext einer Bildanfrage wird dabei vom Systembenutzer zur Anfragezeit durch die Anfrage selbst übermittelt. Um dies systemseitig zu unterstützen, wurde die automatische Informationsextraktion in IRMA als Multiskalenansatz ausgelegt.

Das IRMA-System wurde also so konzipiert, daß von der Rohdatenebene über die Pixel-, Kanten-, Textur-, Regionen- und Objektebene bis hin zur Szenenebene, auf der die Anfrage formuliert werden kann, alle Abstraktionsgrade in der richtigen Reihenfolge durchlaufen werden. Damit wurde sowohl der Grad als auch die Art der Automatisierung in IRMA im Sinne einer optimalen Flexibilität konzeptioniert.

3.2.4. Fazit

Beim algorithmischen Design eines Verfahrens muß darauf geachtet werden, daß dieses möglichst automatisch abläuft. Weiterhin ist die Art der Automatisierung entscheidend. Wird das A-priori-Wissen systematisch modelliert und schrittweise in den Algorithmus integriert, lassen sich flexible Verfahren der medizinischen Bildverarbeitung umsetzen, die vielseitige Anwendungen in Krankenversorgung, Forschung und Lehre finden können. Das IRMA-System hat anschaulich gezeigt, daß es dabei auf die strukturierte Modellierung des A-priori-Wissens ankommt. Die Information über den Kontext muß auf niedriger, mittlerer und hoher Abstraktionsebene repräsentiert werden.

3.3 Adaptivität der Software

Jedes Verfahren und jeder Algorithmus zur (medizinischen) Bildverarbeitung wird über Parameter gesteuert, die die Eigenschaften des Verfahrens bzw. des Algorithmus entscheidend beeinflussen. Statische Verfahren benutzten eine feste Parametrierung. Im Hinblick auf die große Variabilität der Bilddaten in der Medizin werden statische Verfahren daher nicht robust anwendbar sein. Dynamische Verfahren bestimmen eine geeignete Parametrierung aufgrund der jeweiligen Gruppe von Bildern (applikationsspezifisch, vgl. Unterabschn. 2.3.3) oder aufgrund des jeweiligen Einzelbildes (bildspezifisch, vgl. Unterabschn. 2.3.3), auf das ein Verfahren angewendet wird. Die Ermittlung der Parameter erfolgt also adaptiv.

3.3.1. Abstraktionsstufen der Adaptivität

Die einfache Betrachtung, ob Parameter statisch oder dynamisch, d.h. applikations-, bild- oder iterationsspezifisch gesetzt werden, ist oft nicht hinreichend, um die Adaptivität eines Verfahrens zu bewerten. Vielmehr sind verschiedene Stufen der Adaptivität denkbar. Die Stufen der Adaptivität können dabei wieder von den Abstraktionsgraden der Bildverarbeitung abgeleitet werden, die in Unterabschnitt 2.1.1 definiert wurden (vgl. Abb. 2.1).

Die verschiedenen Stufen der Adaptivität von Verfahren sollen mit Hilfe eines einfachen Beispieles betrachtet werden. Der einfachste Fall ist gegeben, wenn das Verfahren oder der Algorithmus nur durch einen einzigen Parameter gesteuert wird. Dies ist z.B. bei der Schwellwertsegmentierung im Grauwertbild der Fall. Der einzige Parameter der Schwellwertsegmentierung ist der Schwellwert, unterhalb dessen alle Pixel im Bild dem Hintergrund zugerechnet werden, also schwarz dargestellt werden, und oberhalb dessen alle Pixel als Objektpixel markiert werden, also weiß dargestellt werden.

Als Beispielanwendung wird die Segmentierung von Zellpopulationen in mikroskopischen Bildern betrachtet (Abb. 3.4, oben links). Ziel der Segmentierung ist es, alle hier dunkel dargestellten Zellen vom helleren Hintergrund zu trennen und als einzelne Objekte darzustellen (Abb. 3.4, unten rechts). Problematisch ist hierbei, daß aufgrund der unterschiedlichen Ausleuchtung des Objektträgers bei der Aufnahme mit dem Mikroskop und der unterschiedlichen Dichte der Besetzung mit Zellen in der Mikroskopie der absolute Grauwert als Kriterium alleine nicht ausreicht, um eine korrekte Segmentierung durchzuführen.

Abb. 3.4: Stufen der Adaptivität am Beispiel einer Schwellwertsegmentierung [Leh02c] (in Farbe auf S. 201)

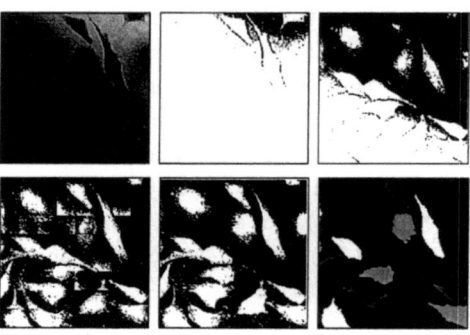

Keine Adaptivität

Bei statischen Verfahren wird der den Algorithmus steuernde Parameter (hier: der Schwellwert) fest vorgegeben und dann für alle Anwendungen bzw. Bilder innerhalb einer Anwendung unverändert übernommen. Dabei spielt es keine Rolle, ob dieser Parameter unter Berücksichtigung von Bilddaten experimentell eingestellt worden ist, oder aber z.B. theoretisch bestimmt wurde. Ein statischer Schwellwert kann immer dann sinnvoll eingesetzt werden, wenn die Zuordnung der Pixelhelligkeiten zum Objekt bzw. zum Hintergrund konstant und bekannt ist. Zum Beispiel können Knochen- oder Weichteilfenster im CT mit statischen Schwellwerten auf den Hounsfield-Einheiten realisiert werden [Leh02c].

Betrachtet man ein Grauwertbild mit 8Bit Wertigkeit, so macht es Sinn, die statische Schwelle zur Segmentierung in die Mitte des Wertebereiches, also auf den Grauwert 127 zu legen. Für das Beispiel der Mikroskopie ist das Segmentierungsergebnis mit diesem theoretisch ermitteltem statischen Schwellwert in Abbildung 3.4, oben Mitte dargestellt. Offensichtlich ist die gewählte Schwelle zur Segmentierung dieser speziellen Mikroskopieaufnahme ungeeignet. Fast das gesamte Bild wird dem Objektbereich zugeordnet. Nichtsdestotrotz kann derselbe statische Schwellwert für eine andere Mikroskopie derselben Aufnahmeserie durchaus optimal oder zumindest besser geeignet sein.

Datenbasierte Adaptivität

Eine datenbasierte adaptive Parametrierung berücksichtigt die Pixeldaten des zu segmentierenden Bildes, um die Schwelle optimal zu bestimmen. Für die einfache Objekt/Hintergrund-Annahme ist das Verfahren von OTSU signaltheoretisch optimal

[Ots79]. Der globale Schwellwert im Histogramm wird hierbei so bestimmt, daß die Histogramme der resultierenden beiden Klassen eine möglichst geringe Intraklassenvarianz aufweisen, während die Interklassenvarianz maximiert wird.

Das Ergebnis des Otsu-Verfahren zur Segmentierung der Mikroskopie ist in Abbildung 3.4, oben rechts dargestellt. Es wird offensichtlich, daß ein globaler, d.h. rein datenbasierter Schwellwert in diesem Beispiel ebenfalls nicht zum gewünschten Segmentierungsergebnis führen kann, denn der Grauwertunterschied im Hintergrund ist so groß, daß in manchen Bildbereichen (z.b. unten links in der Mikroskopie) Hintergrundgrauwerte im Wertebereich von Objektgrauwerten in anderen Bildbereichen (z.B. oben rechts in der Mikroskopie) liegen.

Regionenbasierte Adaptivität

In der nächsten Adaptivitätsstufe werden die Parameter regionenbasiert ermittelt. Im Beispiel der Schwellwertsegmentierung kann hierzu wieder das Verfahren von OTSU verwendet werden. Das Bild wird durch ein kleines Fenster fester Größe betrachtet und für jedes dieser Fenster wird die optimale Schwelle nach OTSU bestimmt. Im einfachsten Fall wird das nächste Fenster neben dem vorigen plaziert – das Bild wird also gekachelt. Alternativ können die Fenster auch überlappend auf dem Bild plaziert werden. Im Extremfall wird das Fenster wie bei der lokalen Faltung jeweils nur um ein Pixel versetzt und dann wird die Otsu-Segmentierung mit den Daten des Fensters durchgeführt und für das Bezugspixel wird entschieden, ob dies zum Objekt oder zum Hintergrund gehört.

Das Ergebnis einer adaptiven Segmentierung mit regionenbasierter bildspezifischer Parametrierung ist in Abbildung 3.4, unten links dargestellt. Die Segmentierung der Zellen ist nun unabhängig von der lokalen Lichtstärke im Bild. Dennoch ist das Ergebnis noch nicht optimal. Aufgrund der ungleichen Verteilung von Objekten im Bild kann es vorkommen, daß ein Fenster so plaziert wird, daß keine Zellen oder Zellteile enthalten sind. Doch auch in diesem Fall wird das Otsu-Kriterium eine Schwelle ermitteln, die das aktuelle Fenster in einen Objekt- und einen Hintergrundbereich einteilt. Hieraus resultieren die geradlinigen Artefakte im segmentierten Bild, insbesondere im oberen und mittleren Bildbereich, in denen die Zelldichte jeweils verhältnismäßig gering ist.

Szenenbasierte Adaptivität

Offensichtlich hat die Szene, d.h. der aktuelle Bildausschnitt, erheblichen Einfluß auf die Qualität des Segmentierungsergebnisses. Daher sind szenenbasierte Parametrierungen denkbar, bei denen aufgrund von Szeneneigenschaften der Parameter adaptiv ermittelt wird. Für das Beispiel der Zellsegmentierung in Mikroskopien wurde daher von METZLER et al. eine szenenbasierte adaptive Parameterwahl vorgeschlagen [Met99]. Dabei wird das lokale Fenster, in dem nach dem Otsu-Verfahren die Schwellen für jede Fensterposition adaptiv ermittelt werden, so lange vergrößert, bis die Varianz der Grauwerte innerhalb des Fensters der Varianz der Grauwerte im gesamten Bild entspricht. Durch dieses einfache Kriterium wird erreicht, daß jedes Fenster eine in etwa gleichartige Szene analysiert, in der sowohl Objekte als auch Hintergrundbereiche vorkommen.

Das Ergebnis einer szenenadaptiven Parametrierung für die einfache Schwellwertsegmentierung ist in Abbildung 3.4 unten Mitte dargestellt. Alle Zellen in der Mikroskopie wurden sauber vom Hintergrund getrennt. Mit Hilfe einfacher morphologischer Operatoren läßt sich das Segmentierungsergebnis nachbearbeiten. Einzelne isolierte Objektpixel werden wieder dem Hintergrund zugeordnet und Löcher in den Segmenten (hier: Zellen) werden geschlossen. Morphologische Verfahren können auch dazu verwendet werden, sich berührende Zellen voneinander zu trennen [Met99]. Das endgültige Segmentierungsergebnis ist dann in Abbildung 3.4, unten rechts zu sehen. Hier wurden die einzelnen Objekte mit unterschiedlichen Farben markiert.

3.3.2. *Learning from Examples*

Das zunächst betrachtete Beispiel der Schwellwertsegmentierung hat lediglich einen Parameter. Oftmals haben komplexe Verfahren und Algorithmen in der medizinischen Bildverarbeitung eine Vielzahl von Parametern, die sich gegenseitig beeinflussen, d.h. die auf komplexe Art und Weise interagieren. Hier ist eine theoretische oder manuelle Parametrierung nicht mehr oder nur noch mit sehr großem Aufwand möglich. Statt dessen sollte in diesen Fällen die Parametrierung automatisch erfolgen. Wie in Abschnitt 2.3.3 bereits diskutiert, ist – falls entsprechende Referenzen verfügbar sind – die experimentelle Parametrierung einer analytischen vorzuziehen.

Die experimentelle Parametrierung basiert auf dem Learning-from-Examples-Paradigma [Cag99, Bre00a]. Dieses Paradigma besagt, daß die Parametereinstellung eines Verfahrens, die für ein Bild aus einer Klasse gleichartiger Bilder als optimal gefunden wurde, auch für die anderen Bilder dieser Klasse anwendbar ist. Bei einem Brute-Force-Ansatz zur automatischen experimentellen Parametrierung werden alle Parameterkombinationen systematisch durchprobiert. Für jeden Parametersatz wird das Bildverarbeitungsverfahren auf einem Referenzbild durchgeführt und mit Hilfe eines Distanzmaßes wird dasjenige Ergebnis ermittelt, das am nächsten zu einer vom

3.3 Adaptivität der Software

Abb. 3.5: Applikationsspezifische experimentelle Parametrierung [Leh04a]

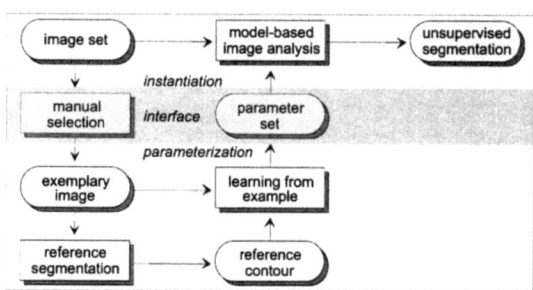

Nutzer vorgegebenen Referenz liegt. Die zugehörige Parameterkombination ist dann für das Referenzbild optimal und gemäß obigem Paradigma auch für die gesamte Bildklasse einsetzbar. Natürlich kann mit entsprechenden Optimierungsstrategien die Komplexität des Problems deutlich reduziert werden, denn ein Abarbeiten des gesamten Suchraumes ist nicht immer möglich. Beispielsweise wurden hierfür in [Bre00a] problemspezifische heuristische Regeln und evolutionäre Algorithmen erfolgreich eingesetzt.

Applikationsspezifische Parametrierung

Bei der applikationsspezifischen Parametrierung wird ein Parametersatz für alle Bilder in der Applikation bestimmt. Hier kann also datenbasierte Adaptivität sinnvoll eingesetzt werden.

Abbildung 3.5 zeigt das Schema für die generelle Vorgehensweise am Beispiel einer modellbasierten Bildanalyse. Dabei bezeichnet der blau hinterlegte Bereich die Schnittstelle (engl.: interface) zwischen der Parametrierung (engl.: parameterization) und der Instanzierung (engl.: instantiation), die das Anwenden eines parametrierten Verfahrens auf ein konkretes Bild beschreibt. In der Instanzierung wird also die Modellinstanz bestimmt, die am besten die vorliegenden Daten beschreibt. Vom Anwender muß ein für die gesamte Applikation repräsentatives Beispielbild (engl.: exemplary image) ausgewählt werden, zu dem auch eine entsprechende Referenz bekannt sein muß. Für das Beispiel der Segmentierung müssen also die tatsächlichen Objektgrenzen im Referenzbild (engl.: reference contour) bekannt sein oder vom Nutzer einmalig vorgegeben werden. Mit dem eben beschriebenen Learning-from-Examples-Ansatz werden dann die Parameter bestimmt.

Abb. 3.6: Bildspezifische experimentelle Parametrierung [Leh04a]

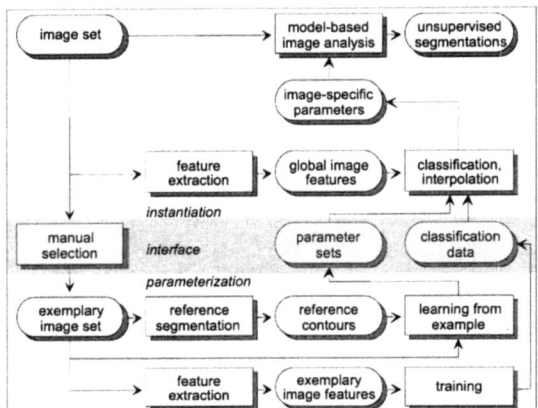

Bildspezifische Parametrierung

Die bildspezifische Parametrierung von Verfahren der medizinischen Bildverarbeitung ist etwas komplexer (Abb. 3.6). Zunächst muß nicht nur ein Referenzbild ausgewählt werden, sondern es werden Referenzen für jede Bildklasse (engl.: exemplary image set) benötigt. Dabei ist es unerheblich, ob die einzelnen Bildklassen durch A-priori-Wissen definiert werden, wie z.B. im IRMA-System, bei dem die Bilder nach Aufnahmemodalität, Orientierung, Körperregion und aufgenommenem Funktionssystem unterschieden werden (vgl. Unterabschn. 3.2.3), oder ob die einzelnen Bildklassen der Applikation mit Clusterungsverfahren in einem die Bilder diskriminierenden Merkmalsraum bestimmt werden.

Für jedes Referenzbild wird dann wieder nach dem Learning-from-Examples-Prinzip der optimale Parametersatz ermittelt. Darüber hinaus werden für jedes Referenzbild charakteristische Merkmale (engl.: features) berechnet. Die Merkmalsberechnung kann dabei daten-, regionen- oder szenenbasiert erfolgen (vgl. Unterabschn. 3.3.1). Von RANDEN & HUSØY sind hierfür globale (d.h. datenbasierte) Texturparameter vorgeschlagen worden [Ran99].

Das Interface zwischen Instanzierung und Parametrierung wird um die trainierten Klassifikationsmerkmale (engl.: classification data) erweitert. Für eine bildspezifische adaptive Analyse eines Bildes werden dann zur Laufzeit die gleichen Merkmale bestimmt (engl.: feature extraction), die von den Referenzbildern zur Differenzierung der einzelnen Klassen ermittelt wurden. Es wird dann jedoch nicht einfach die optimale

3.3 Adaptivität der Software

Parametrierung für die Klasse gewählt, in die die aktuelle Aufnahme am ehesten gehört, sondern die einzelnen Parameter werden zwischen den Werten der nächsten Nachbarn interpoliert [Leh01a]. Basierend auf den wenigen Referenzbildern wird damit für jedes Bild eine individuelle optimale Parameterkombination ermittelt (engl.: image-specific parameters).

3.3.3. Beispiel: Texturadaptive Segmentierung mit aktiven Konturmodellen

Aktive Konturmodelle sind zur Segmentierung von medizinischen Bildern besonders geeignet [McI96, Bre03, Leh03b], jedoch fehlte bislang ein integrativer allgemeingültiger Ansatz zur Formulierung und Parametrierung dieser Modelle. Mit Unterstützung der Studienstiftung des deutschen Volkes wurden daher am Institut für Medizinische Informatik der RWTH Aachen aktive Konturmodelle systematisch untersucht. Hierauf aufbauend wurde ein allgemeingültiger Ansatz zur modellbasierten Segmentierung in zwei-, drei-, und vierdimensionalen Datenräumen entwickelt.

Bei aktiven Konturmodellen wird ein Objekt durch seine geschlossene Randkurve dargestellt, die wiederum durch einzelne Stützstellen repräsentiert wird. Im einfachsten Fall werden die Stützstellen mit Geraden verbunden. In der Instanzierung wird die Kontur iterativ an die Kanten im zu segmentierenden Bild angeglichen. Die internen Kräfte der Kontur verhindern dabei, daß die Kontur in lokalen Bereichen, in denen keine Gradienteninformation im Bild vorhanden ist, „auslaufen" kann. So kann eine robuste Segmentierung auch auf stark verrauschtem Bildmaterial mit unscharfen Objektgrenzen erreicht werden. Die Gewichte zwischen internen, extern aus den aktuellen Bilddaten berechneten und die Kontur bewegenden globalen Kräften, der minimale und der maximale Abstand zwischen zwei Stützstellen, sowie die zulässige Krümmung sind nur einige Beispiele für die Vielzahl von Parameter eines solchen Segmentierungsverfahrens.

In [Leh01a] wurde die texturadaptive Bildsegmentierung mit aktiven Konturmodellen systematisch untersucht. Hierzu wurden alle Bilder mit 64 Grauwerten repräsentiert, und als globales Texturmaß wurde die logarithmierte Cooccurrence-Matrix der Grauwerte mit einem Displacement von fünf Pixeln verwendet. Insgesamt wurden 81 synthetische Testbilder im Format von 128 x 128 Pixeln mit dem sinusförmigen Objekt

$$r < r_0 + \Delta r \sin(k\varphi) \tag{3.1}$$

untersucht, wobei $r_0 = 50$, $\Delta r = 10$ und $k = 5$ gesetzt wurde. Innen- und Außenbereich des Objektes wurden mit Gaußschem Rauschen der Standardabweichung σ und den Mittelwerten μ_{in} und μ_{out} gefüllt, wobei die Parameter aus den Wertebereichen

Abb. 3.7: Synthetische Referenzbilder in histogrammoptimierter Darstellung [Leh01a]

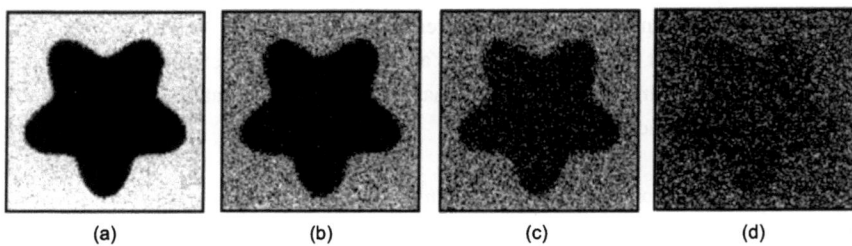

(a) (b) (c) (d)

$\sigma \in \{2,6,10\}$, $\mu_{in} \in \{130,140,150\}$ und $\Delta\mu = \mu_{out} - \mu_{in} \in \{5,10,20\}$ zusammengestellt wurden. Damit liegt das SNR zwischen –6 dB und 20 dB. Abbildung 3.7 zeigt einige Beispiele der Testbilder mit den Parametertupeln $(\Delta\mu,\sigma)$ = (20,2), (20,6), (10,6) und (5,10). Zu beachten ist, daß die Beispiele in Abbildung 3.7 zur Darstellung histogrammoptimiert wurden, der tatsächliche Kontrast zwischen Objekt und Hintergrund also wesentlich geringer ist.

Ein aktives Konturmodell [Bre03] wurde anhand des Testbildes mit den Parametern μ_{in} = 140, μ_{out} = 150 und σ = 6 (Abb. 3.7c) nach dem applikationsspezifischen Schema aus Abbildung 3.5 optimal parametriert. Für diese Parametrierung sowie für zwei Parametrierungen nach dem bildspezifischen Schema aus Abbildung 3.6 wurden die 81 synthetischen Testbilder segmentiert. In Tabelle 3.2 sind die mittleren und maximalen Distanzen (Hausdorff-Distanz) für die Experimente zusammengefaßt. Die Überlappung wurde als Schnittmenge normiert auf die Vereinigungsmenge der tatsächlichen und automatisch segmentierten Objektflächen berechnet. Falls die Überlappung größer als 85% war, wurde die Segmentierung als „richtig" gewertet. Bei der applikationsspezifischen Parametrierung beträgt die Richtigkeit der automatischen Segmentierung trotz adaptiver Parametrierung aufgrund des schlechten SNR der Testbilder lediglich 33,3%. Eine bildspezifische Parametrierung mit acht Referenzbildern, die entsprechend als charakteristische Vertreter ihrer Klasse gewählt wurden, verbessert diesen Wert bereits auf 89,9%.

3.3.4. Fazit

Damit automatische Verfahren der medizinischen Bildverarbeitung hinreichend robust sind, um mit der großen Variabilität des Bildmaterials umgehen zu können, müssen die Verfahren adaptiv ausgelegt werden. Die Beispiele haben veranschaulicht, daß diese Adaptivität auf verschiedenen Abstraktionsstufen realisiert werden kann, und das dabei höhere Abstraktionsstufen den niedrigeren prinzipiell überlegen sind. Weiterhin

Tab. 3.2: Ergebnisse der texturadaptiven Bildsegmentierung [Leh01a]

Parametrierung	Mittlere Distanz Mittelwert ± Standardabweichung	Hausdorff-Distanz Mittelwert ± Standardabweichung	Überlappung Mittelwert ± Standardabweichung	Richtigkeit Fläche > 85%
applikationsspezifisch	19,9 ± 13,7	37,9 ± 24,7	45,1 ± 38,5	27 / 81
bildspezifisch 4 Referenzbilder	4,4 ± 7,8	9,5 ± 12,8	83,7 ± 22,7	64 / 81
bildspezifisch 8 Referenzbilder	2,0 ± 3,6	7,1 ± 10,2	89,9 ± 9,3	72 / 81

sollten die Parameter, mit denen die Adaptivität im Algorithmus gesteuert wird, automatisch ermittelt werden. Dies kann statisch, applikations- oder bildspezifisch erfolgen, wobei auch hier eine Qualitätsabstufung impliziert ist: Die bildspezifische Parametrierung ist zwar komplexer, aber der applikationsspezifischen überlegen.

3.4. Kontrollmöglichkeiten für den Anwender

Die medizinische Bildverarbeitung soll den Arzt bei der Befundung, Differentialdiagnostik, Therapie oder Therapiekontrolle unterstützen; sie kann den Arzt aber niemals ersetzen bzw. eigenständig ärztliche Entscheidungen treffen. Die Ergebnisse einer medizinischen Bildverarbeitung sollen dem Arzt vielmehr zusätzliche Informationen bereitstellen. Diese Informationen können qualitativer oder quantitativer Natur sein und auf der Auswertung einer oder vieler Aufnahmen beruhen. Insbesondere bei der automatischen Auswertung vieler Aufnahmen, deren Einzelergebniswerte dann zu quantitativen Gesamtergebnissen zusammengefaßt werden, entsteht eine große Distanz zwischen dem Arzt, der die medizinische Entscheidung eigenverantwortlich treffen muß, und dem eigentlichen Bildmaterial, das zur Entscheidungsunterstützung aufgenommen wurde. Ohne entsprechende Kontrollmöglichkeiten ist der Arzt gezwungen, der medizinischen Bildverarbeitung quasi „blind" zu vertrauen. Da aber flexible und adaptive Verfahren prinzipiell die Gefahr bergen, daß trotz ihrer sorgfältigen Validierung bei der Verarbeitung oder Auswertung eines Einzelbildes in der Routine auch Fehler auftreten können, d.h. daß der vom Bildverarbeitungsalgorithmus berechnete oder ausgegebene Wert in einem – wenn auch seltenen – Fall einmal nicht korrekt ist, ist ein solches „blindes" Vertrauen im Hinblick auf die ärztliche Verantwortung bei einer diagnostischen oder therapeutischen Entscheidung nicht angebracht. Vielmehr muß dem die Bildverarbeitung anwendenden Mediziner die Möglichkeit gegeben werden, auch automatisch berechnete Ergebnisse kontrollieren und überprüfen zu können. Andernfalls läßt sich die bildverarbeitende Software nicht in die klinische Routine integrieren.

Bei der differenzierten Betrachtung verschiedener Arten der Ergebniskontrolle muß zunächst unterschieden werden, ob von der Bildverarbeitungssoftware qualitative oder quantitative Ergebnisse berechnet werden und ob diese Ergebnisse auf einzelnen Bildern, Bildsequenzen oder Volumendatensätzen beruhen oder ob jeweils mehrere bzw. viele Datensätze zu einem Gesamtergebnis komprimiert werden. Weiterhin ist wichtig, ob die Ergebnisse im konkreten Bildraum berechnet werden, oder ob sie in abstrakten Transformationsräumen entstehen.

3.4.1. Kontrolle qualitativer Ergebnisse im Bildraum

Qualitative Ergebnisse basieren meist auf Einzelaufnahmen oder Sets weniger Aufnahmen, die dann standardisiert erzeugt wurden, denn qualitativ, d.h. ohne absolute Kalibrierung, lassen sich mehrere Aufnahmen nicht zu einem einheitlichen Ergebniswert zusammenfassen. Medizinische Bildverarbeitung erzeugt immer dann qualitative Ergebnisse, wenn eine Kalibrierung nicht möglich ist. Diese absolute Normierung ist jedoch bei vielen medizinischen Fragestellungen auch gar nicht erforderlich. So interessiert z.B. bei der Verlaufskontrolle vor allem, ob kontinuierlich eine Besserung des Patientenzustandes nachgewiesen werden kann, oder ob sich hingegen der Zustand des Patienten nachweislich verschlechtert hat.

Im Bildraum, d.h. in der originären Datendomäne des Bildmaterials, lassen sich qualitative Ergebnisse durch einfache Annotationen visualisieren. Dies können Hinweispfeile, Einkreisungen oder auch farbliche Objekte sein, die dem Bild überlagert werden. Der Arzt muß das angezeigte Ergebnis entsprechend interpretieren und dabei natürlich auch verifizieren, d.h. also auch kontrollieren. In diesem einfachen Fall ist also die Kontrollmöglichkeit bereits implizit gegeben.

3.4.2. Beispiel: Digitale Freihand-Subtraktionsradiographie

Die Subtraktionstechnik in der Radiologie ist ein typisches Verfahren, mit dem eine qualitative Aussage hinsichtlich „mehr" oder „weniger" sehr valide getroffen werden kann. Die absolute Größe der Veränderung kann hingegen oftmals nicht angegeben werden. Zum Beispiel werden für die qualitative Bewertung periimplantärer Knochenstrukturen zu verschiedenen Zeitpunkten intraorale Röntgenaufnahmen angefertigt und verglichen. Bestehende Verfahren zur Sicherung der Projektionsübereinstimmung mehrerer Aufnahmen, wie z.B. Aufbißschienen, sind jedoch mühsam zu handhaben und müssen für jeden Patienten und für jede Objektregion individuell angefertigt werden. Aus diesem Grund wurden am Institut für Medizinische Informatik der RWTH Aachen zusammen mit der Poliklinik für Chirurgische Zahn-, Mund- und Kieferheilkunde der Rheinischen Friedrich-Wilhelms-Universität Bonn und dem Department and Clinic of Oral Radiology der Universität Göteborg in Schweden rechnergestützte Verfahren entwickelt und erprobt, die die mit herkömmlichen Freihand-Aufnahmetechniken entstandenen intraorale Röntgenbilder so zueinander in Bezug setzen, daß eine Subtraktion möglich wird. Dieses Projekt wurde von 1994 bis 1999 von der DFG gefördert (Aktenzeichen: Re 427/5, Sp 538/1, Schm1268/1, Le 1108/1).

Die zu vergleichenden Aufnahmen werden zur Freihand-Subtraktionsradiographie automatisch in Geometrie und Kontrast angeglichen (d.h. registriert) und anschließend pixelweise subtrahiert. Zeitliche Änderungen in den Röntgenbildern des dargestellten Gewebes bewirken im Subtraktionsbild eine Abweichung vom Nullwert, die mit einfachen Schwellwertmethoden zuverlässig segmentiert werden kann. Die so gefundenen Segmente weisen qualitativ auf Knochenumbauprozesse hin und können zur Visualisierung in das Röntgenbild eingeblendet werden (vgl. Abb. 2.4, Unterabschn. 2.1.4).

Abbildung 3.8 zeigt eine Bildschirmdarstellung des digitalen Freihand-Subtraktionssystems aus dem Jahre 1995, das damals auf einfacher PC-Technologie unter dem Betriebssystem Linux implementiert war und in dieser Version nur für Forschungsvorhaben eingesetzt wurde. Die zwei Fenster links oben stellen die Referenz- und die Folgeaufnahme dar. Rechts daneben ist das Registrierungsergebnis nach Geometrie- und Kontrastangleich dargestellt. Die automatisch gefundene Defektregion wurde in roter Färbung in den Bildraum eingeblendet. Die Zahlenwerte im unteren Fenster ergeben sich direkt aus der pixelweisen Bildsegmentierung. Da bei der Freihandtechnik eine Kalibrierung weder hinsichtlich der dargestellten Objektgrößen noch bezüglich der Absorptionswerte möglich ist, stellen auch diese Zahlen nur qualitative Ergebnisse dar.

Durch die deutlich hervorgehobene Defektregion wird die Aufmerksamkeit des Arztes auf die entsprechenden Bereiche in den Originalbildern (Abb. 3.8, links) gelenkt, in denen der Arzt dann den lokalen Unterschied autonom bewertet. Die Kontrolle des Ergebnisses der medizinischen Bildverarbeitung durch den Mediziner ist hierbei also direkt gegeben. Im Beispiel in Abbildung 3.8 konnte so die aufgrund der unterschiedlichen Belichtung in den Originalaufnahmen nicht offensichtliche periimplantäre Knochenresorption manifest nachgewiesen werden.

3.4.3. Kontrolle qualitativer Ergebnisse im Transformationsraum

Werden qualitative Ergebnisse nicht im Bildraum selbst erzeugt, sondern basieren diese auf einer Transformation des ursprünglichen Bildmaterials in andere Datendomänen, so ist die Interpretation der Darstellung im Transformationsraum entsprechend

Abb. 3.8: Beispiel für die Darstellung qualitativer Bildverarbeitung im Bildraum (in Farbe auf S. 202)

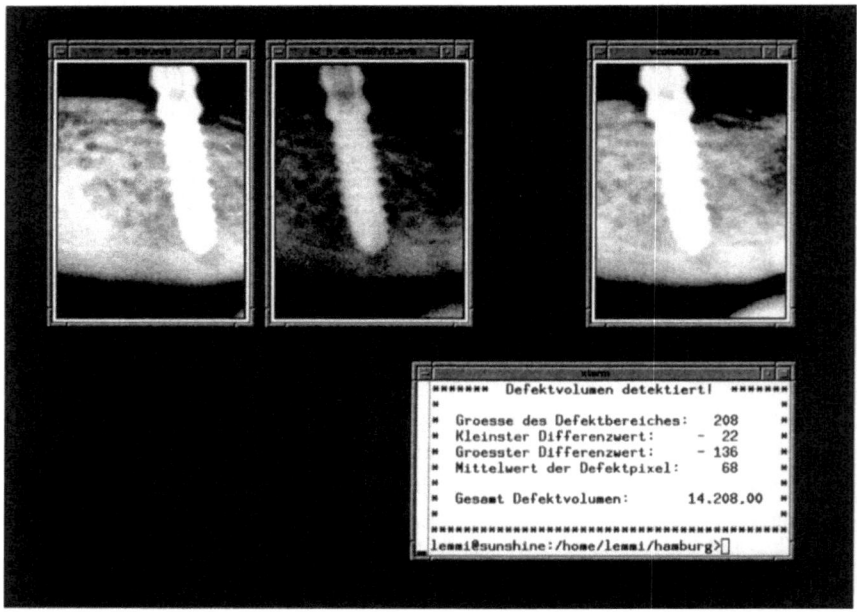

schwieriger und muß vom Arzt erst erlernt werden. Dies ändert allerdings nichts an der impliziten Kontrolle der medizinischen Bildverarbeitung durch den befunderstellenden Mediziner, der das dargestellte Ergebnis einer qualitativen Bildauswertung nach wie vor noch interpretieren muß. Die Transformation der Bilddaten in andere Darstellungen ist dabei der eigentliche Gewinn qualitativer Bildverarbeitung, denn die Datentransformation ist i.d.R. derart gestaltet, daß relevante Information in der neuen Domäne verstärkt, irrelevante Information dort aber unterdrückt wird. Die Transformation bewirkt also eine Informationsselektion. Ein häufiges Beispiel hiefür sind Dimensionsreduktionen, wie sie z.B. bei der direkten Volumenvisualisierung von CT- oder MR-Daten angewendet werden.

3.4.4. Beispiel: Time-Motion Diagramme der Glottis

Endoskopische Videosequenzen haben einen dreidimensionalen Definitionsbereich (zweidimensionale Bilder pro Zeiteinheit) und einen ebenfalls dreidimensionalen Wertebereich, der durch die Achsen des verwendeten Farbraumes aufgespannt wird. Diese Datenfülle wurde bislang vom Arzt qualitativ betrachtet und dabei subjektiv bewertet.

In Kooperation des Instituts für Medizinische Informatik mit der Klinik für Hals-, Nasen-, Ohrenheilkunde und Plastische Kopf- und Halschirurgie sowie der Klinik für Phoniatrie und Pädaudiologie der RWTH Aachen wurde zwischen 1996 und 2001 ein DFG-gefördertes Projekt zur Objektivierung endoskopischer Untersuchungen durchgeführt (Aktenzeichen: Sp 538/2, We 2147/1). Ziel dieses Projekts war die Entwicklung von digitalen Bildverarbeitungsverfahren, um endoskopische Bildsequenzen des Endolarynx nach morphologischen Auffälligkeiten, Störungen der Stimmlippenschwingung und –bewegung sowie Farbveränderungen qualitativ und quantitativ auswerten zu können. Damit konnte die Invasivität diagnostischer Maßnahmen reduziert und eine Qualitätskontrolle operativer und konservativer Kehlkopfbehandlungen ermöglicht werden.

Eine Teilfrage innerhalb des Projektes war die Bewertung der Abduktionsbewegung der Stimmlippen, d.h. die funktionale Beurteilung der Öffnungsbewegung der Stimmlippen vor dem Einsetzen der Phonation. Durch automatische Bildverarbeitung wurden zunächst die Einzelbilder in ihrer Geometrie entlang der Zeitachse registriert, um Relativbewegungen des Endoskops zum Patienten auszugleichen, die eine globale Bewegung der Glottis im Film bewirken. Mit aktiven Konturmodellen wurde dann die Segmentierung des sich dunkel darstellenden Glottisspaltes in den Einzelbildern der Sequenz automatisch durchgeführt. Die Glottisumrandung kann dann über die Zeit aufgetragen als dreidimensionaler virtueller Körper dargestellt werden. Besonders plastisch wirkt dieser Körper dann, wenn die Betrachtungsposition interaktiv verändert werden kann.

Abbildung 3.9 zeigt auf der rechten Seite solche Darstellungen der Glottis während der Abduktionsbewegung, die jeweils aus den endoskopischen Farbfilmen (Abb. 3.9, links) berechnet wurden. In Anlehnung an die speziellen TM-Diagramme (engl.: time-motion, TM) medizinischer Ultraschalluntersuchungen, bei denen ebenfalls Orts- und Zeitachsen miteinander zu einer Darstellung verschmolzen werden, werden die Diagramme in Abbildung 3.9 auch als TM-Glottis bezeichnet. Hier wird die sagittale Glottisachse (SGA) und die koronare Glottisachse (CGA) orthogonal zur Zeitachse (engl.: time axis, TA) aufgespannt. Die Form der dreidimensionalen TM-Glottis erlaubt eine qualitative Beurteilung der Stimmlippenbewegung bei der Abduktion. Beim unauffälligen Befund (Abb. 3.9, oben) ist die TM-Glottis glatt, symmetrisch und regelmäßig. Die Pathologien (Abb. 3.9, Mitte und unten) resultieren in offensichtlichen Formänderungen, aus deren Art auf die Krankheitsursache geschlossen werden kann und deren Stärke für das Ausmaß der funktionellen Stimmstörung charakteristisch ist [Neu02].

Abb. 3.9: Beispiel für die Darstellung qualitativer Bildverarbeitung im Transformationsraum [Neu02] (in Farbe auf S. 203)

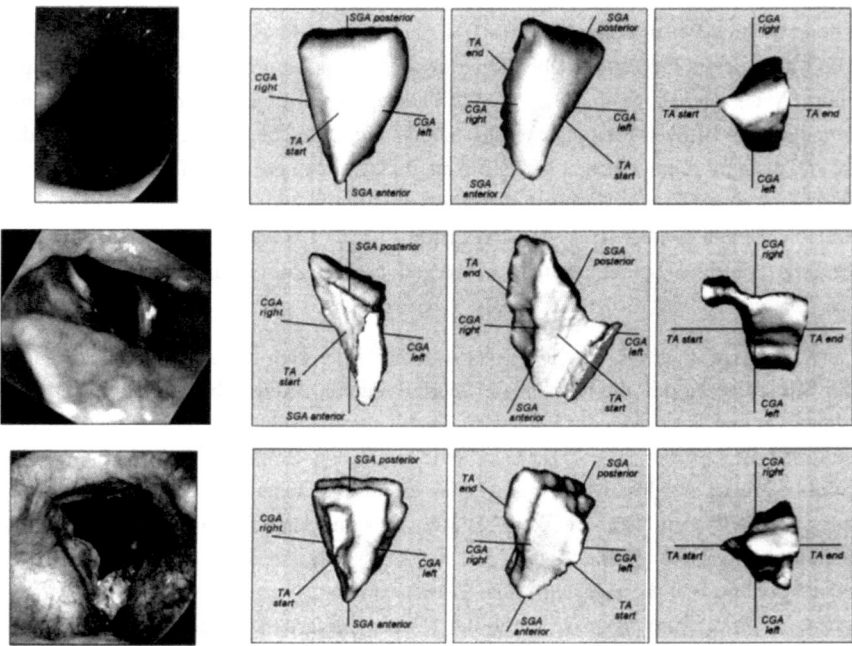

Abbildung 3.9, Mitte zeigt die TM-Glottis einer 62-järigen Frau mit linksseitiger Stimmlippenparese. Die Schrägansicht und ihr entsprechendes Pendant der Gegenseite ist besonders geeignet, um den Bewegungsverlauf der Stimmlippen getrennt zu analysieren. Diese Ansichten lassen die als physiologisch beschriebene Symmetrie des virtuellen Körpers vermissen, der in seinem rechten Flügel (d.h. bei der Repräsentation der linken Stimmlippe) beschnitten ist. Die längsovale Fläche dieser Figur sowie die Ausziehung des Körpers im linken oberen Quadranten resultieren aus dem fehlenden Glottisschluß. Die Verschiebung der ovalen Fläche relativ zur SGA verdeutlicht die auch lupenlaryngoskopisch erkennbare Paramedianverschiebung beider Stimmlippen.

Das Befundbeispiel im unteren Teil der Abbildung 3.9 wurde aus einer laryngoskopischen Videosequenz eines 46-jährigen Patienten erstellt, der an einem Stimmlippenkarzinom erkrankt ist. Die rechte Stimmlippe dieses Patienten ist in gesamter Ausdehnung höckerig und ödematös verändert, wobei sich der Tumor im Bereich der vorderen Kommissur bereits auf die Gegenseite ausdehnt. Hierdurch ist die Bewegungsfunktion der Stimmlippen beeinträchtigt und die Dauer der Abduktionsbewegung verlängert. Dies wird durch die Flankenveränderung der TM-Glottis besonders hervorgehoben. Weiterhin auffällig ist die Rillenbildung, die auf eine kurzzeitige pathologische Gegenbewegung (angedeutete Adduktion) hindeutet, bevor die maximale aber erkrankungsbedingt eingeschränkte Glottisöffnung erreicht wird. Morphologisch bildet die Form des dreidimensionalen Körpers eine Art Negativabdruck der Stimmlippenkanten, aus dem tumorbedingte Unebenheiten unmittelbar erkennbar sind.

3.4.5. *Kontrolle quantitativer Ergebnisse eines Einzelbildes*

Werden quantitative Meßwerte durch automatische Bildverarbeitung erzeugt, ist das Ergebnis dieser Verfahren bzw. Algorithmen eine einfache Zahl. Das Problem bei der Berechnung quantitativer Bildanalyseergebnisse ist, daß diese vom Arzt nicht „nachgemessen" werden können. Der Mensch ist mit seinen Wahrnehmungsorganen prinzipiell nicht in der Lage, absolute Größen wie Länge, Farbe oder Zeit zu erfassen, vielmehr kann er die relativen Unterschiede gut erkennen. Deshalb spielt es bei der Kontrolle quantitativer Ergebnisse auch keine primäre Rolle, ob diese im ursprünglichen Datenraum oder in einem transformierten Bildraum errechnet wurden. Das Problem ist vielmehr, die absolute Meßgröße so zu visualisieren, daß eine Plausibilitätskontrolle möglich ist. Da Visualisierungen von Zwischenschritten nur dann notwendig sind, wenn manuelle oder semi-manuelle Verfahrensteile zum Einsatz kommen, muß die Visualisierung bei automatischen Verfahren explizit integriert werden.

Basiert die quantitative Bildverarbeitung auf einem Einzelbild, einer Bildsequenz oder einem Volumendatensatz, so liegt es nahe, diese Ursprungsdaten oder deren Transformation im ursprünglichen Bildraum zur Kontrolle des Ergebnisses zu verwenden. Hierzu kann die Meßgröße in geeigneter Weise in das Bild eingezeichnet, d.h. anhand von Annotationen dargestellt werden, wie sie schon zur Visualisierung qualitativer Ergebnisse eingesetzt wurden. Diese explizite Darstellung ermöglicht dem Arzt eine Entscheidung über die Akzeptanz des automatisch erzeugten Ergebnisses, d.h. die explizite Darstellung begründet die ärztliche Entscheidung, ob der automatisch berechnete Ergebniswert bei der Diagnosefindung berücksichtigt wird, oder ob ggf. die Aufnahme der Bilddaten sowie deren automatische Verarbeitung wiederholt werden muß. Eine Veränderung des automatisch berechneten Zahlenwertes im Sinne einer „Korrektur" ist bei automatischen Verfahren nicht sinnvoll, denn dann würde die Reproduzierbarkeit des Ergebnisses verloren gehen.

3.4.6. Beispiel: Schwingungsprofilbilder der Stimmlippen

Das Projekt „Farb-, Textur-, Bewegungs- und Schwingungsanalyse in laryngoskopischen Sequenzen zur Früherkennung von und zur quantitativen Differentialdiagnostik unterschiedlicher Stimmstörungen" kurz „Digitale quantitative Laryngoskopie" wurde in Unterabschnitt 3.4.4 bereits vorgestellt. Neben der dort beschriebenen Untersuchung der Abduktionsbewegung wurde auch der harmonische Anteil bei Stimmlippenschwingung während der Phonation mit Methoden der medizinischen Bildverarbeitung analysiert [Sov96, Sch97].

Hierzu wird die Stimmlippenschwingung unter stroboskopischer Beleuchtung endoskopisch aufgenommen. Durch die geblitzte Beleuchtung wird die schnelle Bewegung der Stimmlippen (je nach Geschlecht und Stimmlage zwischen 200Hz und 600Hz) quasi „in Zeitlupe" aufgenommen und so mit der üblichen Kamerabildfolge von 25Hz darstellbar. Durch den Grad der Verstimmung zwischen Blitzlichtfrequenz und der Grundschwingung der Stimmlippen kann die gesehene Geschwindigkeit der Schwingung beliebig eingestellt werden. Dabei ist die absolute Zeitdifferenz zwischen zwei Einzelbildern (engl.: frame) des Endoskopiefilmes mit Hilfe der protokollierten Grundfrequenz jederzeit rekonstruierbar.

Funktionelle Stimmstörungen resultieren zum Beispiel aus einer Phasenverschiebung der Einzelbewegungen der Stimmlippen. Hierbei stimmt der Zeitpunkt maximaler Breite der rechten Stimmlippe nicht mit dem der linken überein. Selbst für einen erfahrenen Phoniater ist dieses Krankheitsbild in der Stroboskopiesequenz kaum erkennbar.

Durch automatische Bildverarbeitung wurden die Einzelbilder zunächst wieder über der Zeit geometrisch registriert. Dann folgte die Segmentierung mit aktiven Konturmodellen, wobei – im Gegensatz zur Berechnung der TM-Glottis – nun jede Stimmlippe ein einzelnes Segment bildete und mit jeweils einer aktiven Kontur umschlossen wurde. Ausgehend vom Massenschwerpunkt der projizierten Stimmlippenfläche kann der maximale Abstand von der Stimmlippenhauptachse orthogonal zum Glottisspalt gemessen werden. Die Anzahl der Frames, die zwischen der maximalen Breite der linken und der rechten Stimmlippe vergangen sind, kann über die zeitliche Abtastrate, die im Videosignal 25Hz beträgt, die eingestellte Stroboskopverstimmung und die gemessene Grundfrequenz in den gesuchten Phasenwinkel φ umgerechnet werden.

Abbildung 3.10 zeigt das Ergebnisprotokoll der Auswertung stroboskopischer Laryngoskopien. Der Phasenwinkel wird hier im Transformationsraum ermittelt und auch visualisiert. Die sog. Schwingungsprofilbilder (engl.: vibration profiles) im rechten Teil der Abbildung 3.10 zeigen die orthogonale Breite zur Hauptachse der Stimmlip-

3.4 Kontrollmöglichkeiten für den Anwender 75

Abb. 3.10: Beispiel für die Darstellung quantitativer Bildverarbeitung von Einzeldaten [Sov96] (in Farbe auf S. 203)

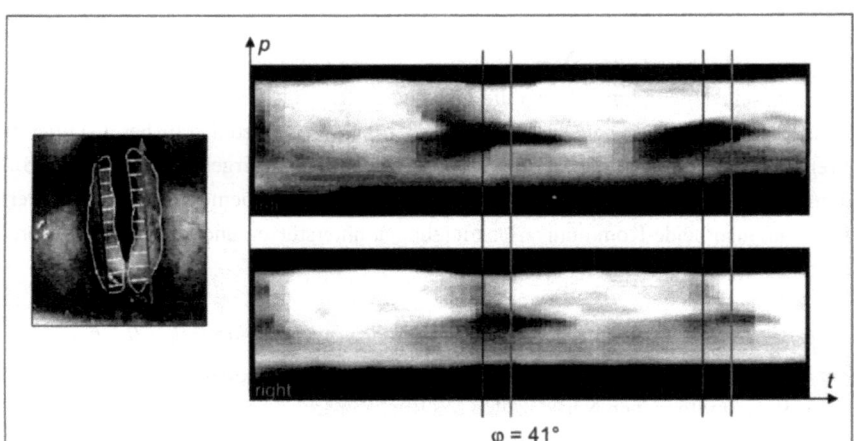

pen über der Zeit t. Helle Pixel bezeichnen einen großen Abstand, dunkle Pixel einen geringen Abstand von der Hauptachse. Die Position p entlang der Hauptachse wurde in den Vibration Profiles auf den Flächenschwerpunkt zentriert. Die maximale Öffnung der linken Stimmlippe ist in rot, die der rechten in blau annotiert. Aus der Segmentierung (Abb. 3.10, links) und der Regelmäßigkeit der Vibration Profiles sowie der annotierten Distanzen, die der Berechnung von φ zugrunde gelegen haben, kann der Arzt ableiten, ob der angegebene Wert für φ plausibel ist und ob er ihn somit für seine Diagnosefindung berücksichtigt wird. Die Darstellung in Abbildung 3.10 dient dabei explizit der Kontrollmöglichkeit durch den die Bildverarbeitung einsetzenden Mediziner.

3.4.7. Kontrolle quantitativer Ergebnisse aus vielen Einzelbildern

Insbesondere wenn medizinische Bildverarbeitung dazu eingesetzt wird, um zeitaufwendige, sich wiederholende Prozesse bei der Bildbefundung zu automatisieren, ist die Distanz zwischen den Ursprungsdaten und dem Abschlußbefund so groß, daß der tatsächliche Ergebniswert vom Arzt u.U. nicht mehr nachvollzogen werden kann. In diesem Fall muß eine explizite Visualisierung von Zwischenschritten erfolgen, wenn der Softwareanwender die Möglichkeit bekommen soll, die Plausibilität der automatisch bestimmten Werte zu prüfen.

Sinnvoll ist dabei die Bestätigung von Einzelergebnissen vor der Auswertung und Berechnung des Gesamtergebnisses, damit bei fehlerhaften Zwischenergebnissen einzelner Aufnahmen nicht gleich alle Aufnahmen verworfen werden müssen. Wie in Unterabschnitt 3.4.5 bereits dargelegt, ist auch in diesem Fall von einer Korrekturmöglichkeit abzusehen, denn nur so kann die notwendige Reproduzierbarkeit des automatisch ermittelten Ergebnisses gewährleistet werden. Im Gegensatz zu den bisher diskutierten Szenarien erfordert das Interface zur Kontrolle quantitativer Ergebnisse aus vielen Bildern somit nicht nur eine Ausgabe- sondern auch eine Eingabemöglichkeit. Das Interface muß also beide Kommunikationsrichtungen unterstützen und wird damit entsprechend komplexer.

3.4.8. Beispiel: Ergebnisprotokolle bei der Vermessung synaptischer Boutons

Zur Untersuchung pathologischer Reduktionen von inhibitorischen Neurotransmitterstoffen in motorischen Nervenzellen des Rückenmarks werden histologische Schnitte am Tiermodell aufgenommen, die aufgrund der hohen Anzahl an Bildern automatisch ausgewertet werden müssen. Am Institut für Medizinische Informatik wurde daher zusammen mit der Neurologischen Klinik der RWTH Aachen ein Verfahren zur Detektion der Zellmembran von Neuronen aus histologischen Präparaten und zur weiteren Quantifizierung von pathologischen Veränderungen anhand der Morphologie anliegender Synapsen entwickelt. Diese Auswertung liefert quantitative Kennwerte für das Auftreten von axosomatischen Boutons, in denen die chemischen Botenstoffe enthalten sind [Leh01b].

Das Prozeßschema des in mehrfacher Hinsicht adaptiven Verfahrens ist in Abb. 3.11 dargestellt. Die gestrichelten Linien beschreiben die manuelle Initialisierung: Für jede histologische Färbetechnik wird eine Referenzmikroskopie vom Arzt ausgewählt und mit verschiedenen Belichtungen mikroskopiert. Hieraus werden Referenzkennlinien zur Korrektur von Helligkeitsunterschieden automatisch errechnet. Weiterhin stellt der Arzt bei der Referenzaufnahme mit mittlerer Belichtung einen Schwellwert so ein, daß sich die Besetzung mit synaptischen Boutons entlang der Zellmembran gut darstellt. Die hieraus ermittelten Referenzwerte dienen dann zur Normierung bei der Berechnung der relativen Färbung (engl.: staining) und der relativen Besetzung (engl.: allocation).

Nach dieser manuellen Initialisierung werden alle weiteren Mikroskopien automatisch ausgewertet. Hierzu wird zunächst mit einem Ballon-Modell die Zellmembran segmentiert. Das in Unterabschnitt 3.3.3 bereits beschriebene aktive Konturmodell wurde dafür so parametriert, daß es die physikalischen Eigenschaften einer Membran imitiert

3.4 Kontrollmöglichkeiten für den Anwender

Abb. 3.11: Prozeßschema zur Messung synaptischer Boutons auf Zellmembranen [Leh01b]

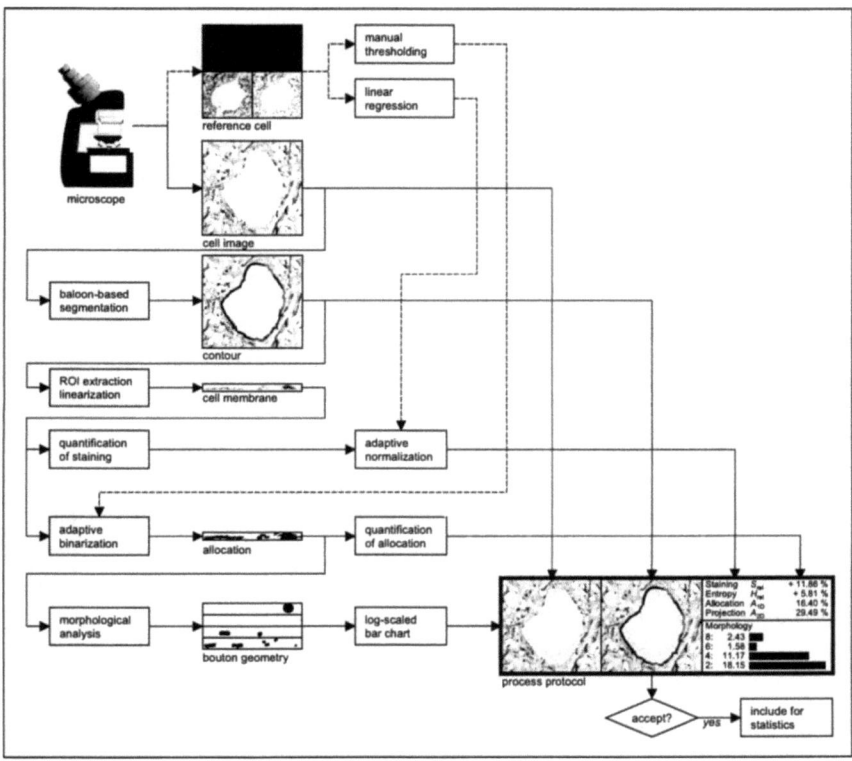

und durch einen Innendruck aus dem Zentrum der mikroskopierten Zelle expandiert. Aus dem Verhältnis der verschiedenen Energien im Gleichgewichtszustand kann für jedes Teilstück der Kontur eine Konfidenz angegeben werden, die die lokale Güte der Segmentierung beschreibt und als Normierung bei der Berechnung der quantitativen Ergebnisse dient.

Die Konfidenz ist in Abbildung 3.11 durch verschiedene Helligkeiten dargestellt. Eine dunkle Zeichnung bedeutet sichere Kantendetektion und hellere Graustufen entsprechend unsichere. Entlang der segmentierten Zellmembran wird nun ein Streifen ausgeschnitten und linearisiert. Nach Normierungen der Helligkeit kann die adaptive Schwellwertsegmentierung des Streifens durchgeführt werden, wodurch das binäre Muster der Besetzung entsteht. Dieses binäre Muster wird mit morphologischen Operatoren hierarchisch zerlegt, sodaß die Boutongeometrie ebenfalls quantifiziert werden

Tab. 3.3: Beispiel für die Kontrolle automatisch berechneter quantitativer Ergebnisse [Leh01b]

Antikörper	Mikroskopien	Rückweisungen	Richtigkeit
Synaptophysin	681	27	96 %
GABA	703	67	90 %
Glyzin	441	36	92 %
Σ	1.825	130	93 %

kann. Unter Berücksichtigung der Konfidenz werden die quantitativen Werte entlang der Kontur gemittelt.

Die automatisch ermittelten Parameter werden dann in einem Prozeßprotokoll zusammengefaßt, das dem Arzt präsentiert wird (Abb. 3.11, dick umrandet). Nur wenn die Segmentierung die Zellmembran vollständig und korrekt erfaßt hat, wird das Einzelergebnis bei der nachfolgenden statistischen Auswertung einer gesamten Meßreihe aus mehreren hundert Zellen mit einbezogen. Dies ist durch die Abfrage im Prozeßschema (Abb. 3.11, unten) möglich.

Tabelle 3.3 zeigt die Anzahl tatsächlicher Rückweisungen in Abhängigkeit der gewählten Färbetechnik, wie sie in einer echten Anwendung der Verfahrens auftrat [Leh01b]. Die Rückweisung betrug bei insgesamt knapp 2.000 Bildern 7%. Hieraus wird deutlich, daß auch bei adaptiven automatischen Verfahren eine Kontrollmöglichkeit erforderlich ist, um genaue Statistiken zu erhalten.

3.4.9. Fazit

Die verschiedenen Beispiele haben deutlich gemacht, daß die bei der Verwendung qualitativer Bildverarbeitungsverfahren notwendige Visualisierung des Ergebnisses als implizite Kontrollmöglichkeit für den die Bildverarbeitung anwendenden Mediziner prinzipiell ausreichend ist. Dies ist unabhängig davon, ob die Ergebnisse im ursprünglichen Datenraum präsentiert werden, oder ob durch die Bildverarbeitung Transformationen in eine andere Datendomäne vorgenommen wurden, in der dann die Visualisierung erfolgt. Basieren die Ergebnisse der Bildverarbeitung auf der automatischen Auswertung vieler Einzelbilder, dann müssen geeignete Kontrollmöglichkeiten explizit bereitgestellt werden, die es dem Anwender ermöglichen, Einzelergebnisse aus der Berechnung des Gesamtergebnisses auszuschließen. Hier hat das angegebene Beispiele deutlich gemacht, daß solche Rückweisungsmöglichkeiten in der Praxis auch benötigt werden, wenn Fehlerrate von bis zu 10% auftreten. Weiterhin wurde deutlich, daß derartige Kontrollmöglichkeiten für den Anwender i.d.R. ohne allzu großen Aufwand auch realisiert werden können.

3.5. Stabilität der Software

Die systematische und richtig durchgeführte Validierung ist mitentscheidend für die erfolgreiche Integration von Software zur medizinischen Bildverarbeitung in die klinische Routine. In Unterabschnitt 2.3.3 wurde bereits festgestellt, daß ein flexibles und adaptives Verfahren vor allem stabil sein muß. Stabilität bedeutet dabei, daß das Verfahren tatsächlich auch Eigenschaften im Sinne der linearen Systemtheorie hat. Hierbei kommt es weniger auf die Linearität des Bildverarbeitungssystems an, die oftmals noch schwieriger zu erfassen ist als die absolute Exaktheit seiner quantitativen Ergebnisse, sondern vielmehr auf die Zeitinvarianz des Systems, d.h. die Reproduzierbarkeit der automatisch ermittelten Meßergebnisse zu einem späteren Zeitpunkt unter evtl. leicht modifizierten Umständen.

Bislang wird die Stabilität medizinischer Bildverarbeitung bei den in der Literatur beschriebenen Verfahren so gut wie gar nicht überprüft. Während man manuellen Komponenten eine grundsätzliche Variation in Form der Intra- und Interobserver-Variabilität zuspricht, wird die Reproduzierbarkeit von Computeralgorithmen i.d.R. stillschweigend impliziert. Dabei haben viele Verfahren stochastische Komponenten, sodaß nicht einmal die exakte Reproduzierbarkeit im engeren Sinne gewährleistet ist, die sich nur dann bestätigt, wenn der Algorithmus auf demselben Eingabebild immer wieder genau dieselbe Ausgabe berechnet. Eine Reproduzierbarkeit im weiteren Sinne ist hingegen erst dann gegeben, wenn ein Verfahren oder Algorithmus basierend aufgrund derselben klinischen Situation auch dieselbe bzw. eine hinreichend ähnliche Ausgabe produziert. Diese Reproduzierbarkeit im weiteren Sinne ist in der Praxis tatsächlich schwierig zu untersuchen, denn oftmals sind die bildgebenden Verfahren invasiv, und eine Bildaufnahme kann aus ethischen Gründen nicht wiederholt werden. Andererseits kann alleine schon das verfahrenimmanente Rauschen, das z.B. bei einer wiederholten Röntgenaufnahme zu einem pixelweise anderen Bild führt, ein mit automatischer Bildverarbeitungssoftware berechnetes quantitatives Ergebnis beeinflussen.

3.5.1. Variationskoeffizient

Wird eine Meßgröße x nicht nur einmal sondern N-fach erfaßt, so ist aufgrund von Rauschen, Meßungenauigkeiten und anderen Einflüssen prinzipiell damit zu rechnen, daß die einzelnen Daten x_n, $n \in \{1, ..., N\}$ nicht völlig identisch sind, sondern gewissen Schwankungen unterliegen. Die Reproduzierbarkeit einer Messung wird in der Statistik dann mittels des Variationskoeffizienten

$$C_v = \frac{\sigma}{\mu} \qquad (3.2)$$

(engl.: coefficient of variation) beschrieben [Ing84]. Dieser gibt das Verhältnis der empirischen Standardabweichung

$$\sigma = \sqrt{\frac{1}{N-1} \cdot \sum_{n=1}^{N}(x_n - \mu)^2} \qquad (3.3)$$

zum arithmetischen Mittelwert

$$\mu = \frac{1}{N} \cdot \sum_{n=1}^{N} x_n \qquad (3.4)$$

an [Hei92]. Allgemein wird in der Statistik davon ausgegangen, daß bei Variationskoeffizienten $C_v < 0{,}05$ eine hinreichende Reproduzierbarkeit der Messung vorliegt [Ing84].

3.5.2. Reproduzierbarkeit im engeren Sinne

Reproduzierbarkeit im engeren Sinne bedeutet, daß dieselbe Aufnahme immer zum selben quantitativen Ergebnis führt. Da Computeralgorithmen diese Eigenschaft üblicherweise aufweisen, wird der Reproduzierbarkeit im engeren Sinne auch in der medizinischen Bildverarbeitung keine Beachtung geschenkt. Es gibt hier aber durchaus Situationen, bei denen sich der Ergebniswert bei wiederholter Berechnung ändert, auch wenn das Eingangsbild pixelweise unverändert geblieben ist.

Stochastische Komponenten

Viele Algorithmen integrieren Zufallskomponenten. Beispielsweise basieren heuristische Optimierungsstrategien oft auf stochastischen Komponenten, um auch über lokale Extremwerte im Suchraum hinwegzukommen. Der simulierte Abkühlungsprozeß (engl.: simulated annealing) ist ein bekanntes Beispiel eines solchen Optimierungsalgorithmus, bei dem eine Größe zufällig modifiziert wird, wobei die Stärke dieser Modifikation mit der Zeit, d.h. der Iterationszahl immer geringer wird, bis sich schließlich ein stabiler Gleichgewichtszustand eingestellt hat.

Die Abhängigkeit dieses Gleichgewichtszustandes von den Zufallszahlen bzw. von der Anzahl der maximal durchgeführten Iterationen wird in der Praxis deshalb leicht übersehen, weil ein Computer nur Pseudozufallszahlen generieren kann, die sich bei wiederholter Ausführung des Programms exakt reproduzieren. Um die Variation der Meßwerte in Abhängigkeit von stochastischen Komponenten des Algorithmus tatsächlich zu erfassen, muß der Zufallsgenerator bei jeder Wiederholung explizit neu initialisiert werden, was technisch einfach zu gewährleisten ist.

Algorithmische Reihenfolge

Typischerweise werden digitale Bilder in einem linksorientierten Koordinatensystem beschrieben, bei dem die linke obere Ecke des Bildes als Ursprung über das Pixel (x,y) = (0,0) adressiert wird, die x-Achse des Bildes von links nach rechts und die y-Achse von oben nach unten durchlaufen wird. Die Abarbeitung der Pixel geschieht i.d.R. zeilenweise, d.h. die x-Schleife liegt innerhalb der y-Schleife. Aus dieser algorithmischen Reihenfolge können sich Abhängigkeiten ergeben, die u.U. auch Auswirkungen auf das berechnete Ergebnis haben. Werden z.B. Vergleiche innerhalb dieser Schleifen angestellt, so ist je nach der Anordnung und Verschachtelung der Schleifen die Reichenfolge unterschiedlich, mit der die Vergleiche durchgeführt werden.

Beim Regionenverschmelzungsverfahren (engl.: region merging) zur Bildsegmentierung werden benachbarte Regionen miteinander verschmolzen, wenn sie hinsichtlich eines Distanzmaßes hinreichend ähnlich zueinander sind. Liegt z.B. eine kleine Region zwischen zwei größeren, und ist diese kleine Region hinreichend ähnlich zu beiden Kandidaten für die nächste Verschmelzung, so hängt es letztlich von der algorithmischen Reihenfolge ab, welcher der großen Regionen die kleine Region zugeordnet wird. Da bei einem iterativen Segmentierungsprozeß wie dem saatpunktbasierten Regionenwachstumsverfahren (engl.: region growing) oder dem Region Merging viele Iterationen durchgeführt werden, in denen jeweils von der Abarbeitungsreihenfolge abhängige Entscheidungen getroffen werden, kann das Ergebnis des gesamten Prozesses stark von der tatsächlichen Reihenfolge der Schleifen abhängen. Dies ist insbesondere immer dann der Fall, wenn viele Iterationen benötigt, aber aufgrund von heuristischen Laufzeitoptimierungen jeweils mehrere Schritte zusammengefaßt werden. Obwohl insbesondere bei der Bildsegmentierung solche Abhängigkeiten von der algorithmischen Reihenfolge oft auftreten [Meh97], werden diese gerade bei der Segmentierung in der Literatur sogar explizit vernachlässigt [Ada94, Hoj98].

Dabei ist eine Abhängigkeit von der algorithmische Reihenfolge leicht zu erfassen. Ein Bild kann zyklisch um 90 Grad gedreht, gespiegelt oder transponiert werden (Vertauschen der x- und y-Achsen), ohne daß dadurch eine Interpolation notwendig wird, die die eigentlichen Pixelwerte modifiziert. Mit solchen alterierten Eingaben muß ein im engeren Sinne reproduzierbarer Algorithmus exakt die gleichen Ausgaben liefern.

Statische Parameter

Im Unterabschnitt 2.3.3 wurde bereits die unspezifische Strategie der Parametrierung eines Algorithmus vorgestellt. Unspezifische, d.h. statische Parameter sind vielen Verfahren immanent, ohne daß bei der Beschreibung des Verfahrens auf die Einstellung dieser Parameter näher eingegangen wird. Statische Schwellwerte bei der histogrammbasierten Segmentierung oder die maximale Anzahl von Iterationen sind typische Beispiele hierfür.

Solche statischen Parameter p sollten das quantitative Ergebnis E eines Algorithmus möglichst nicht beeinflussen. Für eine Stabilitätsanalyse muß also untersucht werden, wie stark die Änderung des automatisch berechneten Ergebniswertes in Abhängigkeit von der Parameterwahl ausfällt und ob diese noch innerhalb des Toleranzbereiches C_v < 0,05 liegt. Im Idealfall ist die Ausgabe tatsächlich für einen weiten Wertebereich des Parameters p um den gesetzten Wert p_0 konstant, z.B. für den Bereich von α Prozent des Maximalwertes p_{max} für diesen Parameter, wobei in stabilen Verfahren $\alpha > 10$ betragen sollte:

$$E(p) = E_0 \quad \forall \quad \left\{ p \mid p = p_0 \pm \frac{\alpha}{100} \cdot p_{max} \right\} \tag{3.5}$$

3.5.3. Reproduzierbarkeit im weiteren Sinne

Prinzipiell reicht es nicht aus, die Reproduzierbarkeit eines Softwareverfahrens zur medizinischen Bildverarbeitung im engeren Sinne zu zeigen, d.h. nachzuweisen, daß bei ein und demselben Eingangsbild auch der gleiche Ausgangswert erzeugt wird. Vielmehr muß man den gesamten Prozeß der Bildentstehung in die Validierung der Verfahren miteinbeziehen. Der die Software anwendende Arzt möchte deren Ergebnisse zur kontextbezogenen Entscheidungsunterstützung nutzen. Hierzu wird das Untersuchungsbild erzeugt und (automatisch) ausgewertet. Variationen in der Bilderzeugung dürfen dabei nicht in unverhältnismäßigem Maße das quantitative Ergebnis der automatischen Untersuchung verändern.

Rauschen

Wir hatten einleitend schon festgestellt, daß selbst bei streng kontrollierten Aufnahmesituationen, bei denen weder das Objekt noch die Aufnahmegeometrie verändert wurden, zwei reale Aufnahmen nicht pixelweise identisch sind. Viele bildgebende Modalitäten in der Medizin unterliegen einem systembedingtem Rauschen. Dies kann das Quantenrauschen der Photonen einer Röntgenröhre sein oder einfach auch das elektronische Sensorrauschen auf dem CCD-Chip, mit dem das Bild digitalisiert wird. Ist eine Wiederholung der Aufnahme aufgrund der damit verbundenen Patientenbelastung nicht möglich, so kann das Rauschen als additiver Prozeß mit einem entsprechend gewählten Verteilungsmodell gut simuliert werden, denn das Photonenrauschen bei der Röntgenbildgebung ist Poisson-verteilt, während das elektrische Rauschen im Sensor Gauß-verteilt ist [M95]. Zur Erfassung der Stabilität bezüglich des Rauschens kann nun der Variationskoeffizient nach Gleichung (3.2) für artifiziell verrauschte Bilddaten angegeben werden.

Positionierung des Objektes

Das Rauschen ist jedoch nicht alleine maßgebend für die Darstellung eines Objektes im digitalen Bild. Die Positionierung des Objektes relativ zum Aufnahmegerät unterliegt auch bei standardisierten Aufnahmebedingungen einer nichtdeterministischen Variation. Bei In-vivo-Aufnahmen von Weichteilen ist diese naturgemäß stärker ausgeprägt als bei der Repositionierung eines Objektträgers unter dem Mikroskop. Nichtsdestotrotz sind auch im letzteren Fall die Untersuchungsaufnahmen nicht pixelweise identisch und können damit zur Variation des automatisch berechneten Ergebnisses beitragen. Auch hier müssen also die Variabilitäten systematisch untersucht und nach Gleichung (3.2) quantifiziert werden.

Geräteeinstellungen bei der Aufnahme

Neben der Positionierung des Objektes haben natürlich auch die Einstellungen des Aufnahmegerätes einen Einfluß auf die tatsächlichen Pixelwerte und damit auch Einfluß auf das von der Bildverarbeitungssoftware berechnete quantitative Ergebnis. Beispielsweise darf der Meßwert, den eine Software für die Größe eines Tumors im skelettalen Röntgenbild ermittelt, nicht merklich von den Belichtungseinstellungen des Röntgenapparates abhängen, mit dem die Aufnahme erzeugt wurde. Schließlich ist die Größe des Tumors unabhängig von der Beschleunigungsspannung in der Röntgenröhre bzw. der Belichtungszeit bei der Aufnahme. Obwohl eigentlich klar ist, daß solche Abhängigkeiten beim Einsatz von medizinischer Bildverarbeitung in der klinischen Routine dennoch bestehen – ja sogar bestehen müssen, werden diese in der wissenschaftliche Literatur nur selten systematisch untersucht und quantifiziert.

Manuelle Komponenten

Dieselbe Situation gilt auch für manuelle Komponenten des Algorithmus. Oft benötigt automatische Software eine manuelle Initialisierung, z.B. die manuelle Auswahl einer Referenz oder eines Schwellwertes. Selbstverständlich hat auch diese manuelle Komponente prinzipiellen Einfluß auf das Ergebnis der Bildverarbeitung und muß daher hinsichtlich einer ausreichenden Reproduzierbarkeit im weiteren Sinne untersucht und quantifiziert werden. Hierzu reicht es i.d.R. schon aus, die manuelle Komponente von einigen Nutzern ausführen zu lassen, und dann die Ergebnisse wieder mit dem Formalismus aus den Gleichungen (3.2) bis (3.4) auszuwerten.

3.5.4. Beispiel: Stabilität bei der Vermessung synaptischer Boutons

In Unterabschnitt 3.4.8 wurde als Beispiel bereits die computerunterstützte Quantifizierung axosomatischer Boutons auf der Zellmembran von Motoneuronen beschrieben. Dieses Verfahren liefert basierend auf einer manuellen Initialisierung durch automatische Bildverarbeitung quantitative Meßwerte. Das Verfahren ist sehr komplex, in mehreren Verfahrensschritten adaptiv, und enthält sowohl manuelle wie auch stochastische Komponenten. Deshalb wurde die Stabilität dieser Bildverarbeitung in [Leh01b] explizit untersucht und nachgewiesen.

Stochastische Optimierung

Von den 245.760 Bildpunkten der digitalen Mikroskopie eines Motoneurons mit 512 x 480 Pixeln werden lediglich ca. 30.000 Pixel zur Berechnung des synaptischen Profils, d.h. des linearisierten Streifens entlang der gekrümmten Zellmembran ausgewertet. Deshalb ist die exakte Segmentierung der Zellmembran von äußerster Wichtigkeit. Das Ballon-Modell, das in [Leh01b] als aktives Konturmodell zur Segmentierung der Zellmembran eingesetzt wird, enthält darum auch einen Optimierungsprozeß mit stochastischer Komponente: Nachdem die aktive Kontur durch den Innendruck aufgeblasen wurde und sich in ihren Gleichgewichtszustand eingeschwungen hat, werden in einem Simulated Annealing lokale Verschiebungen der einzelnen Stützstellen der aktiven Kontur getestet, um das Segmentierungsergebnis weiter zu verbessern.

Um die Reproduzierbarkeit des Verfahrens im engeren Sinne zu testen, wurde die Segmentierung auf einem willkürlich ausgewählten Bild 20 mal durchgeführt, wobei für jeden Versuch der Zufallsgenerator explizit neu initialisiert wurde. Tabelle 3.4a zeigt die Variation der quantitativen Meßwerte: absolute Besetzungsdichte (engl.: staining) S_{abs}, absolute Besetzungshomogenität (engl.: entropy) H_{abs}, relative Besetzungsfläche (engl.: area) A_{2D} und relative Besetzungsstrecke A_{1D}. Die Meßgröße A_{1D} bezeichnet dabei die orthogonale Projektion der binarisierten Besetzung auf die Membran. Für alle Meßwerte liegt der Variationskoeffizient C_v deutlich unterhalb des zulässigen Grenzwertes von 5%, sodaß also eine hinreichende Reproduzierbarkeit des Verfahrens im engeren Sinne gewährleistet ist. Für die Besetzungshomogenität lag der Variationskoeffizient sogar unter 1%.

Manuelle Positionierung

Zur Digitalisierung müssen die Objektträger auf dem Mikroskop manuell positioniert werden. Als einzige Rahmenbedingung muß hierbei erfüllt werden, daß die Bildmitte innerhalb der Zelle liegt, damit die aktive Kontur beim Aufblasen von innen an die

3.5 Stabilität der Software

Tab. 3.4: Variation quantitativer Meßwerte aufgrund verschiedener Einflußfaktoren [Leh01b]

(a)	stochastische Optimierung				(b)	manuelle Positionierung			
	S_{abs}	H_{abs}	A_{1D}	A_{2D}		S_{abs}	H_{abs}	A_{1D}	A_{2D}
µ	20,23	5,75	41,74%	76,80%	µ	20,64	5,57	39,49%	73,46%
σ	0,44	0,04	1,16%	1,57%	σ	0,70	0,06	1,96%	2,11%
C_v	2,19%	0,61%	2,78%	2,04%	C_v	3,39%	0,97%	4,96%	2,87%

(c)	Einstellungen des Mikroskops				(d)	manuelle Wahl der Referenzen			
	S_{rel}+100%	H_{rel}+100%	A_{1D}	A_{2D}		T_1	T_2	T_3	T_4
µ	54,49%	83,23%	15,18%	40,85%	µ	23,1	28,1	21,0	23,8
σ	1,68%	1,64%	0,83%	2,41%	σ	3,83	3,75	2,14	2,99
C_v	3,10%	2,00%	5,50%	5,89%	C_v	14,6%	13,3%	10,2%	12,6%

Zellmembran stoßen kann. Bei den gegebenen Objektdimensionen (eine Nervenzelle pro Bild) kann dies immer gewährleistet werden. Allerdings resultiert aus der manuellen Plazierung eine jeweils unterschiedliche Initialposition für die Segmentierung, deren Einfluß auf die quantitativen Maßzahlen für die Besetzung in [Leh01b] ebenfalls systematisch untersucht wurde.

Hierzu wurden 20 Mikroskopien derselben Zelle auf einem willkürlich gewählten Objektträger erzeugt. Dabei wurde das Bildzentrum innerhalb der Zelle beginnend vom Zellmittelpunkt in alle acht Raumrichtungen so weit verschoben, daß es nahe an der Zellmembran lag. Zwischen weiteren Aufnahmen wurde die Zelle in Stufen von ca. 36° um einen Vollkreis rotiert. Tabelle 3.4b zeigt die daraus resultierende Variation. Der Variationskoeffizient liegt für alle Meßgrößen unterhalb des 5% Grenzwertes und für die Besetzungshomogenität wieder unter 1%, womit auch für diese manuelle Komponente eine hinreichende Stabilität des Verfahrens nachgewiesen wurde. Da die Untersuchung auf 20 separat aufgenommenen Bildern beruht, schließen die Variationskoeffizienten in Tabelle 3.4b die Variation aufgrund des aufnahmebedingten Rauschens bereits mit ein.

Mikroskopeinstellungen

Am Mikroskop können Schärfe und Helligkeit eingestellt werden. Die resultierenden Maßzahlen hängen stark von diesen Einstellungen ab. Je unschärfer das Bild, desto geringer die gemessene Besetzung mit Boutons. Daher muß die Bildschärfe optimal eingestellt werden, was jedoch durch den das Bild aufnehmenden Biologen routinemäßig vorgenommen wird, denn in unscharfen Bildern kann keine geeignet angeschnittene Zelle zur Mikroskopie ausgewählt werden. Die Helligkeit hingegen ist am Mikroskop beliebig einstellbar, ohne daß eine reproduzierbare Maßskala o.ä. am Gerät verfügbar wäre. Deshalb wurde das Bildverarbeitungsverfahren so entworfen, daß im

Abb. 3.12: Absolute und helligkeitsnormierte relative Besetzungsdichte S zweier Zellen [Leh01b] (in Farbe auf S. 204)

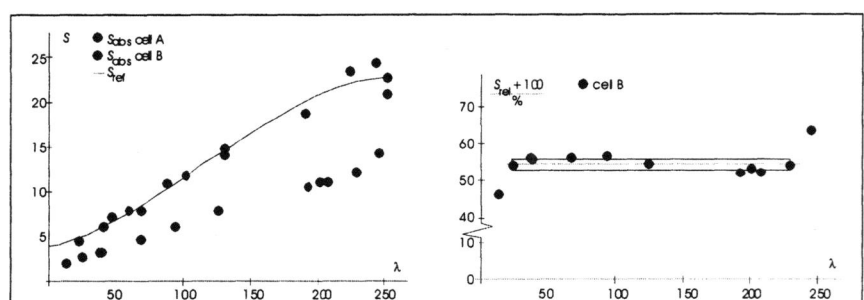

Rahmen einer manuellen Initialisierung aus den Aufnahmen einer Referenzzelle die Kennlinie der Beleuchtungsstärke λ ermittelt wird, die dann zur Normierung anderer Aufnahmen bei deren automatischer Auswertung eingesetzt wird.

Abbildung 3.12 zeigt links die absolute Besetzungsdichte S_{abs} für zwei willkürlich gewählte Zellen A und B, wobei die Einstellungen für die Bildbelichtung am Mikroskop den gesamten Wertebereich von λ abdecken. Basierend auf den Meßwerten der Zelle A (Abb. 3.12, blau) wurde die Normierungskurve als Polynom 3. Ordnung für die Bildbelichtung bestimmt (Abb. 3.12, links, durchgezogene Linie), die der automatischen Auswertung weiterer Mikroskopien zugrunde gelegt wurde. Alle unterschiedlich belichteten Mikroskopien von Zelle B (Abb. 3.12, rot) wurden zunächst normiert (Abb. 3.12, rechts) und dann automatisch ausgewertet.

Über den gesamten Belichtungsbereich, der von starker Unterbelichtung bis hin zur Sättigung des CCD-Chips reichte, betrug der Variationskoeffizient für die relative, d.h. auf die Referenzzelle normierte Besetzungsdichte S_{rel} ca. 11%. Eine willkürliche Einstellung des Mikroskops verschlechtert also die Reproduzierbarkeit der quantitativen Meßwerte so sehr, daß das Verfahren instabil wird. In Abbildung 3.12 ist rechts der Bereich $35 < \lambda < 230$ markiert, in dem die relative Besetzungsdichte quasi unabhängig von der Beleuchtungsstärke λ ist. Mit $\lambda_0 = 102,5$ und $\lambda_{max} = 255$ ist Gleichung (3.5) erfüllt. In diesem Fall beträgt der Wert für den Faktor α sogar 24,9. Tabelle 3.4c zeigt die Variation aller Meßwerte für diesen Bereich. Die Variationskoeffizienten für die relative Besetzungsdichte und die relative Besetzungshomogenität H_{rel} liegen deutlich unter 5% und sind damit hinreichend stabil. Die Meßwerte für die relative Besetzungsfläche und -strecke hingegen variieren etwas mehr als 5%, sodaß diese Maßzahlen u.U. nicht mehr hinreichend reproduzierbar sind. Dies muß bei der ärztlichen Interpre-

3.5 Stabilität der Software

Abb. 3.13: Abhängigkeit der Maßzahlen A_{1D} und A_{2D} in Abhängigkeit vom Schwellwert T [Leh01b]

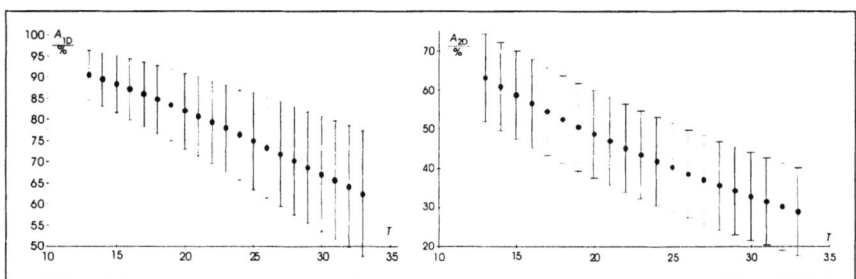

tation von Meßwerten, die mit dem Verfahren in der Routine erzeugt werden, entsprechend berücksichtigt werden.

Manuelle Wahl der Referenzen

Wie in Unterabschnitt 3.4.8 bereits beschrieben, ist zur Initialisierung des Verfahrens eine manuelle Komponente erforderlich. Zunächst muß eine exemplarische Zelle ausgewählt werden, die dann mit unterschiedlichen Belichtungen mikroskopiert wird. Weiterhin muß für diese Referenzzelle bei der Aufnahme mit idealen Mikroskopeinstellungen ein Referenzschwellwert manuell bestimmt werden, für den dann das binäre Besetzungsprofil mit dem visuellen Eindruck des Untersuchers übereinstimmt. Auf diese Referenz werden dann die relativen Maße A_{2D} und A_{1D} bezogen.

Obwohl dieser manuell vorgegebene Schwellwert keine direkte Meßgröße ist, so hat er als manuelle Komponente ggf. dennoch Einfluß auf die quantitativen Maßzahlen des Verfahrens. Um diese Abhängigkeit zu erfassen, bestimmten vier Anwender für jeweils zehn Zellen, die aus demselben Schnitt durch das Rückenmark einer Ratte ausgewählt und mit denselben optimalen Mikroskopeinstellungen aufgenommen wurden, den Schwellwert T. Tabelle 3.4d zeigt die Variationskoeffizienten für die Schwellwerte T_i, wobei der Index $i \in \{1, ..., 4\}$ den Anwender bezeichnet. Die Variationskoeffizienten liegen zwischen 10% und 15% und sind sogar noch größer, wenn die Interobserver-Variabilität untersucht wird.

Allerdings ist der Schwellwert T keine direkte Meßgröße sondern beeinflußt nur die Maße A_{1D} und A_{2D}, bei deren statistischer Auswertung ein konstanter Grundwert (engl.: offset) oder eine konstante Neigung (engl.: bias) i.d.R. eliminiert wird. Daher muß für die Abhängigkeit $A(T)$ lediglich erfüllt sein, daß diese streng monoton verläuft. Auch diese Bedingung wurde in [Leh01b] empirisch evaluiert. Hierzu wurden 100 Zellbilder mit dem Verfahren analysiert, von denen in 93 Fällen die Zellmembran richtig detektiert wurde. Basierend auf diesen verbleibenden Zellen wurden die relativen Besetzungswerte A_{1D} und A_{2D} für verschiedene Schwellwerte T berechnet. Abbildung 3.13 zeigt die Mittelwerte (Punkt) und die Quartile (Strich) der Meßgrößen in Abhängigkeit der Beleuchtungsstärke λ. In beiden Fällen ergibt sich ein fast linearer Verlauf. Im Durchschnitt wird bei einer Erhöhung von T um 1% der Wert für A_{1D} um 1,35% und der Wert für A_{2D} um 1,6% verringert. Für A_{1D} bzw. A_{2D} ist somit ein linearer Trend vorhanden. Die quantitativen Werte A_{1D} bzw. A_{2D} lassen sich daher für relative Vergleiche durchaus einsetzen.

3.5.5. Fazit

Die Reproduzierbarkeit der Ergebnisse von medizinischer Bildanalyse ist nicht a priori gegeben, sondern muß mit einer Varianzanalyse experimentell nachgewiesen werden. Insbesondere können verfahrensimmanente Komponenten wie Schwellwerte, oder algorithmische Limitierungen von Schleifendurchläufen die Ergebnisse maßgeblich beeinflussen. Weiterhin muß auch gezeigt werden, daß die Ergebnisse weitgehend unabhängig von den Parametern bei der Bildaufnahme (z.B. Geräteeinstellungen) sind. Die exemplarischen Beispiele haben deutlich gemacht, daß dies selbst bei mehrfach adaptiven Algorithmen zur Bildauswertung nicht stillschweigend vorausgesetzt werden kann.

3.6. Art der Referenzen zur Validierung

Ein instabiles Verfahren kann nicht erfolgreich in die medizinische Routine integriert werden. Doch nicht jedes stabile Verfahren kann auch in der Routine erfolgreich betrieben werden. Die systematische Validierung der Verfahren und Algorithmen der medizinischen Bildverarbeitung muß also über obige Stabilitätsbetrachtungen hinausgehen. Stabilität bedeutet ja lediglich, daß ein Verfahren in einer Situation immer den gleichen oder einen hinreichend ähnlichen Wert liefert. Die weitere Validierung geht nun der Frage nach, ob diese Werte auch zutreffend sind, d.h. dem tatsächlichen (medizinischen) Sachverhalt entsprechen.

In Unterabschnitt 2.3.3 wurde bereits eine Taxonomie für Validierungsverfahren entwickelt, und es wurden theoretische, manuelle, analytische sowie experimentelle Validierungsstrategien unterschieden, die jeweils problembezogen oder kontextfrei sein können. Aus den Betrachtungen folgte weiter, daß die experimentelle Validierung den anderen Konzepten überlegen ist, wenn es darum geht, die Stabilität, Korrektheit und Robustheit eines Verfahrens und damit letztlich die Integrierbarkeit der Software in den Routineanwendungsfall zu bewerten. Die Bewertung der Stabilität einer automatischen Vermessung von synaptischen Boutons auf der Zellmembran von Motoneuronen, die im Unterabschnitt 3.5.4 exemplarisch vorgestellt wurde, ist deshalb auch experimentell durchgeführt worden.

Experimentelle Validierung basiert auf sog. Referenzen, d.h. auf Bildern, von denen die tatsächlichen Werte a priori bekannt sind, die dann mit der Bildverarbeitungssoftware (automatisch) zu ermitteln sind. Solche Referenzen werden als „Ground Truth" oder „Goldstandard" bezeichnet und ihre Bedeutung für die Validierung wird in der Literatur immer wieder hervorgehoben [Wen99, Har00, Ngu00]. Allerdings ist die Terminologie in der Fachliteratur zur medizinischen Bildverarbeitung nicht einheitlich. Die subjektive Begutachtung eines Segmentierungsergebnisses durch einen Radiologen oder eine manuell vorgegebene Segmentumrandung wird genauso als „Goldstandard" bezeichnet (z.B. [Has01]), wie synthetische Bilder, bei denen zwar der Ground Truth aufgrund ihrer künstlichen Erzeugung a priori bekannt ist, die sich jedoch in ihren Eigenschaften grundlegend vom tatsächlichen Bildmaterial der jeweiligen Applikation unterscheiden (z.B. [Poh00, Poh01]).

Diese Beispiele machen deutlich, daß zunächst einheitliche Kriterien zur Bewertung von Referenzen benötigt werden, die eine Klassifizierung von Validierungsstrategien ermöglichen. Im folgenden Unterabschnitt werden zunächst solche Kriterien hergeleitet.

3.6.1. *Kategorisierung von Referenzbildern*

Der Begriff „Goldstandard" kommt ursprünglich aus der Medizin, wo eine neue diagnostische Methode mit der wahren Diagnose, dem sog. Goldstandard, verglichen wird. Bei einer empirischen Untersuchung werden hierzu die Werte in eine dichotome Vierfeldertafel eingetragen, auf deren horizontaler Achse der wahre Zustand aus dem Goldstandard notiert wird, z.B. „gesund" und „krank", während auf der vertikalen Achse der aufgrund der neuen diagnostischen Methode ermittelte Zustand aufgetragen wird [Har92]. Die Häufigkeit eines Fehlers erster Art, d.h. daß die neue Methode fälschlicher Weise einen kranken Patienten für gesund befindet, ist dann im oberen rechten Feld erkennbar, während der Fehler zweiter Art, d.h. der Fall, daß die neue Methode einen gesunden Patienten als krank klassifiziert, aus dem unteren linken Feld ablesbar ist. Weiterhin werden aus der Vierfeldertafel die Sensitivität sowie die Spezifität der neuen diagnostischen Methode in Bezug zu dem Goldstandard ermittelt [TW00].

In der Medizin muß also die verwendete Referenz absolut verläßlich sein. Diese absolute Verläßlichkeit wurde von WENZEL & HINTZE in bezug auf die medizinische Diagnostik näher spezifiziert [Wen99]: Generell muß die Methode des Goldstandards selbst reproduzierbar sein, die pathoanatomische Erscheinung der Krankheit reflektieren und unabhängig von dem Prinzip sein, auf dem die zu evaluierende Methode beruht. Gewebe- oder Zelluntersuchungen im Labor aus Biopsien oder Abstrichen sind daher für viele klinische Fragestellungen ein Goldstandard, wenn im Labor die vorliegende Situation absolut korrekt ermittelt werden kann. Damit sind Laboruntersuchungen auch für die bildbasierte Diagnostik als Goldstandard denkbar. Beispielsweise sind histologisch gesicherte Befunde eine verläßliche Referenz zur Bewertung der röntgenbasierten Kariesdiagnostik [Wen99].

In [Leh02d] wurden diese allgemeinen Kriterien eines medizinischen Goldstandards auf die Evaluierung von Verfahren und Algorithmen der medizinischen Bildverarbeitung übertragen. Hiernach müssen die drei Kriterien Reproduzierbarkeit, Adäquanz und Unabhängigkeit erfüllt sein, damit die Referenzen als Goldstandard bezeichnet werden können.

Reproduzierbarkeit

Ein Goldstandard in der medizinischen Diagnostik muß reproduzierbare Ergebnisse liefern. Die histologische Laboruntersuchung als Referenz für röntgenbasierte Kariesdiagnostik ist reproduzierbar, denn sie führt immer zu dem gleichen klinischen Befund. Übertragen auf die medizinische Bildverarbeitung bedeutet dies, daß die Erzeugung oder Aufnahme von Referenzbildern immer einem exakt festgeschriebenen Protokoll folgen muß, das zu jeder Zeit wiederholt werden kann und dann – abgesehen von aufnahmebedingtem Rauschen – immer auf das gleiche Ergebnis führt. Die Erzeugung einer Referenz darf also weder manuelle noch stochastische Komponenten beinhalten.

Ungeachtet dessen sind manuelle Referenzen in der medizinischen Bildverarbeitung weit verbreitet [Pal96, Cha97]. Die subjektive Beurteilung von Situationen oder Ergebnissen durch Anwender (z.B. [Kot98]), die dann meist als sog. Experten bezeichnet werden, ist nicht reproduzierbar, denn ein anderer „Experte" kann zu der entsprechenden Situation eine ganz andere Expertenmeinung haben. Auch die zur Validierung von Segmentierungsalgorithmen häufig eingesetzten manuellen Referenzen führen nicht auf einen Goldstandard, denn auch manuelle Referenzkurven im medizinischen Bild sind nicht reproduzierbar. Dennoch werden sie in der Literatur oft als Goldstandard bezeichnet (z.B. [Has01]).

Adäquanz

Ein medizinischer Goldstandard muß die pathologische oder physiologische Situation, für die er zum Einsatz kommen soll, korrekt widerspiegeln. Mit der histologischen Laboruntersuchung können kariöse Prozesse, die mit der nicht-invasiven Röntgendiagnostik detektiert werden sollen, definitiv erfaßt werden. Die Übertragung auf Referenzbilder in der medizinischen Bildverarbeitung ist weiterführend. Adäquanz bedeutet hier, daß die Referenzen den reellen Aufnahmen hinreichend ähnlich sein müssen [Leh02d]. Im Hinblick auf die lokale und globale Struktur des dargestellten Gewebes, das Rauschen im Bild, und auf andere wichtige Parameter müssen die Referenzbilder den tatsächlichen Daten entsprechen. Hieraus wird deutlich, daß der Einsatz von Goldstandards immer zu einer problembezogenen Validierung führt und nicht kontextfrei sein kann. Weiterhin muß bei synthetischem Bildmaterial geprüft werden, ob die Adäquanz zur Routinesituation tatsächlich gegeben ist.

Automatische Registrierungsalgorithmen zur Subtraktionsradiographie, die zwei Bilder so übereinander projizieren, daß diese sich dann maximal ähnlich sind, werden oft dadurch „validiert", daß ein exemplarisch ausgewähltes Bild einer bekannten Transformation unterzogen und dann mit dem Registrierungsalgorithmus wieder in die ursprüngliche Lage zurücktransformiert wird, wobei beide Versionen des Bildes in den Registrierungsalgorithmus eingehen. Diese Situation ist aber nicht adäquat, denn in der klinischen Routine können die beiden Eingabebilder nicht exakt in Einklang gebracht werden. In der Praxis, in der das Registrierungsverfahren eingesetzt werden soll, basieren die beiden zu registrierenden Bilder auf unterschiedlichen Aufnahmen, haben unterschiedlich starkes Rauschen, sind u.U. mit verschiedenen Belichtungen erzeugt worden, und stellen unterschiedlich positionierte Objekte dar, an denen oft auch lokale Unterschiede vorhanden sind, die ja mit der Subtraktionstechnik sichtbar gemacht werden sollen.

Unabhängigkeit

Ein Goldstandard in der Medizin muß unabhängig von dem Prinzip sein, auf dem die zu evaluierende Methode beruht. Die histologische Laboruntersuchung ist z.B. unabhängig von der Bildgebung mit Röntgenstrahlen, denn sie basiert auf anderen physikalischen, biologischen und technologischen Prinzipien bzw. Effekten. Übertragen auf die medizinische Bildverarbeitung bedeutet Unabhängigkeit, daß die Referenzbilder, die als Goldstandard eingesetzt werden sollen, mit einer anderen Modalität erzeugt oder zumindest aus einer anderen Aufnahme oder von einem anderen Objekt gewonnen werden müssen, als die Bilder, die dann zur Validierung eingesetzt werden. Auch

Tab. 3.5: Terminologie für Referenzen [Leh02d]

Güte des Standards	Referenzen sind		
	reproduzierbar	adäquat	unabhängig
Gold	•	•	•
Silber	•	•	---
Silber	•	---	•
Bronze	•	---	---
Plastik	---	---	---

darf das Prinzip, auf dem der bildverarbeitende Algorithmus beruht, nicht auch zur Erzeugung synthetischer Referenzbilder eingesetzt werden.

Eine Unabhängigkeit der Referenzen ist z.b. dann nicht mehr gegeben, wenn der gleiche Satz von Referenzbildern sowohl zum Training des Verfahrens als auch in der Testphase zu dessen „Validierung" eingesetzt wird. Die Forderung nach Unabhängigkeit verbietet auch artifizielle Modifikationen in einem Bild, z.b. die Manipulation der Pixelwerte in einer lokalen Bildregion, die dann mit einem Verfahren zur Segmentierung wiedergefunden werden soll. Ein anderes Beispiel, bei dem die Unabhängigkeit von Verfahren und Referenz nicht mehr besteht, wäre gegeben, wenn ein Fourier-basiertes Verfahren zur Texturklassifikation mit synthetischen Texturen „validiert" würde, die ebenfalls im Frequenzbereich erzeugt worden wären.

3.6.2. Nomenklatur für Referenzstandards

Die drei Kriterien Reproduzierbarkeit, Adäquanz und Unabhängigkeit können nun zur Bewertung verschiedener Arten von Referenzen für medizinischen Bildverarbeitungsverfahren und -algorithmen herangezogen werden. In [Leh02d] wurde mit diesen Kriterien eine einheitliche Nomenklatur vorgeschlagen, die sich an einen Ausspruch des in der medizinischen Bildverarbeitung renommierten Wissenschaftlers ROBERT M. HARALICK von der Universität von Washington in Seattle, USA anlehnt. Dieser hatte im Jahre 2000 in seinem Plenarvortrag auf dem internationalen Symposium der SPIE „Medical Imaging" angemerkt, daß Referenzen, die auf einer subjektiven Einschätzung basierten, d.h. also nicht reproduzierbar seien, nicht aus „Gold" sondern vielmehr aus „Plastik" bestünden.

Tabelle 3.5 faßt die Terminologie für Referenzen in der medizinischen Bildverarbeitung zusammen [Leh02d]. Nur wenn alle drei Kriterien erfüllt sind, d.h. die Referenzen reproduzierbar, adäquat und unabhängig von dem zu validierenden Verfahren bzw. den Routinebildern sind, dann darf von einem echten Goldstandard gesprochen werden. Die Bezeichnung „Silberstandard" wird in [Leh02d] für den Fall vorgeschlagen,

3.6 Art der Referenzen zur Validierung

daß neben der Reproduzierbarkeit der Referenz noch ein weiteres Kriterium erfüllt ist. Reproduzierbare und adäquate sowie reproduzierbare und unabhängige Referenzen entsprechen also einem Silberstandard. Dies deckt sich mit der früheren Verwendung des Begriffes „Silberstandard" [Leh01c]. Weiterhin ist ein „Bronzestandard" zwar reproduzierbar aber weder adäquat noch unabhängig, während ein „Plastikstandard" nicht einmal mehr reproduzierbar ist.

3.6.3. Validierungsstrategien für die medizinische Bildverarbeitung

Referenzen für die medizinische Bildverarbeitung sollten – wann immer möglich – die Qualitätskriterien eines Goldstandards erfüllen. Oftmals ist jedoch ein Ground Truth für Ergebnisse medizinischer Bildverarbeitung nicht verfügbar oder unbekannt. Beispielsweise ist bei der funktionellen MR-Bildgebung a priori unbekannt, in welchen Hirnarealen welche Arten von Aktivitäten vorhanden sind und wie stark sich diese im Bild manifestieren, denn die funktionelle MR-Bildgebung ermöglicht erstmalig überhaupt eine Darstellung dieser In-vivo-Vorgänge. In solchen Fällen sollte das Verfahren mit Hilfe eines Silberstandards evaluiert werden. Je nachdem, ob Gold- oder Silberstandards verfügbar sind, ergeben sich unterschiedliche Strategien zur Validierung von medizinischer Bildverarbeitung.

Validierung mit Goldstandards

Die Validierung mit Hilfe von echten Goldstandards ist einfach und dabei maximal aussagekräftig. Das zu validierende Verfahren der Bildverarbeitung muß hierzu lediglich auf die Daten des Goldstandards angewendet und das ermittelte quantitative Ergebnis direkt mit dem Ground Truth des Goldstandards verglichen werden. Hieraus läßt sich die Güte des Verfahrens direkt ableiten.

Validierung mit Silberstandards

Die Validierung mit Silberstandards ist etwas komplexer, wenn man auch hier eine maximale Aussagefähigkeit des Validierungsergebnisses erreichen möchte. Silberstandards sind i.d.R. synthetisch generierte Bilder [Leh01c], und bei der Synthese von Bildern steht die Forderung nach Adäquanz häufig im Widerspruch zur Forderung nach Unabhängigkeit, denn synthetische Bilder, die der klinischen Situation ähneln, sind oft aus derselben Modalität abgeleitet, also abhängig. Andererseits sind unabhängige synthetisch generierte Bilder oftmals nicht adäquat, wie z.B. die sinusoiden Objekte (vgl. Abb. 3.7), die in Unterabschn. 3.3.3 zur kontextfreien Bewertung texturadaptiver Segmentierungsverfahren angewendet wurden.

Abb. 3.14: Applikationsspezifische experimentelle Validierung mit Silberstandards

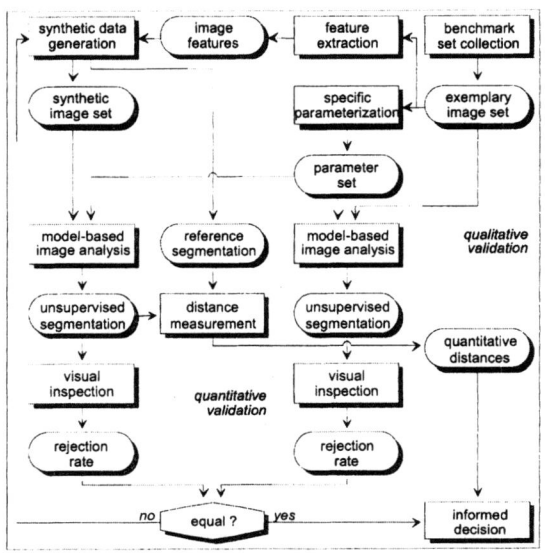

Mit einer auf Silberstandards basierenden Untersuchung kann zwar quantitativ evaluiert werden, allerdings ist das Ergebnis dieser Validierung u.U. nur eingeschränkt auf die klinische Situation übertragbar, denn die Adäquanz der Referenzen ist nicht oder nur teilweise gegeben. Demgegenüber stehen die klinischen Daten, mit denen die Genauigkeit des Verfahrens nur qualitativ bestimmt werden kann, denn zu diesen zwar adäquaten Daten fehlt wiederum der Ground Truth. Die mangelnde Adäquanz einer synthetischen Referenz zeigt sich z.B., wenn das Bildverarbeitungsverfahren bei der Validierung auf den synthetischen Bildern in 100% aller Fälle funktioniert, aber im Routineeinsatz bei einzelnen Bildern dennoch versagt. Nach HAYNOR müssen deswegen die Silberstandards derart erzeugt werden, daß sich auch hier Ausfälle der zu validierenden Software ergeben [Hay00].

Abbildung 3.14 zeigt am Beispiel der Bildsegmentierung ein Schema, wie bei der Validierung mit synthetischen Referenzen deren Adäquanz gewährleistet werden kann. Zunächst wird aus den realen Daten der klinischen Routine ein Satz exemplarischer Bilder (engl.: exemplary image set) ermittelt, der zur applikationsspezifischen Parametrierung (engl.: specific parameterization) des Verfahrens angewendet wird. Das so parametrierte Verfahren wird nun auf reale Daten angewendet, wobei die in Abschnitt 3.4 bereits beschriebenen Kontrollmechanismen dazu dienen, die Quote von in der

Routine auftretenden Verarbeitungsfehlern zu ermitteln (engl.: visual inspection). Dieser Teil in Abbildung 3.14, rechts ist als qualitative Validierung blau hinterlegt.

Aus dem selektierten Satz von Routinebildern werden auch charakteristische Merkmale ermittelt (engl.: image features), aus denen dann die Parameter zur Erzeugung von synthetischen Referenzbildern berechnet werden. Dabei werden die Silberstandards (engl.: synthetic image set) so gut bzw. so schlecht synthetisiert, daß das zu validierende Verfahren in etwa die gleiche Ausfallquote auf den Silberstandards hat wie auch auf den realen Daten. Damit ist die Adäquanz gewährleistet. Mit Hilfe des bei den Silberstandards bekannten Ground Truth kann nun die Güte des Verfahrens quantitativ bestimmt werden. Dieser Teil ist als quantitative Validierung auf der linken Seite in Abbildung 3.14 blau hinterlegt. Im Beispiel der Bildsegmentierung kann über ein geeignetes Distanzmaß die Qualität der Segmentierung in jedem einzelnen Bildbeispiel bestimmt (engl.: distance measurement) und dann gemittelt werden. Dieser Wert ist schließlich charakteristisch für die Routineanwendung und kann zur Abschätzung der Verfahrensqualität im Routinefall verwendet werden (engl.: informed decision).

Das Schema in Abbildung 3.14 bezieht sich auf den Fall einer applikationsspezifischen Parametrierung. Bei einer bildspezifischen Parametrierung können die Parameter aus dem Referenzdatensatz nicht mehr direkt für die synthetischen Bilder verwendet werden. Vielmehr muß das Schema dahingehend erweitert werden, daß dann die Parameter für jedes Referenz- und Goldstandardbild separat berechnet werden.

3.6.4. Beispiel: Generierung von Silberstandards für Segmentierungsverfahren

Die Bildsegmentierung, d.h. die Einteilung des Bildes in zusammenhängende Bereiche, die jeweils einer Gewebegruppe entsprechen, ist nach wie vor eine der schwierigsten Anwendungen in der medizinischen Bildverarbeitung [Kul02]. Dies liegt mitunter daran, daß Gewebegrenzen in medizinischen Bildern oftmals unscharf dargestellt werden. Der Summationseffekt bei Röntgenbildern ist hier nur ein Beispiel. Deshalb ist auch die Validierung von Segmentierungsverfahren in der Medizin besonders problematisch, denn in vielen Anwendungsfällen ist der Ground Truth nicht bekannt. In [Leh01c] wurde ein Verfahren vorgestellt, mit dem praxistaugliche Silberstandards zur Validierung von Segmentierungsverfahren erzeugt werden können. Das Prinzip läßt sich auf dreidimensionale und vierdimensionale Daten direkt erweitern und soll deshalb im folgenden o.B.d.A. für den zweidimensionalen Fall dargestellt werden.

Objekte im zweidimensionalen Bild können durch ihre Randkurve beschrieben werden. Diese Kurve trennt den Innen- vom Außenbereich. Beide Bereiche haben i.d.R.

eine unterschiedliche Textur. Die Idee ist nun, diese Texturen so zu modellieren, daß sie auch künstlich erzeugt werden können. Dann lassen sich Bilder mit beliebigen Randkurven und Texturen synthetisieren. Optional kann in gleicher Weise auch eine Texturmodellierung der Konturzone als Interaktionsbereich zweier Gewebestrukturen erfolgen, wenn diese eine hinreichende Breite haben sollte [Egm00].

Die Texturmodellierung basiert auf einer schnellen Implementierung der diskreten Fourier-Transformation (engl.: fast Fourier transform, FFT). Im Innen-, Außen- und Konturbereich von Objekten aus realen Bilddaten werden jeweils manuell wenige kleine Texturmuster extrahiert. Durch Spiegelung werden diese Muster zu einem Textur-Template $t(x,y)$ zusammengesetzt, das im Ortsbereich periodisch fortgesetzt werden kann und somit im diskreten Frequenzbereich keine Frequenzanteile enthält, die sich aus den Diskontinuitäten bei periodischer Wiederholung des Signals ergäben. Nach Subtraktion des Mittelwertes μ_t wird das resultierende Template $t_0(x,y)$ in den Fourier-Bereich transformiert und dort nach Betrag $r_t(u,v)$ und Phase $\varphi_t(u,v)$ zerlegt. Die drei Anteile μ_t, r_t und φ_t werden dann für jedes Template t getrennt nach Innen-, Außen- und Konturbereich in einer Texturdatenbank gespeichert (Abb. 3.15a).

Zur Textursynthese muß zunächst eine Kontur vorgegeben werden, aus der dann die Maskenbilder für den Innen-, den Außen-, und falls modelliert auch für den Konturbereich generiert werden. Dann werden aus der Datenbank Betrags- und Phaseanteile je Texturbereich in beliebigen Kombinationen zufällig entnommen. Das Phasensignal kann zusätzlich mit Gaußschem Rauschen mit Mittelwert 0 und Varianz σ modifiziert werden. Nach Rücktransformation der kombinierten Teile in den Ortsbereich wird ein beliebiger Mittelwert aus der Datenbank entnommen und zum Template im Ortsbereich addiert. Die Texturmuster werden dann über den gesamten Bildbereich gekachelt und mit Hilfe der Maskenbilder überblendet. Dabei wird innerhalb eines Übergangsbereiches linear interpoliert, um starke Gradienten im Bild zu vermeiden. Bei separater Texturmodellierung der Konturzone ergeben sich entsprechend zwei Übergangsbereiche.

Bezeichnet man mit N_i die Anzahl der Textur-Templates für Innen-, Außen- und Konturbereich, so können insgesamt

$$N_{\text{Silber}} = N_{\text{Innen}}^3 \cdot N_{\text{Außen}}^3 \cdot N_{\text{Kontur}}^3 \tag{3.6}$$

verschiedene Silberstandards mit diesem Verfahren generiert werden. Werden von jedem der drei Bereiche lediglich $N_i = 2$ Muster extrahiert, so ergibt sich aus Glei-

3.6 Art der Referenzen zur Validierung 97

Abb. 3.15: Generierung von Silberstandards zur Validierung von Segmentierungsverfahren [Leh01c]

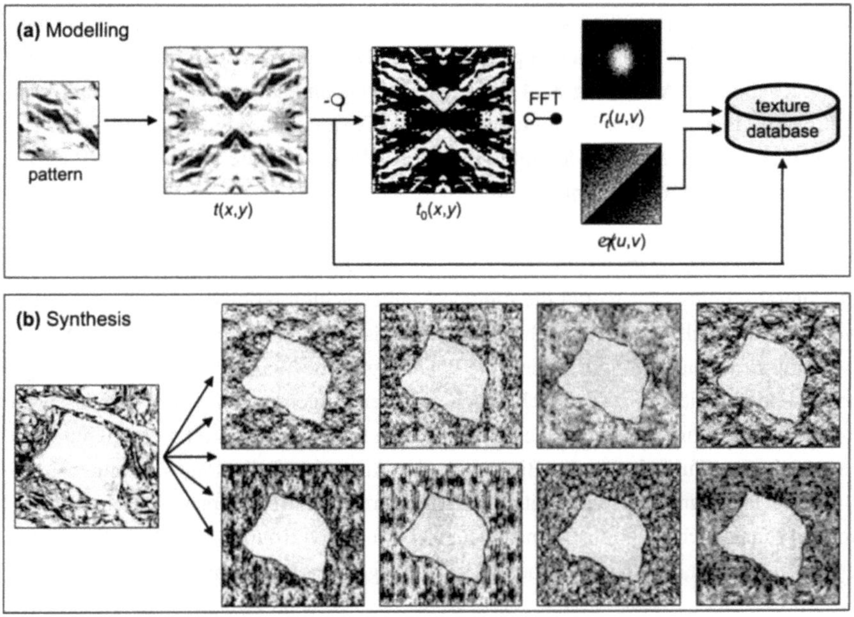

chung (3.6) bereits eine Anzahl von $N_{\text{Silber}} = 512$ Silberstandards, wobei die Variation aufgrund des additiven Rauschens bei der Textursynthese noch nicht berücksichtigt ist.

Abbildung 3.15b zeigt Beispiele für die Generierung künstlicher Mikroskopien von Motoneuronen mit bekanntem Verlauf der Zellmembran. Die originalen Mikroskopien (Abb. 3.15b, links) haben die Größe von 512 × 480 Pixel. Basierend auf ca. 20 Zellen wurden je 50 Texturen der Größe 128 × 128 Pixel aus Innen- und Außenbereich sowie der Größe 8 × 256 Pixel aus dem linearisierten Konturbereich extrahiert und bildeten die Datenbasis zur Generierung der in Abbildung 3.15b beispielhaft dargestellten Silberstandards [Leh01c]. Da nach Gleichung (3.6) mit diesen Daten bereits über eine Trillionen verschiedene Texturierungen desselben Konturverlaufes möglich wären, hätte in [Leh01c] eine erheblich geringere Anzahl der Texturmuster sicher ausgereicht.

Diese Silberstandards sind im Sinne der Definition aus Unterabschnitt 3.6.1 reproduzierbar, weil sie nach der Auswahl der Daten aus der Datenbank sowie der Selektion des Rauschens deterministisch bestimmt werden. Sie sind weitgehend unabhängig, denn die Texturmuster, die zur Synthese eingesetzt werden, basieren auf anderen Mikroskopien als in der späteren Anwendung. Weiterhin wird durch die Zerlegung und Rekombination der Spektralkomponenten eine zusätzliche Unabhängigkeit erzeugt. Allerdings sind die Bilder nicht a priori adäquat. Die Adäquanz muß mit dem Anwendungsschema aus Abbildung 3.14 für jeden Anwendungsfall explizit eingestellt werden, wobei hier die Rauschamplitude σ bei der Textursynthese als veränderbarer Parameter so lange erhöht werden muß, bis die Rückweisungsrate bei Silberstandardbildern der von Routinedaten entspricht.

3.6.5. Beispiel: Generierung von Goldstandards für Registrierungsverfahren

In Unterabschnitt 3.4.2 wurde die digitale Freihand-Subtraktionsradiographie als Anwendungsbeispiel für geometrische Registrierungsverfahren bereits vorgestellt. Serielle zweidimensionale Röntgenbilder, die unabhängig voneinander von derselben Region desselben Patienten zu unterschiedlichen Zeiten aufgenommen wurden, müssen im Registrierungsschritt zunächst in eine äquivalente Lage transformiert werden, die dann die pixelweise Subtraktion der Bilder erlaubt. Auch der freihändigen Röntgenabbildung liegt näherungsweise die mit acht Parametern bestimmte perspektivische Projektion zugrunde [Sch93b]. Für Bildpaare aus der klinischen Routine sind diese Parameter jedoch unbekannt, sodaß kein Ground Truth angegeben werden kann.

Mit Unterstützung der Deutschen Forschungsgemeinschaft (DFG Le 1108/5) wurde daher in einem gemeinsamen Projekt des Instituts für Medizinische Informatik der RWTH Aachen und zweier Institute der Wake Forest University in Winston-Salem, North Carolina, USA, eine Methodik entwickelt, um reproduzierbare, unabhängige und adäquate Referenzbilder, d.h. echte Goldstandards zur Validierung von Registrierungsalgorithmen für zweidimensionale Bilddaten zu generieren [Leh02f]. Diese Technologie basiert auf dem TACT-Verfahren, einer speziellen Rekonstruktion zur Generierung hochauflösender dreidimensionaler Bilddaten von einzelnen zweidimensionalen Röntgenprojektionen, das für die Wake Forest University patentiert wurde [Web97, Web99].

Das Generierungsverfahren ist in Abbildung 3.16a dargestellt. Zunächst wird ein geeignetes Modell ausgewählt, z.B. ein Fragment aus dem Unterkiefer einer Leiche. Dieses Objekt (engl.: specimen) wird dann mit dem TACT-Verfahren in ein dreidimensionales Volumenmodell überführt, wobei dort jedes Voxel durch den tatsächlichen Röntgenabsorptionswert des Specimen beschrieben wird. Die Auflösung von TACT ist in x- und y-Richtung viel höher, als es mit modernen CT-Geräten möglich wäre [Lin02b]. Weiterhin können bei TACT auch Metallteile im Objekt enthalten sein, ohne daß bei der dreidimensionalen Volumenrekonstruktion Artefakte wie im CT entstehen.

3.6 Art der Referenzen zur Validierung

Abb. 3.16: Generierung von Goldstandards zur Validierung von Registrierungsverfahren [Leh02f]

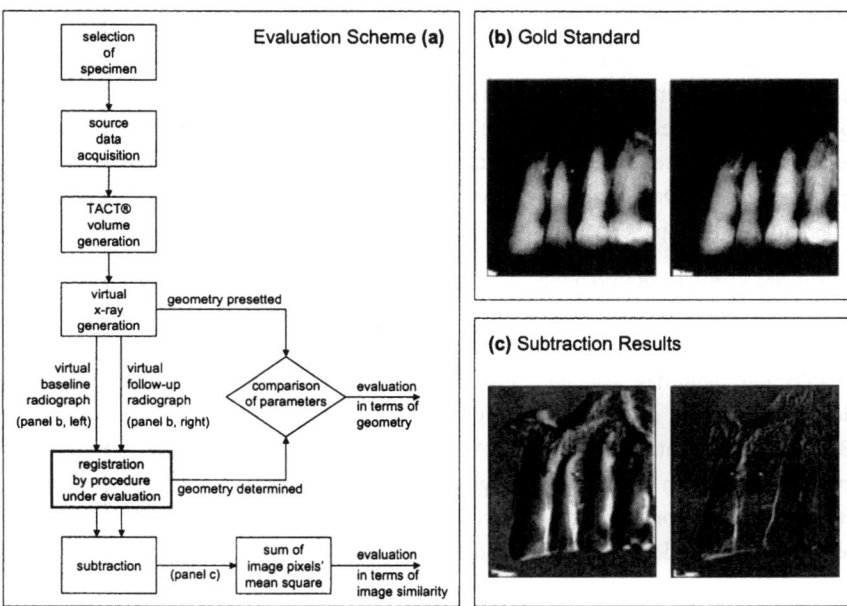

Mit diesem Volumenmodell können anschließend Röntgenaufnahmen in beliebigen Geometrien von Röntgenröhre, Objekt und Sensor authentisch simuliert werden. Dabei kann das Rauschen der Röhre und des Sensors sowie die Unschärfe im Bild aufgrund der endlichen Größe des Brennfleckes in der Röntgenröhre beliebig eingestellt werden.

Zur Berechnung von Referenzen wurde eine der klinischen Situation entsprechende Fokus/Objekt-Distanz von 150mm gewählt [Leh02f]. Zwei resultierende Röntgenbilder sind in Abbildung 3.16b dargestellt. Zwischen diesen virtuellen Belichtungen wurde das hochaufgelöste Volumenmodell in gegebener Geometrie um 5° orthogonal zur Zentralstrahlachse der virtuellen Projektion gedreht. Abbildung 3.16c veranschaulicht den Einsatz dieser Goldstandards. Im direkten Subtraktionsbild (Abb. 3.16c, links) ist das strukturierte Rauschen (engl.: structured noise) [Grö83, Grö87] aufgrund der Rotation des Objektes und damit der geänderten Pfade der Röntgenstrahlen durch das Objekt deutlich erkennbar. Ein Registrierungsverfahren konnte die Bilder soweit angleichen, daß das Subtraktionsbild wesentlich homogener erscheint (Abb. 3.16c, rechts). Eine vollständige Gleichheit der Bilder kann jedoch aufgrund des strukturierten Rauschens prinzipiell nicht erreicht werden.

In Abbildung 3.16a sind zwei Möglichkeiten zur Evaluation der Registrierungsalgorithmen skizziert. Zunächst können die mit dem Registrierungsverfahren rekonstruierten Parameter der perspektivischen Transformation mit den zur Generierung der virtuellen Radiographien verwendeten Einstellungen verglichen werden (engl.: comparison of parameters). Weiterhin können die Subtraktionsbilder (Abb. 3.16c) hinsichtlich ihres mittleren quadratischen Fehlers (engl.: mean square) quantitativ miteinander verglichen werden. Das Registrierungsverfahren, das Subtraktionsbilder mit geringster Energie oder Entropie erzeugt, ist den anderen Verfahren quantitativ überlegen.

Die Paare virtueller Radiographien (Abb. 3.16b) sind reproduzierbar, denn aus einem TACT-Volumendatensatz werden sie mit den jeweiligen Einstellungen für Geometrie und Röngten- bzw. Detektorrauschen deterministisch berechnet. Die Bilder sind echt unabhängig, denn das Volumen, aus dem die planaren Röntgenbilder errechnet wurden, ist mit TACT, also einer anderen Modalität, erzeugt worden. Schließlich sind die Bilder auch adäquat. Das Beispiel in Abbildung 3.16b illustriert, daß kein Unterschied zwischen virtuellen und echten Röntgenbildern erkennbar ist. Rauschen bei der Bildentstehung kann ebenso modelliert werden, wie das strukturierte Rauschen im Differenzbild aufgrund der geänderten Strahlengänge durch das Objekt.

3.6.6. Fazit

Die Tatsache, daß ein Verfahren zur medizinischen Bildverarbeitung in irgendeiner Form überprüft wurde, reicht alleine nicht aus, um sicherzustellen, daß das Verfahren auch tatsächlich richtige Werte ausgibt, denn bei der Validierung können viele methodische Fehler gemacht werden. Wichtig ist, daß die zur Validierung verwendeten Referenzen tatsächlich einem Goldstandard entsprechen, d.h. reproduzierbar, adäquat und unabhängig sind. Sind Goldstandards nicht verfügbar, so können synthetische Silberstandards eingesetzt werden, wobei die Parameter der Referenzen dann so gewählt werden müssen, daß die Anzahl von Fehlern auf Basis der Referenzen der Fehlerzahl in der Routine entspricht. Nur dann können die Ergebnisse von den Silberstandards in die Routine übertragen werden.

3.7. Anzahl der Referenzen und deren Analyse

Im vorigen Abschnitt wurde deutlich gemacht, daß die Art der Referenzen, auf die sich die Validierung eines Verfahrens zur medizinischen Bildverarbeitung stützt, maßgeblichen Einfluß auf die Aussagekraft der Validierung hat. Es reicht jedoch nicht aus, echte Goldstandards für die Validierung einzusetzen, denn bei allen naturwissenschaftlichen Messungen, also auch bei der automatischen Auswertung medizinischer Bilder mit Methoden der digitalen Bildverarbeitung, lassen sich zufällige Meßfehler beobachten. Bei Messungen in der Medizin oder Biologie treten zusätzliche inter- und intraindividuelle Variabilitäten auf. Deshalb müssen die systematischen von den zufälligen Effekten getrennt werden, bevor die Ergebnisse richtig interpretiert werden können. Ferner müssen hinreichend viele Referenzen zur Verfügung stehen, sodaß statistische Analysen und Tests der Ergebnisdaten möglich werden. Aus der medizinischen Statistik sind hierfür Methoden bekannt, die sich auf die Validierung medizinischer Bildverarbeitungssoftware mit Hilfe von Gold- oder Silberstandards übertragen lassen.

3.7.1. *Validierung medizinischer Bildverarbeitung als kontrollierte Studie*

Der Prozeß der Planung, Durchführung und Aus- bzw. Bewertung von experimentellen Daten wird in der Medizin üblicherweise als Studie bezeichnet [Cob02]. Bei einer kontrollierten klinischen Studie werden mindestens zwei Behandlungsmethoden am Patienten miteinander verglichen, wobei eine Patientengruppe zur Kontrolle der anderen dient. Übertragen auf die medizinische Bildverarbeitung bedeutet dies die Auswertung eines Verfahrens bezüglich der Referenz, die dann als das zweite Verfahren verstanden wird, oder der Vergleich zweier oder mehrerer Verfahren hinsichtlich ihrer Qualität oder Erfolgsrate, die dann wiederum aus dem bekannten Ground Truth ermittelt wird. Im folgenden wird hierfür der Begriff Validierungsstudie verwendet und deren Planung, Durchführung und Auswertung genauer betrachtet.

Die Durchführung einer Validierungsstudie in der medizinischen Bildverarbeitung entspricht schlicht der (automatischen) Berechnung aller Ergebnisdaten mit den zu validierenden Verfahren. Bei der Planung und Auswertung einer Validierungsstudie müssen hingegen adäquate Methoden aus der medizinischen Statistik eingesetzt werden. Zur Auswertung einer Validierungsstudie werden statistische Tests eingesetzt, die auch die Basis der Fallzahlplanung bilden. Deshalb werden diese statistischen Methoden im Hinblick auf ihre Anwendung in Validierungsstudien in den folgenden Unterabschnitten kurz diskutiert, und ihre Relevanz für die Integration einer Bildanalysesoftware in die klinische Routine wird an Beispielen aus der Praxis erläutert. Für eine vollständige Darstellung statistischer Signifikanztests und Methoden der statistischen Fallzahlplanung sei auf die einschlägige Literatur verwiesen [Bor02, Bor03, Cob02, Hil02].

3.7.2. *Auswertung von Validierungsstudien*

Bei der Auswertung einer Studie muß angenommen werden, daß die Meßergebnisse zufällig schwanken. Für den Nachweis, daß diese Schwankungen nicht mehr alleine durch den Zufall erklärbar sind, sondern daß ein systematischer Effekt unterstellt werden muß, werden vielfach Signifikanztests angewandt. Derartige Tests sind Entscheidungsverfahren, die auf Grundlage empirischer Daten eine von zwei sich gegenseitig ausschließenden Hypothesen ablehnen und dabei eine vorgegebene Irrtumswahrscheinlichkeit nicht überschreiten [Cob02]. Bei der Testkonstruktion für Validierungsstudien in der medizinischen Bildverarbeitung werden typischerweise Fehler bei der Hypothesenformulierung, bei der Wahl der Teststatistik sowie bei der Interpretation des Tests – insbesondere wenn die formulierte Hypothese nicht verworfen werden kann („Nicht-Signifikanz") – gemacht. Deshalb werden diese Punkte im folgenden detailliert diskutiert.

Hypothesenformulierung

Für die Auswertung einer Validierungsstudie muß zunächst eine Hypothese formuliert werden, die dann mit einem statistischen Testverfahren überprüft werden kann. Dabei wird die Hypothese so formuliert, daß ihre Bestätigung aus statistischer Sicht bedeutet, daß das betrachtete Ereignis rein zufällig aufgetreten ist. Vergleicht man beispielsweise zwei Algorithmen zur Bestimmung eines Meßwertes aus medizinischen Bildern, so würde man als derartige Hypothese formulieren, daß sich die Meßwerte beider Verfahren nicht unterscheiden. Diese Hypothese wird als Nullhypothese H_0 bezeichnet. Das logische Gegenteil von H_0 heißt dann Alternativhypothese H_1. Für die praktische Anwendung eines Signifikanztests muß die Aussage, die mit dem Test belegt werden soll, also als Alternativhypothese H_1 formuliert werden. Dies wird bei Evaluierungsstudien in der medizinischen Bildverarbeitung aber oftmals nicht beachtet.

Die möglichen Ausgänge eines Tests können bezüglich der tatsächlichen Situation wieder in einer Vierfeldertafel dargestellt werden. In Unterabschnitt 3.6.1 hatten wir bereits die Fehler erster und zweiter Art anhand der Vierfeldertafel definiert. In dem Kontext dieses Unterabschnittes bedeutet ein Fehler erster Art nun die fälschliche Ablehnung der Nullhypothese. Bei korrekter Konstruktion des Tests kann eine Schranke α für die Wahrscheinlichkeit des Fehlers erster Art anhand der Verteilung der Daten unter H_0 vorgegeben werden. Diese Schranke heißt Signifikanzniveau und muß vor der Auswertung des Tests gewählt werden. Üblicherweise wird $\alpha = 0{,}05$ gewählt. In Sonderfällen kann auch $\alpha = 0{,}01$ oder $\alpha = 0{,}005$ gesetzt werden. Damit beträgt die Entscheidungssicherheit $1 - \alpha$ des Tests bei Gültigkeit von H_0 jeweils 95%, 99% bzw. 99,5%.

Dann muß entschieden werden, ob der Test gerichtet oder ungerichtet ist. Bei einem ungerichteten Test wird als Alternativhypothese z.B. formuliert, daß der Mittelwert μ_I

der mit der Bildverarbeitung automatisch bestimmten Meßgröße dem Mittelwert μ_K des tatsächlichen Wertes aus den Referenzen entspricht. Mathematisch kann dies mit

$$H_0 : \Delta = 0 \quad \text{vs.} \quad H_1 : \Delta \neq 0 \qquad (3.7)$$

formuliert werden, wobei mit Δ die Differenz der zu vergleichenden mittleren Meßwerte μ_I und μ_K bezeichnet wird. Nach internationalem Standard [ICH98] und Maßgabe der deutschen Zulassungsbehörde für Medikamente, dem Bundesinstitut für Arzneimittel und Medizinprodukte (BfArM)[25], wird in der Medizin i.d.R. ungerichtet, d.h. zweiseitig getestet [Cob02]. Die Richtung des Unterschiedes ergibt sich dann aus den jeweiligen Ergebnissen.

In Validierungsstudien der medizinischen Bildverarbeitung lassen sich jedoch auch gerichtete, d.h. einseitige Tests sinnvoll einsetzen, z.B. wenn beim Vergleich zweier Verfahren a priori festgelegt werden kann, daß die Meßwerte des einen größer oder gleich denen des anderen sind. Die Hypothesenpaare lauten dann

$$\begin{aligned} H_0 : \Delta \leq 0 \quad &\text{vs.} \quad H_1 : \Delta > 0 \\ H_0 : \Delta \geq 0 \quad &\text{vs.} \quad H_1 : \Delta < 0 \end{aligned} \qquad (3.8)$$

Wahl der richtigen Teststatistik

In vielen medizinischen Validierungsstudien wird häufig der t-Test angewandt, ohne daß dabei beachtet wird, daß beispielsweise Streuungsinhomogenitäten zu verzerrten Testresultaten führen können. Die Wahl des richtigen Tests hängt zunächst von der Art der Daten ab (Tab. 3.6).

In Validierungsstudien der medizinischen Bildverarbeitung sind häufig verteilungsfreie Daten gegeben, bei denen eine parametrische Verteilungsfunktion a priori nicht bekannt ist. Weiterhin muß unterschieden werden, ob die Meßgröße linear und kontinuierlich ist und einen definierten Nullpunkt hat, als sortierte Abfolge ohne Nullpunkt vorliegt oder ob a priori keine Aussage über die Art der Skala getroffen werden kann. Bei den Ergebnissen aus quantitativer Bildverarbeitung liegen i.d.R. immer Kardinaldaten vor, d.h. Daten, die auf Intervall-, Verhältnis- oder Absolutskalen abgebildet werden können. Nominaldaten, wie z.B. die Farben Rot, Grün und Blau werden im folgenden daher nicht weiter betrachtet. Weiterhin ist es von entscheidender Bedeutung, wie viele Verfahren mit dem Test verglichen werden sollen und ob die Stichproben unabhängig oder abhängig voneinander sind. Tabelle 3.6 macht deutlich, daß sich hierdurch jeweils andere Tests ergeben, die die Bandbreite des einfachen t-Tests bzw.

---

[25] http://www.bfarm.de/de/index.php

Tab. 3.6: Übersicht für die Indikation statistischer Tests (nach [Bor03])

Art der Daten	Vergleich von 2 Verfahren		Vergleich von k Verfahren		Beurteiler-übereinstimmung
	unabhängig	abhängig	unabhängig	abhängig	
Normalverteilte Daten	t-Test von Student	t-Test für verbundene Stichproben	Varianzanalyse (ANOVA)	Varianzanalyse mit Meßwiederholung (rep. measures ANOVA)	---
Häufigkeiten	Fischer-Yates-Test Vierfelder-χ^2-Test	McNemar-Test Lehmacher-Test Bowker-Test	Freeman-Halton-Test $k \times m$-Felder-χ^2-Test Fuchs-Kenett-Test	Cochran-Test	κ-Koeffizient für 2 Beurteiler nach Cohen κ-Koeffizient für mehrere Beurteiler nach Fleiss
Verteilungsfreie Rangdaten oder transformierte Meßwerte	Mediantest U-Test von Mann-Whitney U-Test von Buck	Vorzeichentest Vorzeichenrangtest von Wilcoxon	k-Stichproben-Mediantest H-Test von Kruskal & Wallis Trendtest von Jonckheere	Friedman-Test Trendtest von Page	gewichteter κ-Koeffizient nach Cohen
Verteilungsfreie Kardinaldaten	Fischer-Pitman-Test Kolmogoroff-Smirnov-Test	Fischers Randomisierungstest	Randomisierungstest	Randomisierungstest	---

der Varianzanalyse (engl.: analysis of variances, ANOVA) bei normalverteilten Daten deutlich erweitern.

Interpretation des Tests

Nach der Wahl des passenden Tests wird mit diesem dann der sog. p-Wert ermittelt. Der p-Wert eines Tests ist die Wahrscheinlichkeit dafür, daß die Teststatistik bei Vorliegen der Nullhypothese einen mindestens so großen Wert wie den beobachteten annimmt. Das bedeutet, daß die Nullhypothese genau dann abgelehnt werden kann, wenn der p-Wert kleiner oder gleich dem Signifikanzniveau α ist. Dabei spielt es keine Rolle, wieviel der p-Wert kleiner als α ist. Ein Testergebnis wird von der Größe des Unterschiedes zwischen p und α weder besser noch schlechter bzw. „signifikanter", was jedoch in Veröffentlichungen zur medizinischen Bildverarbeitung immer wieder zu lesen ist.

Eine weitere häufig anzutreffende Fehlinterpretation statistischer Tests wird dann vorgenommen, wenn der Test nicht signifikant ist, d.h. wenn der ermittelte p-Wert größer als die vorgegebene Schwelle α ist. Oftmals wird dann nachträglich das Signifikanzniveau α neu definiert, oder es wird aus dem Test fälschlicherweise die Konsequenz gezogen, daß nun die Nullhypothese H_0 zutreffend ist. Beide Schlüsse sind aufgrund der asymmetrischen Testkonstruktion jedoch nicht zulässig. Die Formulierung der Hypothesen nach Gleichungen (3.7) oder (3.8) ermöglicht keine Angabe der Sicherheitswahrscheinlichkeit 1 − β, da die Wahrscheinlichkeit β für den Fehler zweiter Art vom Test nicht kontrolliert wird.

Auch der häufig anzutreffende Hinweis, daß die Stichprobe nicht hinreichend groß war, um Signifikanz mit dem Test zu erzielen, zeigt lediglich, daß keine Fallzahlplanung zur Validierungsstudie durchgeführt wurde. Ist ein statistischer Test nicht signifikant, dann ist keine statistisch fundierte Aussage möglich. Deshalb sollte jede Validierungsstudie in der medizinischen Bildverarbeitung vorab sorgfältig geplant werden.

3.7.3. Planung von Validierungsstudien

Die Frage, wie viele Bilder zur Validierung eines Bildverarbeitungsverfahrens benötigt werden, kann nicht pauschal beantwortet werden, sondern hängt vielmehr von der Art und dem Anwendungskontext des Verfahrens sowie vom Test ab. Wiederum ist das Problem vergleichbar mit dem bei der Validierung klinischer Studien. Dort muß bei der Planung der Studie entschieden werden, wie viele Probanden notwendig sind, um z.B. die Qualität eines neuen therapeutischen Verfahrens oder Medikamentes zu bestätigen. Große Stichproben sind entsprechend aufwendig, erhöhen aber die Chance für ein signifikantes Ergebnis, wobei allerdings auch solche Effekte signifikant werden können, die ohne jede klinische Bedeutung sind. Werden zu wenige Probanden gewählt, ist die Stärke des Tests entsprechend gering.

Abbildung 3.17 veranschaulicht die wechselseitigen Beziehungen im Signifikanztest. Das Signifikanzniveau α, die Effektgröße Δ, die Teststärke (engl.: power) 1 − β und der Stichprobenumfang N sind vier Einflußgrößen, die wechselseitig voneinander abhängen. Wenn drei dieser Einflußgrößen festgelegt sind, läßt sich mit der zugehörigen Teststatistik die vierte Größe berechnen. Wie schon das Signifikanzniveau, so ist auch die Teststärke in der klinischen Forschung konventionalisiert: Für viele Hypothesentests wird eine Teststärke von 0,80 als angemessen betrachtet, bei der eine richtige Alternativhypothese mit einer Wahrscheinlichkeit von 80% entdeckt wird [Bor02]. Ebenso sind Teststärken von 0,90 gebräuchlich [Cob02].

Zur optimalen Fallzahlplanung muß dann die erwartete Effektgröße vorgegeben bzw. aus den Daten einer Vorstudie geschätzt werden. Hierzu müssen zunächst, wie in Unterabschnitt 3.7.2 dargestellt, eine adäquate Null- und Alternativhypothese formuliert

Abb. 3.17: Wechselseitige Beziehungen im Signifikanztest [Bor02]

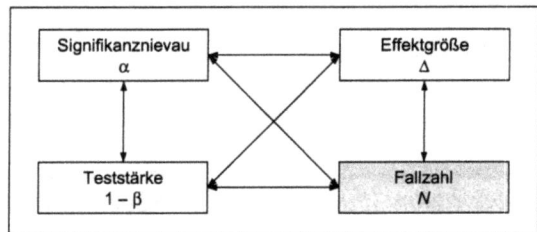

werden, und entsprechend der Art der Daten muß das richtige Testverfahren ausgewählt werden. Die Definition der Effektgröße Δ ergibt sich dann je nach Testverfahren aus der zugehörigen Teststatistik oder kann entsprechenden Tabellenwerken entnommen werden [Cob02, Bor03]. Der standardisierte Effekt $\vartheta = \Delta/\sigma$ ergibt sich durch Normierung der Effektgröße $\Delta = \mu_I - \mu_K$ auf die Varianz σ. Die optimale Fallzahl kann dann durch Auflösen der Teststatistik nach N ermittelt werden.

Tabelle 3.7 zeigt die benötigte Fallzahl N bei einem ungerichteten t-Test für zwei verbundene Strichproben. Je nach gewählter Teststärke und gewünschtem Signifikanzniveau liegen die benötigten Fallzahlen für mittlere Effekte $0,4 \leq \vartheta \leq 0,7$ im Bereich $19 \leq N \leq 109$, d.h. in einem weiten Anwendungsbereich sind Fallzahlen unter einhundert ausreichend. Diese relativ geringen Zahlen ergeben sich immer dann, wenn die zu vergleichenden Bildverarbeitungsverfahren auf jeweils denselben Bilddaten ausgeführt werden können. Dies ist beim Vergleich verschiedener Algorithmen der medizinischen Bildverarbeitung i.d.R. der Fall, denn die Berechnung mit dem einen Verfahren hat keinen Einfluß auf die Berechnung mit dem anderen Verfahren.

In Human- oder Tierversuchen kann hingegen oft nur ein Verfahren pro Proband angewendet werden. Die Stichprobe muß dann in eine Interventionsgruppe der Größe N_I und eine Kontrollgruppe mit N_K Probanden aufgeteilt werden. Die benötigte Fallzahl $N = N_I + N_K$ bei symmetrischer Aufteilung $N_I = N_K$ für den Vergleich zweier Mittelwerte μ_I und μ_K im Parallelgruppendesign mit unbekannter Varianz σ und normalverteilten Daten liegt bei mittleren Effekten im Bereich $52 \leq N \leq 376$ [Cob02]. Dies ist mehr als doppelt so viel wie bei verbundenen Stichproben, wobei für kleine Effekte die optimalen Fallzahlen proportional noch stärker anwachsen, als für verbundene Stichproben (Tab. 3.7).

Bei kleinen Effekten wird die benötigte Fallzahl also schnell sehr groß und kann je nach Teststatistik durchaus einige tausend Einzeluntersuchungen bzw. Referenzen er-

3.7 Anzahl der Referenzen und deren Analyse

Tab. 3.7: Optimale Fallzahl N für den ungerichteten t-Test bei zwei verbundenen Stichproben

Signifikanz- niveau α	Teststärke $1-\beta$	Standardisierter Effekt ϑ									
		0,10	0,20	0,30	0,40	0,50	0,55	0,60	0,70	0,80	0,90	1,00
0,05	0,80	787	199	90	52	34	28	24	19	15	12	10
	0,90	1.053	265	119	68	44	37	32	24	19	16	13
0,025	0,80	954	241	109	62	41	34	29	22	18	15	13
	0,90	1.244	313	141	81	53	44	38	28	23	18	16
0,01	0,80	1.172	269	134	77	51	42	36	28	22	18	16
	0,90	1.492	376	169	97	63	53	45	34	27	22	19
0,005	0,80	1.336	337	152	88	58	48	41	32	25	21	18
	0,90	1.676	422	190	109	71	60	51	39	31	25	21

fordern (Tab. 3.7). Eine solch hohe Anzahl von Goldstandards steht aber in der medizinischen Bildverarbeitung nur selten zur Verfügung. In diesen Fällen muß aufgrund der Vorstudie zunächst versucht werden, das Verfahren zu verbessern, bevor die Durchführung einer vollständigen Validierungsstudie Sinn macht.

3.7.4. Beispiel: Quantitativer Vergleich von Interpolationsverfahren

Interpolationsverfahren werden in vielen Anwendungen der medizinischen Bildverarbeitung benötigt und eingesetzt, da Bilder in digitaler Form nur an diskreten Stützstellen repräsentiert werden. Die diskrete Rückprojektion bei der CT-Bildgebung oder geometrische Transformationen von Bildern oder Volumendatensätzen, die nicht auf das diskrete Raster passen, sind nur einige Anwendungsbeispiele. Die aus der digitalen Signaltheorie bekannte ideale Interpolationsfunktion

$$\text{sinc}(x) = \frac{\sin(\pi x)}{\pi x} \tag{3.7}$$

ist im Ortsbereich x unbegrenzt und daher als lokale Faltungsmaske nicht anwendbar. Aus diesem Grunde wurden in den letzten 20 Jahren insbesondere in der Literatur zur medizinischen Bildverarbeitung, bei der oftmals eine besondere Genauigkeit erforderlich ist, eine Vielzahl von örtlich begrenzten Interpolationsfunktionen vorgeschlagen. In [Leh99] und [Leh01d] wurden gekappte (engl.: truncated) und gefensterte (engl.: windowed) sinc-Funktionen, die Nächste-Nachbar-Interpolation (engl.: nearest neighbor), lineare, quadratische und kubische Polynome als Interpolatoren bzw. Approximatoren sowie B-spline Funktionen und die Lagrange- und die Gauß-Methode verschiedener Ordnungen M mit Masken (engl.: kernel) der Größe $K \times K$ Pixel mit $K \in \{1, ..., 8\}$ untersucht. Der systematische Vergleich der Methoden wurde auf verschiedenen

Abb. 3.18: Visualisierung des Interpolationsfehlers mit verschiedenen Verfahren [Leh99]

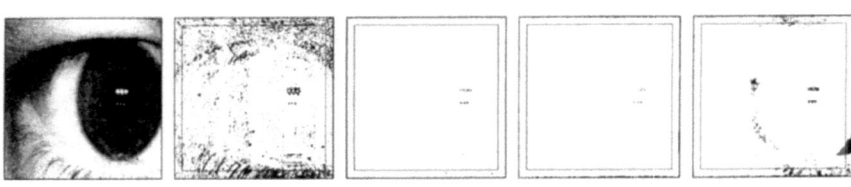

Ebenen durchgeführt. Die analytische Evaluierung basierte auf der theoretischen Betrachtung von Orts- und Frequenzeigenschaften der Kernel. Die experimentelle Evaluierung, die im folgenden ausschließlich dargestellt wird, basierte auf der Bestimmung des Interpolationsfehlers bei bekannten geometrischen Transformationen.

Da die experimentelle Fehleranalyse sowohl von der gewählten Transformation als auch von der lokalen Beschaffenheit des Ausgangsbildes abhängig ist, d.h. nichtkontrollierbaren und damit zufälligen Einflüssen unterliegt, wurden zahlreiche numerische Untersuchungen durchgeführt. Als quantitatives Ähnlichkeitsmaß zwischen dem Originalbild und dem mit jeweils gleicher Interpolationsmethode hin- und rücktransformierten Bild wurde der normalisierte Kreuz-Korrelationskoeffizient C verwendet, der bei pixelweiser Gleichheit den Wert Eins annimmt und bei maximalem Unterschied zu Null wird [Gre98]. Um Randeffekte auszuschließen, wurde für die Berechnung von C ein adäquater Randbereich in den Bildern ausgeklammert [Leh99]. Dieser Randbereich ist in den Einzelbildern der Abbildung 3.18 als inneres Quadrat eingezeichnet.

Für das Fehlermaß C kann bei verschiedenen Transformationen und bei verschiedenen Bildern eine Normalverteilung vorausgesetzt werden. In einer Vorstudie wurde der standardisierte Effekt zu $\vartheta = 0{,}55$ bestimmt, womit sich bei einer gewünschten Power von 0,8 sowie dem Signifikanzniveau $\alpha = 0{,}005$ eine Fallzahl von $N = 48$ ergibt (vgl. Tab. 3.7). Das Signifikanzniveau wurde hier konservativer als üblich gewählt, um Fehler erster Art, also die fälschliche Ablehnung der Nullhypothese, zu vermeiden.

Tabelle 3.8 zeigt das Ergebnis bei zentrierter Hin/Rück-Rotation eines Bildes um 50 normalverteilte Winkel mit einem Mittelwert von 45° und einer Standardabweichung von 10°. Die Interpolationsverfahren, Maskengrößen K und Ordnungen M sowie etwaige Parameter a, b und c sind in den linken Spalten der Tabelle dargestellt. Die mittlere Ähnlichkeit (engl.: mean) und die Standardabweichung (engl.: standard deviation) sind in den rechten Spalten der Tabelle eingetragen. Der lineare Score

$$S_C = \frac{\text{Mean}(C) - \text{Mean}(C_{\text{linear}})}{\text{Mean}(C_{\text{spline}}) - \text{Mean}(C_{\text{linear}})} \quad (3.8)$$

verdeutlicht die Qualität des jeweiligen Verfahrens im Vergleich zur kubischen B-spline-Interpolation, die als obere Schranke auf die Qualität Eins normiert wurde, und zur linearen Interpolation als untere Schranke mit der Qualität Null.

Die mittleren Korrelationswerte Mean(C) sind zwar bei allen Verfahren sehr hoch, doch machen die relativ hohen Standardabweichungen StD(C) anschaulich deutlich, daß ein alleiniges Experiment mit nur einem Winkel auf lediglich einem Bild nicht aussagekräftig wäre. Deshalb wurden die Ergebnisse statistisch analysiert. Als Nullhypothese wurde angenommen, daß die mittleren Korrelationswerte von jeweils paarweise miteinander verglichenen Interpolationsverfahren gleich sind. Es wurde der t-Test nach Student zur Analyse der Daten eingesetzt (vgl. Tab. 3.6). Hiernach sind nur der Gauß-Kernel zehnter Ordnung und die Splines mit Ordnung vier und fünf signifikant besser als die kubische Spline-Interpolation. Die Analyse zeigte weiter, daß ein Unterschied im Score von 0,01 Punkten hinreichend für die Signifikanz eines Paarvergleiches ist.

Im Gegensatz dazu stehen qualitative und quantitative Ergebnisse am Einzelbild. Abbildung 3.18 zeigt ganz links die Photographie eines Auges, das zur Schielwinkelmessung mit einem computerunterstützten Verfahren aufgenommen wurde. Die Elemente des verwendeten CCD-Sensors waren nicht quadratisch, sondern im Seitenverhältnis (engl.: aspect ratio) von 4/3 rechteckig. Mit der linearen und der kubischen B-Spline-Interpolation, der Lagrange-Interpolation mit Kernel-Größe $K = 7$ und der Gauß-Interpolation zehnter Ordnung mit $K = 8$ wurde die Photographie im Seitenverhältnis korrigiert, und anschließend wieder auf das ursprüngliche Aspect Ratio zurücktransformiert. Das Ergebnis der zweifachen Interpolation wurde vom Original subtrahiert, und alle Pixel, die mehr als einen Grauwert abwichen, wurden in Abbildung 3.18 jeweils schwarz dargestellt.

Die verhältnismäßig schlechte Qualität der linearen Interpolation macht in Abbildung 3.18 das zweite Bild von links deutlich. Das mittlere Bild, das mit der kubischen B-Spline-Interpolation errechnet wurde, hat kaum noch schwarze Fehlerpixel. Das Ergebnis der Lagrange-Interpolation hat im markierten inneren Bereich noch weniger Fehlerpixel, während für diese Kombination von Beispielbild und geometrischer Transformation das mit der Gauß-Methode berechnete Ergebnis deutlich schlechter abschneidet. Dieses spezielle Einzelergebnis steht im Gegensatz zu den statistisch signifikanten Ergebnissen auf der Basis vieler Bilder (Tab. 3.8). Im statistischen Mittel ist die Lagrange-Methode tatsächlich gleichwertig zur kubischen B-Spline-Interpolation, während die Gauß-Methode signifikant bessere Ergebnisse erreicht [Leh99]. Ähnliche

Tab. 3.8: Fehler bei 50 Rotationen eines Bildes mit $N(45°,10°)$-verteilten Winkeln [Leh99, Leh01d]

Interpolation scheme	K x K	Order	Mean(C)	StD(C)	S_C
Nearest neighbor	1 x 1		0.9928903	11.8470 • 10^{-4}	< 0
Linear	2 x 2	---	0.9979303	0.23633 • 10^{-4}	0
Cubic	2 x 2	$a = 0$	0.9982730	0.41216 • 10^{-4}	0.18
Quadratic (approx.)	3 x 3	$a = 1/2$	0.9962795	0.01756 • 10^{-4}	< 0
Quadratic (interpol.)	3 x 3	$a = 1$	0.9991039	0.26889 • 10^{-4}	0.60
Lagrange	3 x 3	---	0.9996543	0.28137 • 10^{-4}	0.88
B-spline (approx.)	4 x 4	Cubic	0.9944113	0.00773 • 10^{-4}	< 0
Cubic (sinc slope)	4 x 4	$a = -1/2$	0.9996622	0.11956 • 10^{-4}	0.89
Cubic (C2-cont.)	4 x 4	$a = -3/4$	0.9996832	0.09277 • 10^{-4}	0.90
Cubic	4 x 4	$a = -1$	0.9990500	0.87344 • 10^{-4}	0.57
Cubic	4 x 4	$a = -1.3$	0.9971569	3.12454 • 10^{-4}	< 0
Cubic (approx.)	4 x 4	$b = 1/3, c = 1/3$	0.9986348	0.06956 • 10^{-4}	0.36
Cubic (notch filter)	4 x 4	$b = 3/2, c = -1/4$	0.9902155	0.03835 • 10^{-4}	< 0
Lagrange	4 x 4	---	0.9995642	0.13466 • 10^{-4}	0.84
Gaussian	4 x 4	$M = 2$	0.9993863	0.58101 • 10^{-4}	0.75
Truncated sinc	5 x 5	---	0.9966259	5.25823 • 10^{-4}	< 0
Lagrange	5 x 5	---	0.9998303	0.05710 • 10^{-4}	0.98
Truncated sinc	6 x 6	---	0.9927909	8.93101 • 10^{-4}	< 0
Windowed sinc	6 x 6	---	0.9997279	0.12405 • 10^{-4}	0.92
Cubic (sinc slope)	6 x 6	---	0.9998022	0.11676 • 10^{-4}	0.96
Cubic (C2-cont.)	6 x 6	---	0.9998630	0.07970 • 10^{-4}	0.99
Lagrange	6 x 6	---	0.9997688	0.12720 • 10^{-4}	0.94
Gaussian	6 x 6	$M = 2$	0.9997001	0.17202 • 10^{-4}	0.91
Gaussian	6 x 6	$M = 6$	0.9998250	0.13613 • 10^{-4}	0.97
Truncated sinc	7 x 7	---	0.9978243	3.50711 • 10^{-4}	< 0
Lagrange	7 x 7	---	0.9998782	0.02683 • 10^{-4}	1.00
Cubic (C2-cont.)	8 x 8	---	0.9998767	0.09077 • 10^{-4}	1.00
Lagrange	8 x 8	---	0.9998388	0.11275 • 10^{-4}	0.98
Gaussian	8 x 8	$M = 6$	0.9998630	0.10039 • 10^{-4}	0.99
Gaussian	8 x 8	$M = 10$	0.9998956	0.08430 • 10^{-4}	1.01
B-spline (interpol.)	---	$M = 2$	0.9998330	0.08468 • 10^{-4}	0.98
B-spline (interpol.)	---	$M = 3$	0.9998789	0.09218 • 10^{-4}	1
B-spline (interpol.)	---	$M = 4$	0.9999214	0.05941 • 10^{-4}	1.02
B-spline (interpol.)	---	$M = 5$	0.9999342	0.04559 • 10^{-4}	1.03

Ergebnisse wurden auch für verschiedene Transformationen auf demselben Basisbild ermittelt [Leh01b].

3.7.5. Fazit

Zur experimentellen Validierung medizinischer Bildverarbeitungssoftware ist also die Durchführung hinreichend vieler Experimente und deren statistisch korrekte Analyse unbedingt erforderlich. Das zugrunde liegende statistische Modell muß gemäß den

Voraussetzungen korrekt gewählt werden. Die erforderliche Fallzahl sollte mit einer unabhängigen Vorstudie ermittelt werden. Das Beispiel mit den Interpolationsverfahren hat eindrucksvoll gezeigt, daß Ergebnisse, die aufgrund eines einzelnen Versuches ermittelt wurden, durch zufällige Meßwertschwankungen bedingt sein können und daher nicht verallgemeinert werden dürfen.

3.8. Datenintegration

In den bisherigen Abschnitten des Kapitels 3 wurden verschiedene Eigenschaften medizinischer Bildverarbeitungssoftware untersucht, die erfüllt sein müssen, um ihre Integrierbarkeit zu gewährleisten. Eine flexible, adaptive und stabile Software, die methodisch korrekt auf hinreichend vielen repräsentativen Referenzdaten evaluiert wurde und dem Anwender ausreichend Kontrollmöglichkeiten gibt, ist prinzipiell erfolgreich in die medizinische Routine integrierbar. Im folgenden werden nun die Kriterien diskutiert, die bei der Integration selbst zu beachten sind.

In Unterabbschnitt 2.3.2 wurden verschiedene Stufen der Integration von Systemkomponenten definiert. Die Datenintegration ist hierbei von grundlegender Bedeutung. Datenintegration bedeutet, daß einmal erfaßte Daten nicht ein zweites Mal erfaßt werden müssen, auch wenn sie von einer anderen Komponente des Gesamtsystems benötigt werden. Im Kontext der medizinischen Bildverarbeitung ist das Gesamtsystem ein PACS, und die Eingabebilder sowie die Ergebnisse der Analyse sind als relevante Daten anzusehen. Dies ist unabhängig davon, ob die Software als Ausgabe Bilder erzeugt, die z.B. zur Visualisierung oder zur Bereitstellung von Kontrollmöglichkeiten dienen, oder ob schlichtweg Zahlenwerte als quantitative Meßgrößen aus dem Bildmaterial extrahiert werden, die dann den radiologischen Prozeß bzw. die Diagnosefindung unterstützen sollen.

Aus der Sicht der Bildverarbeitungssoftware müssen zwei Ebenen der Datenintegration unterschieden werden. Die externe Ebene bezieht sich auf die Schnittstellen der Software nach außen, d.h. zu anderen Komponenten des PACS. Da die Bildverarbeitungssoftware oftmals auf komplexen und u.U. auch langwierigen Berechnungen basiert, ist auch eine interne Datenintegration sinnvoll, die gewährleistet, daß ein einmal berechnetes Zwischenergebnis nicht ein zweites Mal berechnet werden muß. Diese beiden Ebenen werden im folgenden genauer diskutiert und anhand von Anwendungsbeispielen aus der Praxis veranschaulicht.

Abb. 3.19: Externe Datenintegration medizinischer Bildverarbeitung im DICOM-PACS (in Farbe auf S. 204)

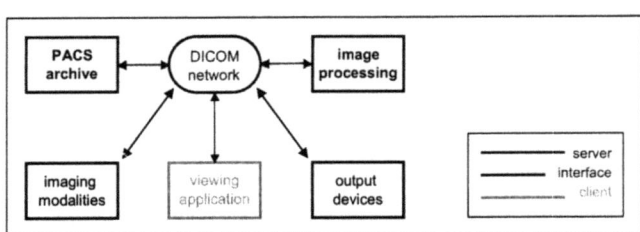

3.8.1. Externe Datenintegration mit dem DICOM-Protokoll

In Abschnitt 2.2 wurde der Begriff der klinischen Routine definiert. Dort wurde festgestellt, daß der radiologische Prozeß heutzutage bereits in ein PACS-System eingebettet ist, das i.d.R. auf dem DICOM-Standard basiert. Mit DICOM können neben den Bilddaten auch strukturierte Informationen zum Patienten, zur Modalität und zur Organisation der Daten in Studien übertragen werden. Neben dieser Strukturinformation modelliert DICOM auch Kommandos, was mit den Daten passieren soll. Dabei basiert DICOM auf dem Client/Server-Prinzip. Je nach Situation kann dasselbe Modul einmal Server- und einmal Client-Funktionalitäten ausüben. In diesem Framework ist die Datenintegration von Software zur medizinischen Bildverarbeitung direkt möglich. Die Bildverarbeitungssoftware muß lediglich über ein DICOM-konformes Interface verfügen, um transparent in das DICOM-PACS eingebunden werden zu können.

In Abbildung 2.8 wurde die generelle Struktur eines DICOM-PACS bereits dargestellt. Abbildung 3.19 zeigt die Erweiterung dieser Struktur mit einem Modul zur medizinischen Bildverarbeitung. In dieser Systemkonstellation kann der die Software benutzende Radiologe über die Applikation auf seiner Viewing Station die gewünschten Datensätze an die Bildverarbeitungssoftware versenden und die dort berechneten Ergebnisse, seien es einfache Parameter, komplexe Graphiken, Bilder, Filme oder auch Volumendaten, empfangen und zeitnah zur Darstellung bringen. Die Ergebniswerte der Datenverarbeitung können im PACS-Archiv gespeichert werden und stehen somit auch zu späteren Zeitpunkten frei zur Verfügung. Damit ist externe Datenintegration gegeben, denn weder die Bilder, die einer Berechnung zugrunde liegen, noch die Ergebnisdaten, die aus einer Berechnung hervorgehen, müssen wiederholt in das DICOM-PACS eingegeben werden.

Dennoch muß beim Aufbau einer DICOM-basierten Datenintegration auf die Validität der verwendeten DICOM-Informationen geachtet werden. Dies gilt insbesondere für

3.8 Datenintegration 113

Daten, die neben der Bildmatrix als Parameter in den Algorithmus zur Bildverarbeitung mit eingehen. Der Grund für die gebotene Vorsicht liegt in der Komplexität von DICOM. Die komplexe Informationskodierung mit DICOM ist für den Anwender oftmals nicht hinreichend transparent. Viele DICOM-Einträge (engl.: tags) werden von den DICOM-Modalitäten aus den Geräteeinstellungen automatisch generiert und ohne entsprechende Kontrollmechanismen (vgl. Abschn. 3.4) digital mit den Bilddaten gespeichert.

3.8.2. Beispiel: Informationskodierung bei CT-Untersuchungen

Die Informationsmodellierung in DICOM basiert auf dem Entity/Relationship-Modell. Jedes Informationsobjekt wird in einer entsprechenden Definition (engl.: information object definition, IOD) beschrieben [NEMA01]. Abbildung 3.20 zeigt die Entitäten (blau hinterlegt), ihre Beziehungen zueinander sowie ihre Hauptattribute (engl.: module), die von der DICOM-IOD „CT image" benutzt werden. Obligatorische Module sind in Abbildung 3.20 rot hinterlegt, optionale Module grün. Das Modul „contrast/bolus" muß genau dann gesetzt werden, wenn ein Kontrastmittel bei der CT-Untersuchung eingesetzt wurde (Abb. 3.20, gelb). Alle Module setzen sich wiederum aus Untermodulen zusammen, die schließlich aus einzelnen Tags aufgebaut werden. Jedes Tag wird über eine Kennung (engl.: identifier, ID) eindeutig identifiziert, die aus zwei 16Bit Integerwerten zusammengesetzt ist. Der erste Wert bezeichnet die Tag-Gruppe, der zweite das Tag-Element.

Im Modul „general series" einer CT-Untersuchung ist das Tag (0018,0015) „body part examined" enthalten, das die aufgenommene Körperregion standardisiert beschreibt. Hierfür sind in DICOM insgesamt 25 zulässige Werte definiert [NEMA01]. Weiterhin ist der Wert „special" erlaubt. Das Tag (0018,0015) wird vom CT-Gerät aufgrund des vom Untersucher vorgewählten Aufnahmeprogramms sowie der eingestellten Parametrierung automatisch gesetzt, d.h. das Betriebsprogramm der Modalität ermittelt aus den Informationen über den Patienten, die das PACS bereitstellt, den Parametrierungen an der Konsole durch den Anwender sowie den technischen Geräteeinstellungen semantisch bedeutungsvolle Werte für Tag-Einträge.

Um die Validität solcher nichtkontrollierten semantischen Tags systematisch zu untersuchen, wurden im Rahmen des IRMA-Projektes (vgl. Unterabschn. 3.2.3) an der Klinik für Radiologische Diagnostik in Zusammenarbeit mit dem Institut für Medizinische Informatik die am Universitätsklinikum Aachen eingesetzten CT-Modalitäten hinsichtlich der automatisch gesetzten Werte für das DICOM-Tag (0018,0015) von einem erfahrenen Radiologen kontrolliert. Um keine systematischen Ergebnisverfäl-

Abb. 3.20: Entity/Relationship-Modell und Hauptattribute der DICOM-IOD für CT-Untersuchungen (in Farbe auf S. 205)

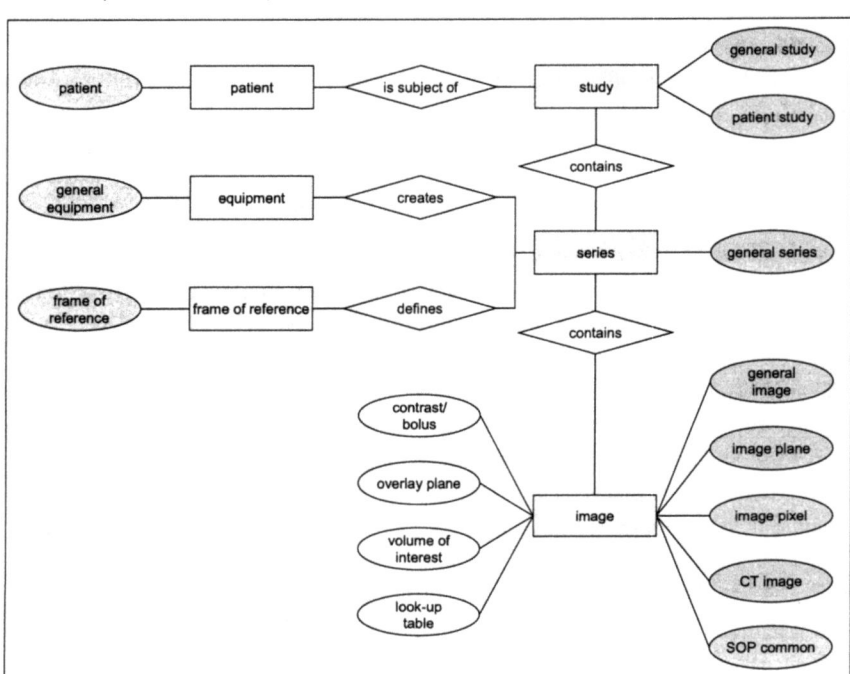

schungen zu erfassen, die durch das jeweilig diensthabende Personal bedingt seien könnten, wurde die Kontrolle in zwei unabhängigen Perioden durchgeführt. Bei der ersten Untersuchungsperiode von August bis Dezember 2000 wurden insgesamt 580 Untersuchungen erfaßt. In der zweiten Periode von Oktober bis November 2001 waren es 568 CT-Volumina [Gül02].

Die Gesamtfehlerrate war in beiden Perioden annähernd gleich (15,5% und 15,3%), sodaß im folgenden die Einzelergebnisse beider Untersuchungen zusammengefaßt werden. Tabelle 3.9 zeigt die DICOM-Tag-Einträge für die untersuchte Körperregion sowie die vom Radiologen ermittelte Referenz. Häufige Fehleinträge sind zwischen den Körperregionen Kopf (engl.: head), Hals (engl.: neck), Thorax (engl.: chest) und der Bauchregion (Abdomen) zu finden. Dies liegt primär daran, daß das Tag „body part examined" einmalig für eine komplette CT-Untersuchung vergeben wird, das aufgenommene CT-Volumen jedoch mehrere dieser Körperregionen umfassen kann. Ebenso sind zwar die zulässigen Tag-Werte in DICOM standardisiert, ihre genaue Se-

Tab. 3.9: Fehlermatrix für das automatisch gesetzte DICOM-Tag „body part examined" [Gül02] (in Farbe auf S. 205)

		Tatsächlich dargestellte Körperregion									Summe	Fehler	Fehler in %
		Abdomen	Breast	Chest	Extremity	Head	Heart	Neck	Pelvis	Shoulder	Spine			
DICOM-Tag-Einträge	Abdomen	343	9	38	2	1		2			3	398	55	13,8
	Breast		94	1								95	1	1,1
	Chest	20		333	4	3		35			2	397	64	16,1
	Extremity	15	2		9							26	17	65,4
	Head			8		20		70			3	101	31	30,7
	Heart						0					0	0	0,0
	Neck			2				41				43	2	4,7
	Pelvis							3	8			11	3	27,3
	Shoulder	1								9		10	1	10,0
	Spine					1					64	65	1	1,5
	Special			1			1					2	2	100,0
Summe		379	113	395	15	75	1	81	8	9	72	1.148	177	15,4

mantik jedoch nicht. So ist z.B. die Unterscheidung zwischen Brust (engl.: breast) und Thorax oder zwischen Extremitäten (engl.: extremity) und Arm nicht eindeutig, was daher auch zu Fehlern führt. Bezeichnenderweise wurden von den im DICOM-Standard möglichen 25 Körperregionen vom CT-Gerät nur insgesamt 10 verschiedene zur Kodierung der Untersuchungen verwendet.

Prozentual häufige Fehler ergeben sich weiterhin bei Untersuchungen der Extremitäten, die meist von der DICOM-Modalität als Abdomen bezeichnet werden (Tab. 3.9). Auch die Verwechslung von Becken (engl.: pelvis) und Hals ist durch die Uneindeutigkeit der DICOM-Begriffe bzw. die Abdeckung mehrerer Körperregionen mit einer Untersuchung nicht zu erklären. Der Grund für diese Fehler liegt in der fehlenden Kontrollmöglichkeit für den Anwender. Bislang wird das Tag (0018,0015) von keinem Client im PACS ausgewertet. Das die Geräte bedienende Personal weiß u.U. gar nicht, daß in den elektronischen DICOM-Datensätzen derartige semantische Information abgelegt wird. Daher werden in Sonderfällen, z.B. bei besonders korpulenten Patienten, bei denen eine Neuparametrierung des CT-Gerätes notwendig wäre, um gute Bilder zu erzeugen, einfach Programme für andere Körperregionen adaptiert. Dies ist für den Gerätebediener i.d.R. schneller bzw. einfacher und führt aus diagnostischer Sicht zu gleichwertigen Ergebnissen.

Insgesamt wurden von den gut 1.000 Datensätzen mehr als 15% falsch bezeichnet. Diese Fehlerrate ist für eine weitere Verarbeitung, z.B. durch Algorithmen zur medizinischen Bildanalyse, eindeutig zu hoch. Bei einer externen Datenintegration reicht also die DICOM-Konformität alleine nicht aus. Es muß vielmehr auch die Qualität der DICOM-Daten hinterfragt werden, wenn diese als relevante Parameter in die Bildverarbeitung eingehen sollen.

3.8.3. Interne Datenintegration durch relationale Datenbanken

Ein einmal erfaßtes Datum muß für alle Komponenten des PACS zu jedem Zeitpunkt verfügbar sein. Dieses Prinzip sollte auch für die Bildverarbeitungssoftware selbst gelten. Insbesondere die Zwischenergebnisse zeitaufwendiger Vorverarbeitungsschritte sollten im weiteren Verlauf einer Berechnung und auch zu späteren Zeitpunkten, wenn die Berechnung mit geänderten Parametern erneut durchgeführt wird, weiterhin verfügbar sein.

Damit muß ein Bildverarbeitungssystem, das erfolgreich in die medizinische Routine integriert werden soll, Zugriff auf ein Datenbanksystem haben. Obwohl in DICOM auch hierfür adäquate Klassen verfügbar sind, wird aus organisatorischen oder rechtlichen Gründen im Krankenhaus oftmals die Unabhängigkeit dieser Datenbank vom Routinearchiv im DICOM-PACS gefordert.

Werden von dem Bildverarbeitungssystem „eigene" Datenbanksysteme als Nicht-DICOM-Archive betrieben, müssen die Datenbankschemata offengelegt sein, damit u.U. auch andere Komponenten im PACS auf die Daten zugreifen können. Relationale Datenbanken, die über SQL angesprochen werden können, sind hierfür besonders geeignet. Obwohl viele relationale Datenbanken mittlerweile auch große Binärobjekte (engl.: binary large object, BLOB) verwalten können, wird für die Speicherung von vielen Bildern das Verwalten eines Zeigers (engl.: pointer) auf den Speicherort der Bilddaten empfohlen [Chu00]. Dieses Konzept wird auch in DICOM-konformen PACS-Archiven eingesetzt. Werden die Bilddaten außerhalb der Datenbank abgelegt, muß die Speicherung in einem gängigen Standardformat erfolgen [Ste99]. Bislang werden hierfür hauptsächlich die Formate GIF, TIFF und JPEG eingesetzt [Leh02a, Leh02b].

Bilddatenspeicherung in GIF

Das GIF-Format wurde von Compuserve Inc. (Columbus, Ohio, USA) entwickelt und hat sich in den späten Achtziger Jahren als Quasi-Standard für den Bildaustausch etabliert. Das Format erlaubt die Speicherung mehrerer Bilder in einer Datei und kann eine transparente Hintergrundfarbe definieren. Die Farbanzahl ist jedoch auf 256 Farben begrenzt, wobei für jedes Bild eine eigene Farbtabelle (engl.: look up table, LUT) definiert werden kann. Für jede der 256 möglichen Farben pro Bild wird der Rot-, Grün- und Blauanteil (RGB) mit jeweils 8Bit definiert. Die Auswahl der Farben kann also aus einer Palette von 2^{24} = 16.777.216 möglicher Farben erfolgen. Zur verlustfreien Kompression wird das Verfahren von LEMPEL, ZIV & WELCH (LZW) eingesetzt [Wel84, Dür02], womit auf medizinischem Bildmaterial Kompressionsraten von 1:2 bis zu 1:3 erreicht werden [Leh02c].

Derzeit hat das GIF-Format im Internet eine besondere Bedeutung erlangt, denn durch die Integration mehrerer Bilder können kurze Filme (engl.: animated GIF) einfach und effizient in der Hypertext Markup Language (HTML) codiert werden. Für andere Anwendungen ist die geringe Anzahl gleichzeitig nutzbarer Farben nachteilig. Deshalb ist das GIF-Format auch nur in Sonderfällen zur Archivierung von Bildern aus medizinischer Bildverarbeitung geeignet. Zudem wurde der LZW-Algorithmus mittlerweile patentiert und darf nicht mehr ohne gesonderte Genehmigung verwendet werden.

Bilddatenspeicherung in TIFF

Das TIFF-Format wurde ursprünglich in einer Kooperation von Aldus Corp. (Seattle, Washington, USA) und der Microsoft Corp. (Redmond, Washington, USA) entwickelt, wobei die Rechte an der Spezifikation von Aldus gehalten wurden. Durch die Fusion mit Adobe Systems Inc. (San Jose, California, USA) sind die Rechte an Adobe übergegangen. TIFF ist ein plattformunabhängiges Datenformat für digitale Bilder, das ebenfalls mehrere Bilder pro Datei kodieren kann. Wie im DICOM-Format werden bei TIFF die zur Interpretation des Datenblocks notwendigen Informationen mit diversen Einträgen (engl.: tag) kodiert, deren Anzahl und Reihenfolge im Vorspann der Datei (engl.: header) variabel ist. In TIFF können die Bilddaten unkomprimiert, wie beim GIF-Format nach LZW verlustfrei oder mit einer Entropiecodierung, die auf der diskreten Kosinustransformation (engl.: discrete cosine transform, DCT) basiert, auch verlustbehaftet komprimiert werden. Für Schwarz/Weiß-Bilddaten können weiterhin auf der Huffman-Kodierung basierende Kompressionsverfahren gewählt werden, die eine effiziente aber verlustfreie Verkleinerung des binären Datenblocks ermöglichen.

Obwohl das TIFF-Format mittlerweile durch die International Organization for Standardization (ISO)[26] für die medienunabhängige Bildverarbeitung standardisiert wurde [ISO12234, ISO12639], können in der Praxis aufgrund der vielen Versionen des Standards dennoch Inkompatibilitäten auftreten [Leh02a, Leh02b]. Nichtsdestotrotz ist das TIFF-Format zur Speicherung medizinischer Bilddaten weit verbreitet.

---

[26] http://www.iso.ch/iso/en/ISOOnline.frontpage

Bilddatenspeicherung in JPEG
Das JPEG-Format erlaubt hohe Kompressionsraten ohne wahrnehmbaren Qualitätsverlust. Während die Kompression des bisherigen JPEG-Formats auf der DCT beruhte, nutzt das neue JPEG2000-Format[27] eine Wavelet-basierte Datenreduktion, wodurch bei gleichbleibender Bildqualität noch höhere Kompressionsraten erreicht werden können. Mit JPEG2000 sind Reduktionsraten von 1:20 möglich, ohne daß ein merklicher Qualitätsverlust entsteht [Leh02c]. Die JPEG-Kompression ist variabel und kann verlustfrei sowie verlustbehaftet gewählt werden. Mit Motion-JPEG (MJPEG bzw. MJPEG2000) können auch Bildsequenzen in einer Datei gespeichert werden, wobei jedes Einzelbild (engl.: frame) individuell nach JPEG kodiert wird. Weiterhin können sog. Metadaten zum Bild gespeichert werden, die etwa den Bildinhalt beschreiben oder Eigentumsrechte angeben. Zudem können unterschiedliche Bildbereiche verschiedenartig komprimiert werden. Dies hat den Vorteil, daß wichtige Elemente im Bild ohne oder nur mit wenigen Verlusten komprimiert und somit detailliert gespeichert werden, während die unwichtigen Inhalte außerhalb der ROI stark komprimiert werden können, wodurch die Gesamtgröße der Datei immer noch erheblich reduziert werden kann. JPEG ist bereits in den DICOM-Standard integriert, an der DICOM-Adaptierung von JPEG2000 wird noch gearbeitet.

Für die verschiedensten Modalitäten und Indikationen werden immer wieder klinische Studien publiziert, in denen versucht wird, die Qualität der Diagnostik basierend auf verlustbehaftet JPEG-komprimierten Bildern mit der basierend auf den unkomprimierten Originalbilddaten zu vergleichen, um Referenzwerte für den variabel wählbaren Kompressionsfaktor zu erhalten, z.B. [Wen96, Jan00]. Aufgrund der offensichtlichen Diskrepanz zwischen einer perzeptionellen und einer datenbasierten Ähnlichkeit von Bildinhalten können diese Untersuchungen jedoch nicht auf Verfahren zur rechnergestützten Bildanalyse übertragen werden. Prinzipiell sollten quantitative Analysen mit automatischer Bildverarbeitung auf einem nicht-verlustbehaftet komprimierten Bild basieren, um Ungenauigkeiten oder Fehler in den ermittelten quantitativen Meßwerten zu vermeiden.

Bilddatenspeicherung in PNG
Nicht zuletzt aufgrund der oben genannten Einschränkungen des GIF-Formates hat das World Wide Web Consortium (W3C)[28] bereits 1996 eine formelle Empfehlung für das

---

[27] http://www.jpeg.org/JPEG2000.html
[28] http://www.w3.org

Bildformat Portable Network Graphics (PNG)[29] ausgesprochen, das daher mittlerweile von allen gängigen Internet-Browsern unterstützt wird. Im April diesen Jahres wurde das PNG-Format auch als Entwurf einer internationalen Norm durch die ISO standardisiert [ISO15948].

Anders als das GIF-Format, das nur 256 Graustufen kodieren kann, können im PNG-Format 15 verschiedene Farbtiefen eingestellt werden. Neben den üblichen Graustufenbildern mit 8Bit und RGB-Bildern mit 24Bit, kann man in PNG von 1Bit-Binärbildern bis hin zu 48Bit-Truecolor-Bildern immer die jeweils optimale Farbtiefe wählen. Der interne verlustfreie Kompressionsalgorithmus arbeitet äußerst effizient und erzeugt teilweise sogar kleinere Bilddateien als das verlustbehaftete JPEG-Format, insbesondere dann, wenn in einem Bild sprunghafte Kontraste (z.B. durch eingeblendete Schrift) vorhanden sind. Jede horizontale Bildzeile wird mit einem von fünf verschiedenen Algorithmen komprimiert, wobei der jeweils optimale Algorithmus auch automatisch bestimmt werden kann. Mit einem 24Bit-Testbild, das alle 16,7 Millionen verschiedene Farben enthielt, konnte im PNG-Format eine Kompressionsrate von 1:841 erreicht werden [Roe99]. Das kleinste PNG-Bild ist ein einzelnes durchsichtiges Pixel, das mit gerade einmal 67 Bytes kodiert werden kann. Dies sind natürlich Extremfälle, die nicht für die medizinische Bildverarbeitung gelten. Nach den Erfahrungen im IRMA-Projekt liegen die erreichbaren Kompressionsraten bei 1:2,2 bzw. 1:1,9 für gescannte bzw. direkt digital erzeugte Thorax-Röntgenbilder.

Darüber hinaus bietet das PNG-Format eine Reihe weiterer interessanter Eigenschaften, die auch für medizinische Bilder sinnvoll sein können. Während in GIF nur eine transparente Hintergrundfarbe einstellbar ist, d.h. ein Pixel entweder zum Bild gehört oder durchsichtig ist, kann in PNG eine variable Transparenz in 254 Stufen definiert werden. Hiermit sind effektvolle Überblendungen möglich, die z.B. für Doppler-Ultraschallbilder, multimodal registrierte Bilder oder 3D-Rekonstruktionen sinnvoll sein können. Weiterhin wird ein PNG-Bild so gespeichert, daß eine erste Rekonstruktion des vollständigen Bildes bereits möglich ist, wenn nur 1/64 der komprimierten Bildinformation übertragen wurde. Danach wird die Darstellung des Bildes sukzessive verfeinert. Das ist insbesondere für telemedizinische Anwendungen interessant, die auf einer geringen Kanalkapazität aufsetzen müssen, z.B. wenn sie auf mobilen Computern betrieben werden.

---

[29] http://www.libpng.org/pub/png/

Transparente Bilddatenspeicherung

Unabhängig davon, nach welchem Standardformat die Bilddaten letztlich kodiert werden, muß der direkte Zugriff auf diese über die relationale Datenbank ermöglicht werden. Dies ist insbesondere dann wichtig, wenn mit einer (zentralen) Datenbank eine verteilte Datenhaltung gesteuert wird. Dann müssen Mechanismen in der Bildverarbeitungssoftware enthalten sein, die den transparenten Zugriff auf die verteilten Daten gewährleisten und bei Bedarf lokale Kopien (Replikationen) der Daten automatisch anlegen können.

Die allgemeine Architektur verteilter Systeme ist in der Grundlagenliteratur ausführlich beschrieben [Tan03]. Für eine interne Datenintegration sind insbesondere Positions-, Zugriffs- und Nebenläufigkeitstransparenz notwendig, damit das verteilte System von außen wie ein kohärentes Einzelsystem erscheint. Die Positionstransparenz gewährleistet dabei, daß dem Benutzer der tatsächliche Speicherort der Daten auf der physischen Werkzeugebene verborgen bleibt. Mit Zugriffstransparenz wird erreicht, daß unterschiedliche Darstellungen beim Zugriff auf Daten, die z.B. auf der logischen Werkzeugebene über verschiedene Betriebssysteme bereitgestellt werden, dem Benutzer verborgen bleiben. Durch Nebenläufigkeitstransparenz wird erreicht, daß auf der Anwendungsebene ein paralleler Zugriff von mehreren Prozessen auf dieselben Daten möglich ist, ohne daß der einzelne Benutzer hiervon Kenntnis erlangt bzw. in seiner Anfragebearbeitung beeinträchtigt wird.

3.8.4. Beispiel: Interne Datenintegration im IRMA-System

In Unterabschnitt 3.2.3 wurde bereits das IRMA-Projekt zum inhaltsbasierten Zugriff auf medizinische Bilddaten vorgestellt. Da in IRMA eine große Anzahl anonymisierter medizinischer Bilder ohne Bezug zum jeweiligen Patienten vorgehalten werden müssen, ist ein eigenes Datenbanksystem vorgesehen. Die interne Datenintegration ist bei IRMA von besonderer Bedeutung, denn im Rahmen der stufenweisen Abstraktion der Bildinhalte werden zu jedem Bild eine Vielzahl von Merkmalsbildern berechnet, die dann dem Retrieval-Prozeß zugrunde liegen. Um interne Datenintegration zu erreichen, basiert IRMA auf einer relationalen Datenbank mit verteilter Datenhaltung, bei der Original- und Merkmalsbilder gleichermaßen behandelt und im PNG-Format außerhalb der Datenbank gespeichert werden. In dieser Datenbank werden auch die Methoden vorgehalten, mit denen die Merkmale extrahiert bzw. transformiert werden. Geeignete Replikationsmechanismen ermöglichen dabei den transparenten Zugriff auf Merkmale und Methoden [Bre00b, Gül03].

3.8 Datenintegration

Abb. 3.21: Vereinfachtes Datenbankschema des IRMA-Systems (in Farbe auf S. 206)

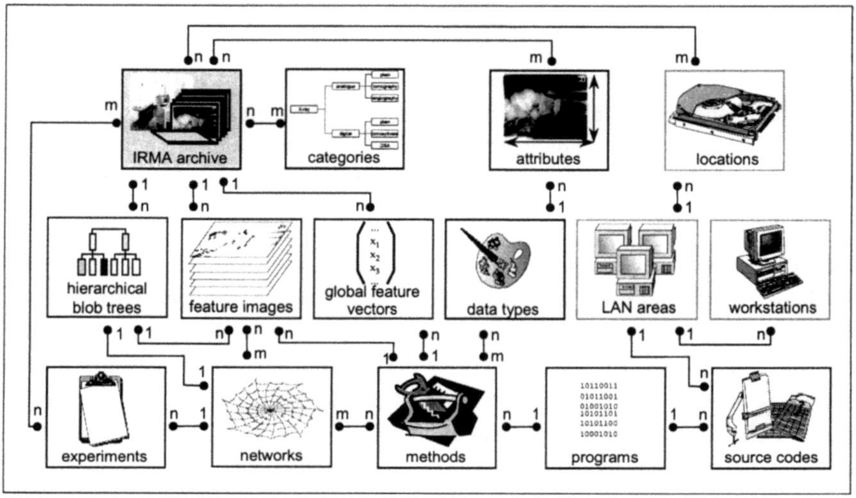

Das interne IRMA-Datenbankschema

Das interne Datenbankschema des IRMA-Systems ist stark vereinfacht in Abbildung 3.21 dargestellt. Die zentrale Komponente ist das Archiv, in dem Referenzbilder (Abb. 3.21, rot hinterlegt), Merkmale und Methoden mit jeweils eindeutiger ID verwaltet werden. Jedem Bild werden verschiedene Kategorien (vgl. Schritt 1 in Unterabschn. 3.2.3: Kategorisierung) und Attribute zugeordnet, die jeweils verschiedene Datentypen haben können.

Die in Abbildung 3.21 gelb umrandeten Entities modellieren die verteilte Datenhaltung. Jedes Datum, ob Merkmal (engl.: feature) oder Methode, ist einem Ablageort (engl.: location) zugeordnet, der sich in verschiedenen lokalen Clustern (engl.: local area network, LAN) befinden kann. Jeder Cluster besteht dabei aus mehreren Workstations.

Die Verwaltung von Programmen, mit denen die Merkmale für Abfragen berechnet werden, ist in Abbildung 3.21 mit rot umrandeten Entities dargestellt. Jedes Programm setzt sich aus einer oder mehreren Einheiten Quelltext (engl.: source code) zusammen. Diese Quelltexte werden maschinenabhängig zu einem lauffähigen Programm kompiliert. Aus jedem Programm können durch unterschiedliche Parametrierungen verschiedene IRMA-Methoden entstehen, aus denen wiederum die Netzwerke kombiniert werden. Ein Netzwerk führt mit unterschiedlichen Merkmalsmengen zu verschiedenen Experimenten.

Globale Merkmale (vgl. Schritt 1 in Unterabschn. 3.2.3: Kategorisierung), lokale Merkmale (vgl. Schritt 3 in Unterabschn. 3.2.3: Merkmalsextraktion) und die hierarchischen Graphen (engl.: blob tree) zur abstrakten Bildbeschreibung (vgl. Schritt 5 in Unterabschn. 3.2.3: Abstraktion) sind in Abbildung 3.21 mit blau umrandeten Entities visualisiert. Diese Merkmale werden wie die Originalbilder mit eindeutiger ID in der Datenbank verwaltet.

Das IRMA-Datenbankschema gewährleistet interne Datenintegration, denn Merkmalsbilder, die für ein Experiment berechnet wurden, können in einem anderen Experiment ohne erneute Berechnung benutzt werden, da für jede Methode im Netzwerk die Ein- und Ausgabemerkmale bzw. Merkmalsmengen mit eindeutigen IDs in der Datenbank verwaltet werden. Darüber hinaus wird auch für die IRMA-Methoden eine interne Datenintegration realisiert. Die hierfür notwendigen transparenten Replikations- und Zugriffsmechanismen werden im folgenden vorgestellt.

Transparenz beim Zugriff auf Merkmale und Methoden
Die Ausführung von Experimenten im IRMA-System nutzt alle verfügbaren Ressourcen. Deshalb ist neben der Datenbank mit dem IRMA-Scheduler eine weitere zentrale Komponente vorhanden, die mit den Hintergrundprozessen (engl.: daemon) auf den einzelnen Workstations in den verschiedenen LAN-Bereichen kommuniziert.

Abbildung 3.22 veranschaulicht diese Kommunikation zwischen den zentralen Serverkomponenten (rot hinterlegt) und den verteilten Client-Prozessen (grün hinterlegt), die für einen transparenten Methodenzugriff notwendig ist. Vergibt der Scheduler einen Auftrag an den Daemon (engl.: run program), so ermittelt dieser über die Methoden-ID aus der Datenbank den Namen des Programms, das auf der lokalen Maschine ausgeführt werden soll (engl.: get name). Ist das Programm lokal verfügbar, so wird die Bereitschaft zur Programmausführung dem Scheduler mitgeteilt (engl.: notify ready). Ist das Programm nicht vorhanden, so wird über die Datenbank ermittelt, wo die Quelltexte des Programms abgelegt sind (engl.: get host), dann wird deren Download über das File Transfer Protocol (FTP) angestoßen (engl.: get-ftp sources), und die übertragenen Dateien werden auf der lokalen Maschine kompiliert und zu einem Programm gebunden (engl.: make). Für die Zukunft ist in IRMA geplant, auch plattformunabhängige Programmiersprachen (z.B. Java) einzusetzen. Damit kann die rechnerspezifische Programmerstellung entfallen.

3.8 Datenintegration 123

Abb. 3.22: Automatische Methodenreplikation in IRMA

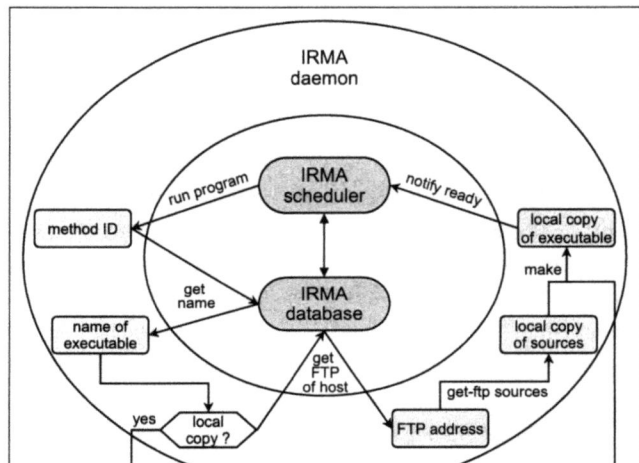

Dieselbe Art der Kommunikation kann auch verwendet werden, um lokale Replikationen von Merkmalen anzulegen. Hierbei entfällt lediglich das Kompilieren und Binden der Programme. Derzeit ist im IRMA-Projekt geplant, die interne FTP-Kommunikation von Programmquelltexten durch ein Revisionskontrollsystem zu ersetzen, das eigene Funktionalitäten zum Ein- und Auschecken der jeweils aktuellen Quelltextversionen bietet und gewährleistet, daß immer die aktuelle Version eines Programms auf dem lokalen Rechner ausgeführt wird.

Durch die Verwaltung der Pointer in der IRMA-Datenbank und die Transfermechanismen wird auf der physischen Werkzeugebene Positionstransparenz gewährleistet. Der IRMA-Daemon gewährleistet auf der logischen Werkzeugebene Zugriffstransparenz, denn unabhängig vom jeweiligen Betriebssystem wird automatisch ein auf dem lokalen Rechner lauffähiges Programm gebunden. Für die Merkmale wird durch das verwendete Standarddatenformat bereits eine Zugriffstransparenz gewährleistet. Über den IRMA-Scheduler wird schließlich die Nebenläufigkeitstransparenz auf der Anwendungsebene erreicht, denn der Scheduler verteilt die Jobs verschiedener QBE-Experimente auf alle verfügbaren Rechner, sodaß die Kapazitäten der Prozessoren (engl.: central processing unit, CPU) im gesamten IRMA-Rechnernetz optimal ausgelastet werden. Somit ist in IRMA eine interne Datenintegration realisiert, die letztlich auch die entscheidende Voraussetzung für die zeitnahe Beantwortung von inhaltsbasierten Anfragen an das medizinische Bildarchiv ist.

3.8.5. Fazit

Während eine externe Datenintegration von medizinischer Bildverarbeitungssoftware in einem DICOM-PACS über das DICOM-Protokoll einfach realisiert werden kann, denn die benötigten Funktionen zum Lesen oder Schreiben von Bildern in das Archiv erfordern keine Erweiterungen der bestehenden Komponenten im DICOM-PACS, kann interne Datenintegration auch über eine einfache Datenbankfunktionalität der Bildverarbeitungssoftware erreicht werden. Das Datenbankschema sollte dabei offen gelegt werden und die Datenbank muß über SQL auch von anderen Applikationen im Gesamtsystem ansprechbar sein. Aus Effizienzgründen sollten die Bilddaten nicht in der Datenbank selbst gespeichert werden. Insbesondere bei Web-basierten Applikationen kann zur einfachen Kodierung der Bilddaten das PNG-Format präferiert werden. Aufgrund der lokal adaptiven Kompressionsmöglichkeit wird JPEG in der medizinischen Bildverarbeitung an Bedeutung gewinnen, denn hiermit können bei gleichzeitig erheblicher Datenreduktion die für eine Auswertung relevanten Bildregionen verlustfrei kodiert werden. Dies gilt insbesondere dann, wenn JPEG2000 in den DICOM-Standard integriert worden ist.

3.9. Funktionsintegration

In Unterabschnitt 2.3.2 wurden verschiedene Qualitätsstufen bei der Integration von einzelnen Systemkomponenten definiert. Während eine vollständige Datenintegration gewährleistet, daß ein einmal erhobenes Datum überall verfügbar ist und nicht ein zweites Mal erhoben zu werden braucht, bedeutet Funktionsintegration, daß eine bestimmte Funktionalität, die einmal von einem Anwendungsbaustein oder Modul im System bereitgestellt wird, nicht noch einmal von einem anderen Baustein im System angeboten werden muß, sondern vielmehr von jedem Baustein im System aufgerufen werden kann, in dem diese Funktionalität benötigt wird. Im Kontext der medizinischen Bildverarbeitung sind solche Funktionalitäten die Algorithmen, mit denen die Bilder transformiert bzw. analysiert werden.

Funktionsintegration am Einzelplatzrechner (z.B. Praxis-PC) ist dabei a priori gegeben, denn die Software zur Bildverarbeitung und die Software zur Bilderzeugung und -verwaltung sind auf demselben PC installiert. Eine Funktionsintegration bei vernetzten Rechnern in einem RIS oder PACS kann hingegen auf verschiedene Arten erreicht werden.

3.9.1. Synchrone vs. asynchrone Kommunikation

Als Lösungskonzept zur Erreichung einer Funktionsintegration wurden in Unterabschnitt 2.3.2 verschiedene Middleware-Komponenten benannt. Während mit Remote Procedure Calls oder Remote Function Calls eine synchrone Kommunikation aufgebaut werden kann, dienen Queue-Manager zur Abwicklung von asynchroner Kommunikation. Beide Konzepte stammen aus dem Bereich der medizinischen Informationssysteme, in denen die Daten i.d.R. alphanumerischer Natur sind. Bei der Kommunikation von textuellen Attributen geht es in erster Linie darum, die Daten in ein entferntes Datenbanksystem einzufügen, dort zu ändern oder von dort auszulesen [Win02]. Dann ist das Ergebnis des Funktionsaufrufes wieder alphanumerisch und läßt sich in der Benutzeroberfläche (engl.: graphical user interface, GUI) der aufrufenden Anwendung einfach darstellen.

Im Kontext der medizinischen Bildverarbeitung liegen die Ergebnisse der integrierten Funktion i.d.R. nicht als textuelles Datum vor, sondern können einzelne Bilddaten, Bildmengen, Meßwerte oder Meßwerttabellen sowie komplexe Ergebnisgraphiken in mehreren Dimensionen sein. Aus diesem Grund können Funktion und GUI nicht immer getrennt werden, sondern sind oft fest miteinander gekoppelt. Die Funktionsintegration des Bildverarbeitungsalgorithmus muß also in diesem Fall als systemweite Verfügbarkeit des gesamten Anwendungsbausteines zur Bildverarbeitung aufgefaßt werden.

Darüber hinaus ist die Kommunikation zur medizinischen Bildverarbeitung i.d.R. synchron implementiert, d.h. das Ergebnis der Berechnung wird dem Anwender umgehend angezeigt. Für viele Routineanwendungen ist die zeitnahe Verfügbarkeit der Berechnungsergebnisse ein ganz entscheidendes Kriterium für eine erfolgreiche Integration.

Eine asynchrone Kommunikation wird nur dann benötigt, wenn die Berechnung des Ergebnisses wesentlich länger dauert, als der Anwender zu warten bereit ist. In diesem Fall kann die interne Datenbank (vgl. Abschn. 3.8) dazu verwendet werden, das Ergebnis (zwischen-)zuspeichern, sodaß sich die asynchrone Kommunikation in zwei synchrone Kommunikationsverbindungen aufteilen läßt. Im ersten Schritt wird die Berechnung initiiert und der Start der Berechnung wird dem Anwender umgehend bestätigt. Im zweiten Schritt wird das Ergebnis abgefragt und kann aus der Datenbank zeitnah übertragen werden. Die Bildverarbeitungssoftware kann dabei zusätzlich eine Nachricht an den Anwender schicken, wenn die Berechnung beendet wurde.

Im folgenden liegt der Fokus daher auf der Betrachtung einer synchronen Kommunikationsverbindung zur Funktionsintegration von medizinischer Bildverarbeitung.

3.9.2. Synchrone Funktionsintegration mit DICOM

In Abschnitt 3.8 wurde die Datenintegration basierend auf DICOM vorgestellt. Hierzu wurde die Bildverarbeitungssoftware als zentrale Komponente im DICOM-Netzwerk installiert (vgl. Abb. 3.19 in Unterabschn. 3.8.1). Der Radiologe kann dann von allen Befundungskonsolen über das DICOM-Protokoll auf die Bilddaten zugreifen, die von der Bildverarbeitungssoftware berechnet werden.

Das DICOM-Protokoll ermöglicht neben der standardisierten Übertragung von Strukturinformationen (engl.: object classes) auch die Übermittlung von Verfahrensinformationen (engl.: service classes), d.h. die standardisierte Übertragung von Kommandos zum Umgang mit den (Bild-)daten. Damit läßt sich eine synchrone Funktionsintegration im DICOM-PACS direkt erzeugen, denn die Bildverarbeitungssoftware kann über das DICOM-Protokoll initiiert werden und dann das Berechnungsergebnis DICOM-konform kodieren und dem Anforderer als Antwort zurücksenden. Hierfür wurde im Jahr 2000 der DICOM Standard entsprechend erweitert. Das DICOM-Supplement 23 beschreibt, wie strukturierte Zusatzinformation zu Bildern, Bildlisten oder Signalen DICOM-konform kodiert werden kann [NEMA00]. Hierzu kann auch auf XML und internetbasierte Protokolle zurückgegriffen werden [Clu00, Slu02].

Wie jedes DICOM-Datenobjekt (IOD) aus elementaren Modulen (Tags) hierarchisch aufgebaut wird (vgl. Unterabschn. 3.8.2), so ist auch eine DICOM-Kommunikation aus hierarchisch gekapselten Kommunikationselementen aufgebaut. Auf der Applikationsebene (Abb. 3.23, blau hinterlegt) kommuniziert ein Service Class User (SCU) mit einem Service Class Provider (SCP), indem beide ein sog. Service Object Pair (SOP) austauschen. Ein SOP kapselt Struktur- und Verfahrensinformation zu einer Einheit. Beispielsweise kann ein SOP die automatische Segmentierung der Knochenstrukturen (Service) in den Schichten eines CT-Datensatzes (Objekt) bedeuten.

Die Kommunikation wird dabei durch DICOM Message Service Elements (DIMSE) abgewickelt. Die DIMSE Service User sind jeweils High-Level-Bestandteile der beiden kommunizierenden Anwendungsbausteine, z.B. Befundungskonsole und Bildverarbeitungsmodul, die die zugrunde liegenden Service Provider auf der Systemebene (Abb. 3.23, rot hinterlegt) nutzen. Bei der Kommunikation erhalten die zwei beteiligten Applikationen jeweils eine initiierende (engl.: invoking) und eine reagierende (engl.: performing) Rolle. Der Service Provider vermittelt zwischen den beiden Servi-

3.9 Funktionsintegration

Abb. 3.23: Funktionsintegration durch DICOM Message Service Elements

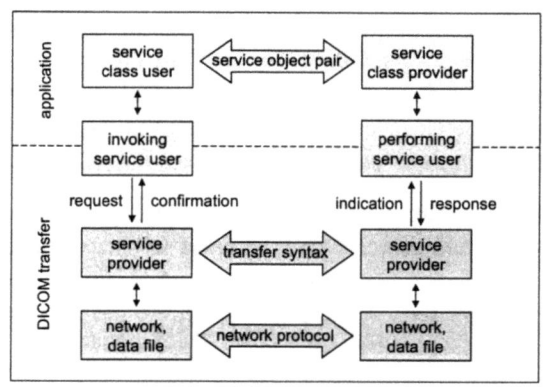

ce Usern, sodaß die kommunizierenden Applikationen aus unterschiedlichen Softwarehäusern mit unterschiedlichen Implementierungen stammen können. Beide Implementierungen benötigen hierfür die Schnittstelle von der Applikation zur DICOM-konformen Programmbibliothek, d.h. den DIMSE Service User. Dieser ruft den DIMSE Service Provider auf, um Daten in einer noch zu beschreibenden Transfersyntax zu übertragen.

Aus historischen Gründen gibt es in DICOM drei konkurrierende Protokolle zum Austausch der standardisierten Datenattribute. Die Transfersyntax muß daher zu Beginn der Kommunikation von den Applikationen in einem ersten Schritt ausgehandelt werden (engl.: negotiation). Dazu dient ein Kommunikationsbeziehungs-Kontrollprotokoll (engl.: association control protocol), das ebenfalls in DICOM standardisiert ist. Der eigentliche Datenaustausch kann dann entweder über ein Netzwerkprotokoll oder über das Speichern auf einem Medium erfolgen, das dann später gelesen wird. Als Netzwerkprotokoll kann das Internetprotokoll (engl.: transmission control protocol / internet protocol, TCP/IP) verwendet werden. Als Speichermedium ist in einer Erweiterung (engl.: supplement) des DICOM-Standards das sog. DICOM-Verzeichnis (engl.: DICOM directory, DICOMDIR) standardisiert, mit dem ein DICOM-konformer Datenaustausch über eine Compact Disc (CD) oder ein anderes hoch-kapazitives Speichermedium möglich ist.

Ein DIMSE besteht aus vier grundlegenden Diensten (engl.: service primitives). Diese sind in Abbildung 3.23 veranschaulicht. Im ersten Aufruf wird eine Anfrage (engl.: request) zum Transfer vom Service Provider auf der Invoking-Seite an den Provider auf der Performing-Seite geschickt. Dieser sendet einen Hinweis (engl.: indication) auf Eintreffen des Requests an die Applikation, die mit den angeforderten Daten eine Antwort (engl.: response) an den DIMSE Service Class Provider auf der Performing-Seite schickt. Der DIMSE Service Provider auf der anfordernden Seite leitet schließlich die Daten in einer Bestätigung (engl.: confirmation) an den Service User der Invoking-Seite weiter.

Die vier Grundstufen der Kommunikation dürfen nicht darüber hinwegtäuschen, daß mit den DIMSE-Primitiven zunächst eine synchrone Kommunikation realisiert wird. Der Kommunikationsweg muß bis zum Erhalt der Confirmation mit den Ergebnisdaten geöffnet bleiben. Dies gilt auch, wenn z.b. durch Nutzung des DICOMDIR erhebliche Antwortzeiten vorliegen.

Diese komplizierte Struktur einer DICOM-Kommunikation macht die Probleme deutlich, die entstehen können, wenn DICOM als Basis für die Funktionsintegration dienen soll. Obwohl der DICOM-Standard eigentlich genau zu diesem Zweck geschaffen wurde, liegen die Probleme in der Komplexität von DICOM. Insbesondere müssen beide Applikationen dieselben SOPs verarbeiten können. Will man digitale Bildverarbeitung in eine DICOM-konforme Applikation Dritter integrieren, so ist hierfür die Änderung der Applikationssoftware zwingend erforderlich. Diese Änderung bzw. Erweiterung des Programmcodes ist für alle Anwendungsbausteine notwendig, von denen aus auf die Bildverarbeitungsfunktion zugegriffen werden soll. Dieser Aufwand ist jedoch nur in Ausnahmefällen leistbar.

3.9.3. Synchrone Funktionsintegration mit HTML und HTTP

Aus dem Internet ist die Technik bekannt, Benutzeroberflächen von Anwendungsbausteinen mit der Hypertext Markup Language (HTML) zu beschreiben. Die so beschriebenen Oberflächen können über einen HTML-Browser, z.B. Netscape[30] der Firma America Online Inc. (Mountain View, Kalifornien, USA), Mozilla[31] als Open-Source-Project oder Internet-Explorer[32] von Microsoft Corp. (Redmond, Washington, USA), auf einer beliebigen Hardware- oder Betriebssystemplattform angezeigt und genutzt werden. Es ist darüber hinaus leicht möglich, an einem Gerät beliebig viele unterschiedliche Anwendungsbausteine zu nutzen, die auch auf unterschiedlichen Ser-

---

[30] http://www.netscape.com
[31] http://www.mozilla.org
[32] http://www.microsoft.com/windows/ie/default.asp

Abb. 3.24: Funktionsintegration im DICOM-PACS durch das internetbasierte HTTP-Protokol (in Farbe auf S. 206)

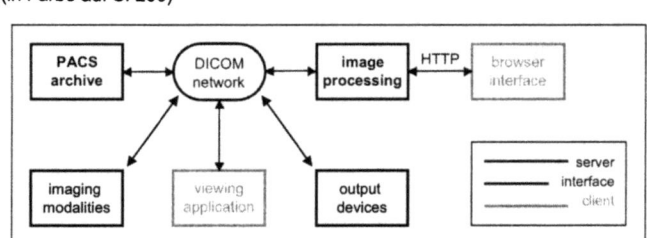

vern installiert sein können. Auf diese Weise kann also einfach und elegant eine synchrone Funktionsintegration hergestellt werden [Win02].

Da sowohl das Hypertext Transfer Protokoll (HTTP) als auch die DICOM-Kommunikation im PACS auf TCP/IP basieren, können beide Übertragungsstandards auf derselben Netztopologie und -hardware einfach miteinander kombiniert werden. Abbildung 3.24 veranschaulicht die Funktionsintegration im DICOM-PACS durch das HTTP-Protokoll. Die auf einem zentralen Server installierte Bildverarbeitungssoftware wird hierbei über das lokale Browser-Interface angesprochen, das unabhängig vom Betriebssystem auf jedem PC oder jeder Workstation läuft, auf denen auch die anderen DICOM-Applikationen im PACS betrieben werden. In dieser Systemkonstellation müssen die Anwendungsbausteine, die in der klinischen Routine eingesetzt werden, weder erweitert noch angepaßt werden.

3.9.4. Asynchrone Funktionsintegration mit Email und SMTP

Bei langwierigen Berechnungen macht es Sinn, die synchrone Kommunikation mit dem Funktionsanbieter im System so lange zu unterbrechen, bis das Ergebnis vorliegt. In diesem Fall einer asynchronen Kommunikation muß ein Queue-Manager gewährleisten, daß eingehende Nachrichten in der richtigen Reihenfolge kombiniert und dem Anwender präsentiert werden (vgl. Unterabschn. 2.3.2). Basierend auf der Internettechnologie und dem TCP/IP-Protokoll sind auch für die asynchrone Art der Kommunikation bereits Dienste und Programme etabliert.

Das Simple Mail Transport Protocol (SMTP) dient zum Senden und Empfangen von elektronischen Nachrichten (engl.: electronic mail, Email) durch Clients, wobei die Emails auf ihrem Weg vom Sender zum Empfänger durch Serverknoten weitergeleitet werden. Nach dem Store-and-Forward-Prinzip wird jede Email auf jedem Zwischenknoten temporär gespeichert. Der letzte Server in der Kette enthält die Mailbox des

Empfängers. Beim Laden von Emails aus der Mailbox spricht der Client die Mailbox i.d.R. über das Post Office Protocol (POP) an, mit dem man von jedem Punkt des Internets auf seine Mailbox zugreifen kann.

Zur Verwaltung der persönlichen Mailbox können wiederum Internet-Browser (z.B. Netscape, Mozilla, Internet-Explorer) oder andere Programme (z.B. Outlook, Microsoft Corp.) eingesetzt werden. Diese fragen die Mailbox regelmäßig ab und informieren den Anwender automatisch über neu eingegangene Emails. Die Email kann dabei im HTML-Format einer Web-Seite abgefaßt sein oder einen Verweis auf eine Internetseite enthalten, mit dem dann der zweite Teil der asynchronen Kommunikation abgewickelt wird. Über die Protokolle SMTP und POP ist also ein Benachrichtigungsdienst mit Queue-Manager im Internet bereits verfügbar, der auch für die Funktionsintegration von medizinischer Bildverarbeitung eingesetzt werden kann.

3.9.5. Beispiel: Das DSR-Web

In Abschnitt 3.4 wurde bereits auf die digitale Freihandsubtraktionsradiographie (engl.: digital subtraction radiography, DSR) als exemplarisches Beispiel für medizinische Bildverarbeitungssoftware eingegangen. In Abbildung 3.8 des Unterabschnittes 3.4.2 ist die prototypische Oberfläche des ersten DSR-Systems aus dem Jahre 1995 dargestellt, mit der das Ergebnis der qualitativen Bildverarbeitung im Bildraum visualisiert wurde, um dem Anwender die nötige Kontrolle zu ermöglichen. Die Applikation selbst, d.h. die automatische Registrierung und pixelweise Subtraktion der intraoralen Röntgenbilder wurde seinerzeit auf einen PC unter Linux in der Programmierungsumgebung Khoros[33] der Firma Khoral Inc. (Albuquerque, New Mexico, USA) berechnet. In dieser Systemumgebung ist keine Funktionsintegration möglich, denn das DSR-Programm muß auf jedem Rechner installiert sein, mit dem Subtraktionsbilder erzeugt werden sollen. Weiterhin basiert die Erzeugung von Subtraktionsbildern auf einem Unix-Betriebssystem, sodaß die Kombination dieser Funktionalität mit Windows-basierter Software zur Befundung nicht ohne weiteres möglich ist.

Aus diesem Grunde wurde von der Abteilung Medizinische Bildverarbeitung des Instituts für Medizinische Informatik der RWTH Aachen in Weiterführung des DFG-Projektes zur digitalen Freihandsubtraktionsradiographie das DSR-Web[34] entwickelt. Das DSR-Web ist ein internetbasierter frei verfügbarer Service zur automatischen Registrierung und Subtraktion von Grauwertbildern, die auf dem lokalen Rechner oder

---

[33] http://www.khoral.com
[34] http://libra.imib.rwth-aachen.de/dsr

Abb. 3.25: Oberfläche des DSR-Web (Version 1.0) zur Funktionsintegration der Subtraktionstechnik (in Farbe auf S. 207)

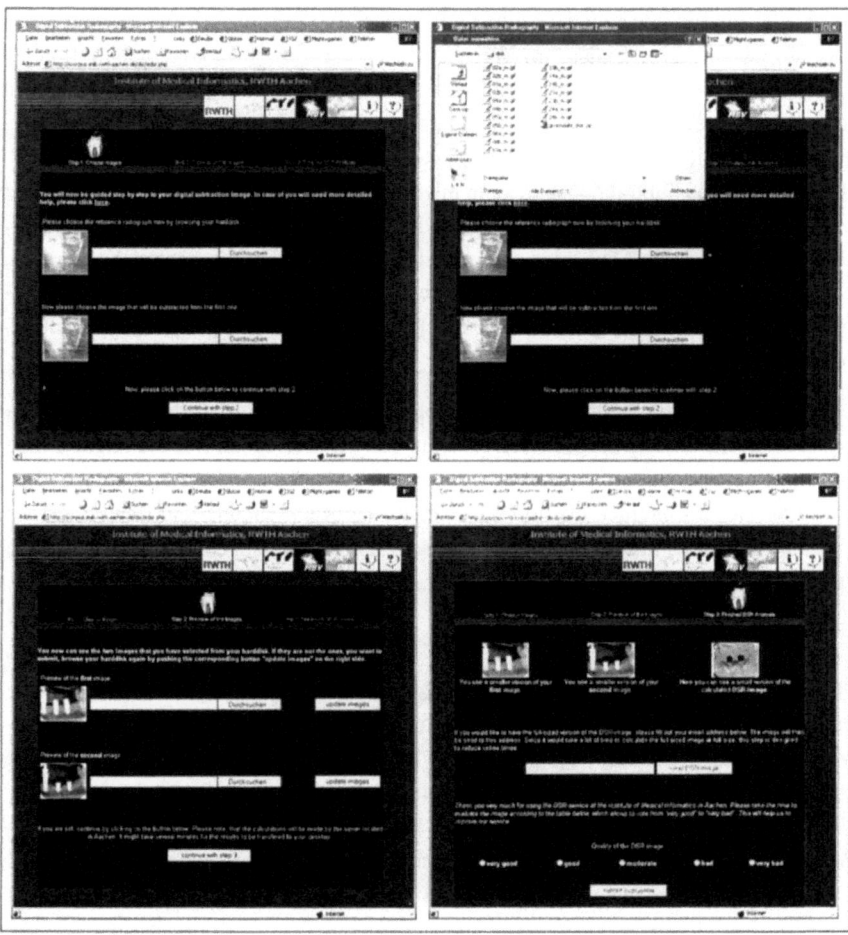

auf einem von diesem direkt erreichbaren Netzlaufwerk in einem beliebigen Standardformat (z.B. GIF, TIFF, JPEG, PNG) vorliegen können [Ott01].

Abbildung 3.25 zeigt die Oberfläche des DSR-Web in der ersten Version. In drei einfachen Schritten werden

1. die Bilder auf der lokalen Festplatte ausgewählt und übertragen (Abb. 3.25, oben),

2. die übertragenen Bilder zur Kontrolle angezeigt (Abb. 3.25, unten links) und dann
3. das Subtraktionsbild berechnet und ausgegeben (Abb. 3.25, unten rechts).

Der abgesetzte obere Balken im Web-Interface zeigt den jeweils aktuellen Arbeitsschritt an, wobei ein Rücksprung auf einen vorhergegangenen Schritt durch Klicken auf das entsprechende Zahnsymbol jederzeit möglich ist. Die einzelnen Browser-Fenster in Abbildung 3.25 werden durch Klicken auf die Schaltflächen „continue ..." durchlaufen. Das Subtraktionsbild kann in voller Auflösung per Email an den Benutzer versendet werden (Schaltfläche „send DSR image" in Abb. 3.25, unten rechts). Außerdem wird vom DSR-Anwender eine qualitative Bewertung des zentral berechneten Subtraktionsbildes erbeten, die in fünf Stufen von „sehr gut" bis „sehr schlecht" differenziert. Diese Bewertung wird durch Klicken auf die Schaltfläche „submit evaluation" versendet.

Damit ist die digitale Subtraktionsradiographie als Anwendungsbaustein der medizinischen Bildverarbeitung im gesamten Internet weltweit verfügbar. Für die Algorithmen ist somit eine synchrone Funktionsintegration gegeben. Die Verknüpfung mit dem Email-Service im Internet, die im DSR-Web für die Rücksendung und Bewertung des Ergebnisses bereits integriert ist, kann bei längeren Berechnungen auch leicht für eine asynchrone Funktionsintegration der Bildverarbeitung adaptiert werden.

3.9.6. Fazit

Für Routineanwendungen in der medizinischen Bildverarbeitung ist die synchrone Funktionsintegration von besonderer Bedeutung, denn die Ergebnisse einer Bildauswertung müssen zeitnah verfügbar sein. Eine solche Integration kann zwar mit DICOM und dessen Supplements erreicht werden, jedoch ist hierfür eine Adaptierung aller DICOM-konformen Komponenten im PACS notwendig. Das Beispiel des DSR-Web hat anschaulich gezeigt, daß basierend auf Internettechnologie synchrone und asynchrone Funktionsintegration einfach zu realisieren ist, ohne daß anderer Komponente im PACS hierfür modifiziert werden müßten. Diese Lösung basiert wie ein DICOM-PACS auf etablierten Standards und wird auch von anderen Autoren vorgeschlagen [Win02].

3.10. Präsentationsintegration

In Unterabschnitt 2.3.2 wurde postuliert, daß Präsentationsintegration genau dann gegeben ist, wenn unterschiedliche Anwendungsbausteine die Daten auf der GUI in einer einheitlichen Weise präsentieren [Win02], z.B. wenn in allen Anwendungsprogrammen der Name des aktuellen Patienten in der oberen linken Ecke des Programmfensters in gleicher Farbe und Schrift angezeigt wird. In Bezug auf eine GUI zur medizinischen Bildverarbeitung ergibt sich hieraus die Schwierigkeit, daß die anderen Anwendungsbausteine, die der Arzt oder Radiologe auf seinem PC oder seiner Workstation benutzt, nicht a priori bekannt sind bzw. in sich schon keine Präsentationsintegration gewährleisten.

Deshalb ist es sinnvoll, die Definition der Präsentationsintegration etwas weiter zu fassen. Die Intention einer Forderung nach Präsentationsintegration liegt schließlich darin, daß der die Bildverarbeitung anwendende Arzt die Software auf möglichst einfache, d.h. intuitive Weise bedienen kann. Das leichte Wiederfinden von Informationen auf dem Bildschirm ist dabei nur eines von vielen Kriterien für die Gebrauchstauglichkeit (engl.: usability) von Software. Im engeren Sinn läßt sich die Präsentationsintegration also nur innerhalb eines Anwendungsprogrammes prüfen, wenn dessen GUI mit mehreren Bildschirmmasken arbeitet. Im weiteren Sinne kann eine Präsentationsintegration dahingehend überprüft werden, inwieweit sich die Gestaltung der GUI an den allgemein bestehenden Konventionen orientiert.

Die Gestaltung von Benutzerschnittstellen sowie die Verwendung und Bedeutung von Icons hinsichtlich der Informationsdarstellung und Benutzerführung ist bereits in zahlreichen Normen und Standards festgeschrieben (Tab. 3.10). Die systematische Konzeption und Analyse von Benutzerschnittstellen wurde in der wissenschaftlichen Literatur früher unter dem Stichwort Mensch/Maschine-Schnittstelle (engl.: men-machine interaction, human-computer interaction) behandelt [HLP97] und wird heute insbesondere in Bezug auf das Internet mit dem Begriff Usability Engineering bezeichnet [Nie94a, Ros01].

Medizinische Bildverarbeitung kann nur dann erfolgreich in die Routine integriert werden, wenn ihre Benutzerschnittstelle nach den Richtlinien des Usability Engineering funktional aufgebaut und einfach bedienbar gestaltet ist. Im vorigen Abschnitt dieses Kapitels wurde die Bedeutung des Internets als Plattform zur (Funktions-)Integration medizinischer Bildverarbeitung in die klinische Routine bereits herausgestellt. Deshalb wollen wir uns bei der Betrachtung der Präsentationsintegration im weiteren Sinne auf das Konzept der Web-basierten Benutzerschnittstelle konzentrieren.

3.10.1. *Normen für die Gebrauchstauglichkeit von Software*

Seit den achtziger Jahren werden Normen für Benutzerschnittstellen interaktiver Software entwickelt [HV03]. Neben den Deutschen Industrienormen, die vom Deutschen

Tab. 3.10: Normen für die Gebrauchstauglichkeit von Software

Norm	Name		
	Teil	Inhalt	Stand
DIN EN ISO 9241		Ergonomische Anforderungen für Bürotätigkeiten an Bildschirmgeräten	
	2	Anforderungen an die Arbeitsaufgaben – Leitsätze	06/1993
	3	Anforderungen an visuelle Anzeigen	12/2000
	8	Anforderungen an Farbdarstellungen	04/1998
	10	Grundsätze der Dialoggestaltung	07/1996
	11	Anforderungen an die Gebrauchstauglichkeit – Leitsätze	01/1999
	12	Informationsdarstellung	12/1998
	13	Benutzerführung	08/2000
	14	Menüorientierte Dialoge	12/2000
	15	Kommandoorientierte Dialoge	09/1999
	16	Direkt manipulierbare Dialoge	03/2000
	17	Dialogführung mittels Bildschirmformularen	04/2000
ISO/IEC 11581-1		Informationstechnik – Benutzerschnittstellen und Symbole – Icons und Funktionen	
	1	Icons – Allgemeines	04/2000
	2	Object-Icons	04/2000
	3	Zeiger-Icons	04/2000
	6	Action-Icons	04/2000
DIN EN ISO 13407		Benutzerorientierte Gestaltung interaktiver Systeme	11/2000
DIN EN ISO 14915		Software-Ergonomie für Multimedia-Benutzungsschnittstellen	(Entwurf)
	1	Gestaltungsgrundsätze und Rahmenbedingungen	05/2000
	2	Multimediasteuerung und Navigation	03/2000
	3	Auswahl und Kombination von Medien	05/2000

Institut für Normung e.V. (DIN)[35] herausgegeben werden, und den Europäischen Normen (EN), die vom Europäischen Komitee für Normung (franz.: Comité Européen de Normalisation, CEN)[36] verfaßt werden, sind natürlich auch die internationalen Standards der ISO von besonderer Bedeutung. Neben dem Verband der Elektrotechnik, Elektronik und Informationstechnik e.V. (früher: Verein Deutscher Elektrotechniker, VDE)[37] und dem Verein Deutscher Ingenieure e.V. (VDI)[38] erarbeitet auch die International Electrotechnical Commission (ICE)[39] Vorschläge für internationale Normen.

Die wichtigste Norm für Gebrauchstauglichkeit von Software ist die DIN EN ISO 9241, die in 17 Teilen ergonomische Anforderungen bei computerunterstützter Büroarbeit beschreibt. Im Teil 10 dieser Norm werden sieben Gestaltungsgrundsätze defi-

---

[35] http://www2.din.de/
[36] http://www.cenorm.be/cenorm/index.htm
[37] http://www.vde.de/vde/
[38] http://www.vdi.de/vdi/ns6.php
[39] http://www.iec.ch/

niert und illustriert, die weit über Bürosoftware hinaus als allgemeine Leitlinien in GUI-Gestaltungsfragen dienen können:

1. *Aufgabenangemessenheit*: Alle benötigten Funktionen müssen vorhanden sein. Das System sollte den Benutzer von wiederkehrenden Routineaufgaben entlasten und Standardwerte vorgegeben. Alle Ein- und Ausgaben des Systems müssen an Aufgaben- und Benutzerbelange angepaßt sein.

2. *Selbstbeschreibungsfähigkeit*: Automatische Rückmeldungen durch das System sind zwingend erforderlich. Das unmittelbare Anzeigen von Informationen, eine einheitliche und angemessene Terminologie, die Ausgabe von situationsspezifischen Erläuterungen unmittelbar oder auf Verlangen des Benutzers sowie automatische Meldungen über relevante Änderungen des Systemzustandes sind wichtige Funktionalitäten des Systems.

3. *Steuerbarkeit*: Der Benutzer muß den Dialog mit der GUI kontrollieren können, d.h. eine Unterbrechung und Wiederaufnahme seiner Arbeit ohne Datenverlust, die Rücknahme von Arbeitsschritten sowie gezielte Rücksprünge auf frühere Systemzustände müssen jederzeit möglich sein. Die Reihenfolge von Bearbeitungsschritten darf nicht von der GUI der Software starr vorgegeben werden, sondern sollte vom Anwender kontextbezogen bestimmt werden können.

4. *Erwartungskonformität*: Das Interaktionsverhalten und die Informationsdarstellung sollten innerhalb eines Systems einheitlich sein (Konsistenz). Ähnliche Aufgaben sollten vom System mit einem gleichartigen Dialog unterstützt werden. Der Cursor sollte automatisch dort plaziert werden, wo die Eingabe des Benutzers erwartet wird.

5. *Fehlertoleranz*: Der Nutzer sollte durch das System bei der Vermeidung von Eingabefehlern unterstützt werden, z.B. durch einen Systemhinweis auf irreversible Handlungen; Der erforderliche Korrekturaufwand sollte durch das System minimiert werden. Das System sollte hierzu Korrekturmöglichkeiten vorschlagen, die der Benutzers jedoch nicht automatisch übernehmen muß.

6. *Individualisierbarkeit*: Die Informationsdarstellung und die Parametrierung der Eingabegeräte sollte an individuelle Benutzerbelange anpaßbar sein, z.B. durch Adaptierung an den Kenntnisstand des Benutzers durch Komplexitätsreduzierung bzw. -steigerung. Das Dialogsystem sollte weiterhin auch Techniken zur Anpassung an die Sprache und sensorische oder motorische Fähigkeiten des Nutzers bereitstellen.

7. *Lernförderlichkeit*: Regeln des Systems und zugrundeliegende Konzepte sollten dem Benutzer transparent gemacht werden, damit dieser sich eigene Ordnungsschemata und Merkregeln aufbauen kann. Navigationshilfen durch das System und schrittweise Anleitungen bzw. Tutorials (engl.: guided tours) sollten dem Benutzer angeboten werden. Die Software sollte intuitive Lernstrategien sowie die freie Exploration (engl.: leaning by doing) unterstützen.

Gebrauchstauglich ist eine Software nach ISO 9241 also dann, wenn ihr Gebrauch in einem klar umschriebenen Nutzungskontext effektiv, effizient und für den Benutzer zufriedenstellend ist. Effektivität meint im Sinne der Norm, daß sich mit der Software die gegebenen Aufgaben überhaupt ausführen lassen und nicht durch Fehler, Systemabstürze oder fehlende Nutzungshinweise blockiert werden. Weiterhin müssen die Arbeitsergebnisse eine gewisse Mindestqualität aufweisen. Effizienz bedeutet, daß die Aufgaben mit möglichst geringen Aufwand erledigt werden können, d.h. daß möglichst wenige Eingaben, Mausklicks etc. nötig sind, um die softwareunterstützten Arbeitsschritte durchzuführen. Weiterhin ist im Sinne von ISO 9241 die Zufriedenstellung des Benutzers zentraler Anspruch einer benutzerorientierten GUI-Entwicklung und damit auch definitiver Bestandteil der Gebrauchstauglichkeit jeder Bildverarbeitungssoftware. Die Benutzer müssen auch subjektiv den Eindruck erlangen, mit der Bildverarbeitungssoftware effektiv und effizient arbeiten zu können [HV03].

3.10.2. Usability Engineering und Web-Usability

Die Gestaltung der GUI trägt erheblich zur Zufriedenstellung der Benutzer, zur Effektivität und zur Effizienz und somit auch zur Gebrauchstauglichkeit der Software bei. Usability Engineering ist die Ingenieurswissenschaft von effektiven, effizienten und zufriedenstellenden Interface-Gestaltung [Man02]. Dabei reicht der Katalog der Erkenntnisse von generellen Leitlinien (vgl. Unterabschn. 3.10.1) bis hin zu detaillierten Vorgaben an die Schriftgröße und den Font oder die Wortzahl pro Zeile. Beispielsweise benennen NIELSEN & TAHIR 113 Kriterien zur Gestaltung einer Web-Seite, die von der prinzipielle Forderung, den Namen oder das Logo der Anwendung am geeigneten Platz in geeigneter Größe zu zeigen, bis hin zur konkreten Forderung reichen, bei der spaltenweisen Präsentation von Zahlenwerten diese am Dezimalkomma auszurichten [Nie02]. Allein zur Auswahl und Kombination von Farben für die Gestaltung von Web-Seiten werden ganze Bücher publiziert [Hol02].

Wird medizinische Bildverarbeitungssoftware in Internet-Browsern gekapselt, so sind für die Präsentationsintegration im weiteren Sinne die Anforderungen an die Gebrauchstauglichkeit von Software in Bezug auf das Internet (engl.: web-usability)

Abb. 3.26: Lesevorgang im Bildschirmfenster mit zeilenweiser Informationsaufnahme [Man02]

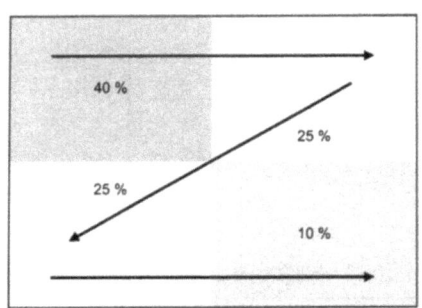

von besonderer Bedeutung. Diese können hier nicht erschöpfend behandelt werden. Deshalb soll nur exemplarisch auf die Positionierung von Informationselementen und das generelle Interface-Layout eingegangen werden, denn dies entspricht am ehesten der initialen Forderung nach Präsentationsintegration im engeren Sinne der Definition nach [Win02].

Positionierung und Layout

Eine GUI, die als Bildschirmfenster innerhalb eines Internet-Browsers dargestellt wird, wird vom Betrachter zunächst wie eine Internetseite zeilenweise gelesen [Man02]. Die zeilenweise Informationsaufnahme im westlichen Kulturkreis ist in Abbildung 3.26 veranschaulicht. Der Quadrant oben links erhält mit ca. 40% die meiste Aufmerksamkeit des Betrachters und sollte daher auch immer die wichtigsten Informationen tragen. Der Quadrant unten rechts wird mit 10% der Aufmerksamkeit hingegen am wenigsten gründlich wahrgenommen. Hier sollten also keine entscheidenden Informationen oder Funktionalitäten plaziert werden.

Abbildung 3.27 zeigt links einen Layout-Rahmen, wie er in ähnlicher Form auf vielen Internetseiten anzutreffen ist. Dieses generelle Layout ist daher auch als Schablone für eine GUI zur medizinischen Bildverarbeitung geeignet. In der Kopfzeile werden das Markenzeichen (engl.: logo) und der Name der Internetseite präsentiert. Dies sollte auch für ein Anwendungsprogramm der medizinischen Bildverarbeitung gelten. Auf Internetseiten befindet sich darunter oft eine Leiste mit Verweisen (engl.: tagline) zum Öffnen anderer Fenster bzw. zum Ausführen anderer Programme. In diesem Bildschirmbereich einer GUI sollten daher auch die generellen Funktionen zur Steuerung der Bildverarbeitung plaziert werden, wie z.B. Rückgängig (engl.: undo) und Wiederherstellen (engl.: redo) sowie die Online-Hilfe. Aufgrund der Leserichtung von links nach rechts wird die Historie der Interaktion in gleicher Orientierung assoziiert. Ein

Abb. 3.27: Layout-Rahmen für die GUI-Gestaltung [Man02]

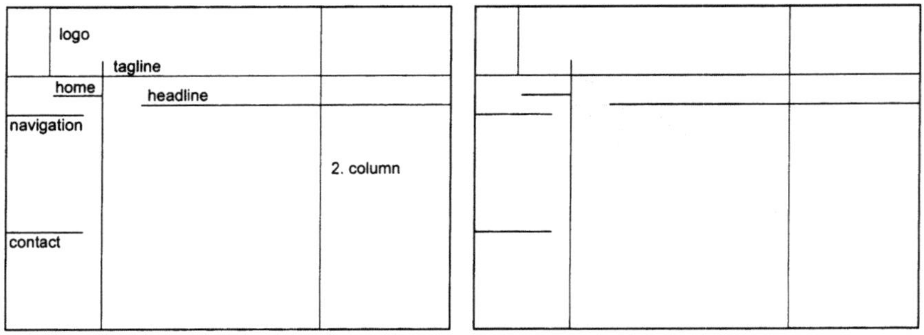

```
+--------+----------+-------+       +--------+--------+-------+
|  logo  |          |       |       |        |        |       |
|        | tagline  |       |       |        |--------|-------|
|  home  | headline |       |       |        |        |       |
+--------+----------+-------+       +--------+--------+-------+
|navigation                 |       |        |        |       |
|        |                  |       |        |        |       |
|        |   2. column      |       |        |        |       |
|        |                  |       |        |--------|-------|
|        |                  |       |        |        |       |
+--------+                  |       +--------+--------+-------+
|contact |                  |
|        |                  |
|        |                  |
+--------+------------------+
```

Rücksprung zum Ausgangspunkt (engl.: reset, home) sollte daher auch entsprechend links angeordnet sein. Der darunterliegende Bereich des Bildschirms enthält bei Web-Seiten links oft eine Menü-Struktur zur Navigation durch die Seiteninhalte, die in der GUI einer Bildverarbeitungssoftware i.d.R. nicht erforderlich ist. Hier kann bei Bedarf die Navigaion durch das Dateisystem untergebracht werden.

Zu beachten ist aber, daß sich aus der Erfahrung des Anwenders mit dem generellen Seitenlayout im Internet eine Verschiebung der Aufmerksamkeitsfelder (Abb. 3.26) ergeben kann, wenn die GUI der Bildverareitung in einem Internet-Browser dargestellt wird. Hierdurch rückt das Feld der maximalen Aufmerksamkeit in die Mitte des GUI (Abb. 3.27, rechts), denn die Bereiche der Navigationsfelder werden vom routinierten Benutzer nicht mehr sonderlich beachtet.

Wird die GUI mehrspaltig aufgebaut, so empfiehlt sich eine Teilung im Verhältnis des goldenen Schnittes. Die Breite der ersten Spalte steht dabei im gleichen Verhältnis 1:0,618 zur Breite der zweiten Spalte, wie die Gesamtbreite beider Spalten zur Breite der größeren Spalte. Dieses Verhältnis tritt in der Natur sehr häufig auf und wird daher als besonders harmonisch empfunden.

3.10.3. Evaluation und Usability-Test

Das prinzipielle Problem bei der GUI-Gestaltung nach den Erkenntnissen des Usability Engineering ist, daß es in einem gegebenen Nutzungskontext nicht nur die eine Lösung gibt, sondern vielmehr sind in jedem Anwendungskontext viele gute Lösungen denkbar. Ob eine GUI tatsächlich einen effektiven, effizienten und den Benutzer zufriedenstellenden Umgang mit der Bildverarbeitungssoftware ermöglicht, muß daher a posteriori evaluiert werden.

3.10 Präsentationsintegration

Tab. 3.11: Methoden zur Usability-Analyse und -Evaluation, zusammengestellt nach [HV03] (in Farbe auf S. 208)

Methoden	Sinnvoller Einsatz: • uneingeschränkt • bedingt / Erforderlicher Aufwand: • hoch • mäßig • niedrig	Informationen zur Nutzeranalyse					Informationen zur Evaluation			Nutzer bzw. Befragte			Aufwand		
		Handlungsziele & Aufgaben	Handlungsintentionen	Handlungsstrukturen	Nutzungskontexte	Nutzergruppen	Nutzerzufriedenheit	Nutzungseffektivität	Nutzungseffizienz	Entwickler	Nutzer: Anfänger	Nutzer: Experte	Vorbereitung	Durchführung	Auswertung
	Informationsanalyse	•		•						•	•		•		•
	Strukturlegung		•							•	•	⊙			•
	Focus Group					•				•	•	⊙			•
	Beobachtung	•		•			•	•			•	•	⊙		•
	Datenmessung			•	•				•		•	•	⊙		⊙
	Fragebogen	•		•	•		•	•			•	•	⊙	⊙	
	Interview	•	•	•	•		•	•			•	•			•
	Cognitive Walkthrough						•	•	•	•					
	Formale Inspektion						•	•	•	•		•	•	•	⊙
	Heuristische Evaluation						•	•	•	•		•	⊙	⊙	•

Tabelle 3.11 faßt verschiedene Methoden der Usability-Analyse und -Evaluation hinsichtlich der resultierenden Informationen, der beteiligten Nutzergruppen und des erforderlichen Aufwandes zusammen. Während die systematische Informationsanalyse durch den GUI-Entwickler, die Strukturlegung zur Ermittlung der mit der Software zu unterstützenden Arbeitsabläufe (engl.: workflow) und die Besprechung der Arbeitsabläufe in Diskussionsgruppen (engl.: focus group) nur zur Anforderungsanalyse in der Planungsphase der GUI einsetzbar sind, können alle anderen Methoden zur Evaluation einer GUI eingesetzt werden.

Zur Evaluierung der Nutzungseffektivität und -effizienz werden i.d.R. Expertenteams eingesetzt. Bei diesen Experteninspektionen stehen verschiedene Methoden zur Auswahl [NM94]. Beim Cognitive Walkthrough [Wha94] führen die Evaluatoren vorgegebene, korrekte Handlungsabläufe mit dem Interface aus und beurteilen, inwieweit der Nutzer die Anwendung durch Exploration erlernen kann. Bei der formalen Usability-Inspektion [Kah94] werden ebenfalls vorgegebene Handlungsabläufe durchgespielt. Hier analysiert jedoch ein Team von Evaluatoren mit unterschiedlichen Wissensschwerpunkten (z.B. Hardware, Software, etc.) gemeinsam die GUI, indem sie das

Tab. 3.12: Effektivität und Einsatzzweck heuristischer Software-Evaluation nach [Nie94b]

Anzahl der Evaluatoren	Anteil gefundener Fehler	Einsatzzweck der heuristischen Evaluation
1	ca. 35%	nur in Entwicklungsprojekten
2 – 3	50 – 60%	Evaluation in Entwicklungsteams
4 – 5	70 – 75%	umfangreiche formale Evaluation
> 5	75 – 90%	nur in speziellen Evaluationsprojekten

Interface in Bezug auf ein Aufgaben/Ausführungs-Modell Schritt für Schritt beurteilen. Bei der heuristischen Evaluation [Nie94b] wird die GUI von drei bis neun Evaluatoren durch freie Exploration begutachtet, wobei jeder Begutachter die Evaluation selbstständig durchführt und erst danach die Ergebnisse im Team konsolidiert werden. Diese Evaluierungsmethode nach NIELSEN benötigt praktisch keine Vorbereitung und kann – je nach Komplexität des Bildverarbeitungsverfahrens – in weniger als einer Stunde durchgeführt werden. Andererseits können mit fünf Evaluatoren bereits 75% aller Fehler in der Software bzw. dem Interface gefunden werden (Tab. 3.12).

Die Zufriedenstellung der Benutzer kann hingegen am besten durch teilnehmende Beobachtung beim Benutzertest oder durch einen anonymisierten Fragebogen im Anschluß an den Benutzertest ermittelt werden. Ein Interview der Anwender ist hierzu weniger geeignet, denn die Testpersonen tendieren bei der direkten Befragung aus Höflichkeit dazu, eine höhere Zufriedenheit anzugeben, als daß sie bei ihnen tatsächlich vorhanden ist.

Die Deutsche Akkreditierungsstelle Technik e.V. (DATech)[40] hat ein Prüf- und Zertifizierungsschema für Software entwickelt, um deren Gebrauchstauglichkeit im Sinne von ISO 9241 objektiv zu bewerten [DAT01]. Nach diesem Schema (Abb. 3.28) werden Experten- und Anwenderprüfung sequentiell ausgeführt, um schrittweise Effektivität, Effizienz und Benutzerzufriedenstellung zu testen, wobei jeweils Verbesserungen an der GUI durch den Hersteller bzw. die Entwickler vorgenommen werden können. Damit eignet sich das Schema der DATech nicht nur zur reinen Prüfung, sondern auch als Leitfaden für die Erstellung gebrauchstauglicher Softwaresysteme. Der letzte Prüfschritt im DATech-Schema ist eine Erhärtungsprüfung. Dabei werden Nutzungsprobleme, die im Prüf- bzw. Entwicklungsablauf nicht ausgeräumt werden konnten, hinsichtlich ihrer Auswirkungen auf Effektivität, Effizienz, und Benutzerzufriedenstellung bewertet.

---

[40] http://www.datech.de/

Abb. 3.28: Verfahrensschema der DATech zur Zertifizierung von Gebrauchstauglichkeit [HV03]

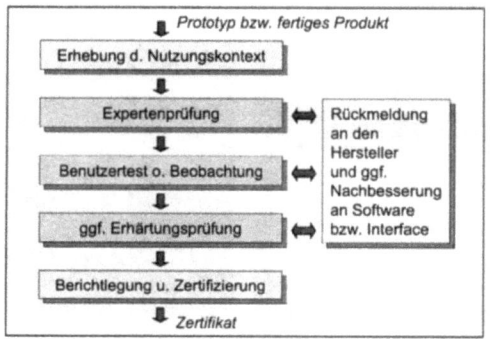

3.10.4. Beispiel: Das DSR-Web, Version 2.0

In vorigen Abschnitt 3.9 wurde bereits das DSR-Web als Beispiel für eine synchrone Funktionsintegration von medizinischer Bildverarbeitungssoftware vorgestellt. In dieser ersten Version des Web-Service war nur ein Verfahren zur Registrierung implementiert und über das Interface ansprechbar [Ott01]. Die zweite Version des DSR-Web, die im Juni 2003 freigegeben wurde, vereint fünf automatische und ein manuelles Verfahren zur geometrischen Registrierung sowie einen Algorithmus zum automatischen Kontrastangleich der registrierten Bilder [Leh03c]. Als technische Grundlage des DSR-Web 2.0 dient der Web-Server Apache[41] der Apache Software Foundation (Forest Hill, Maryland, USA) mit dem Hypertext Pre-Prozessor (PHP)[42] der Apache Software Foundation (Forest Hill, Maryland, USA) und der relationalen Datenbank PostgreSQL[43] auf einem Dual Pentium4-Prozessor mit 2GHz Taktung und 2GB Arbeitsspeicher, der unter dem Betriebssystem Linux läuft.

Im Zuge dieser Systemerweiterung wurde auch die GUI überarbeitet. Nachteilig in der ersten Version war, daß die zu bearbeitenden Bilder auf unterschiedlichen Positionen in den einzelnen Bildschirmmasken präsentiert wurden (vgl. Abb. 3.25 in Unterabschn. 3.9.5). Hierdurch wird die Präsentationsintegration im engeren Sinne verletzt. Weiterhin waren die Symbole, die die Steuerung zwischen den einzelnen Schritten via Mausklicks ermöglichen, nicht als solche zu erkennen (vgl. Abb. 3.25 in Unterabschn.

---

[41] http://www.apache.org/
[42] http://www.php.net/
[43] http://www.postgresql.org/

Abb. 3.29: Oberfläche des DSR-Web 2.0 zur Präsentationsintegration der Subtraktionstechnik (in Farbe auf S. 208)

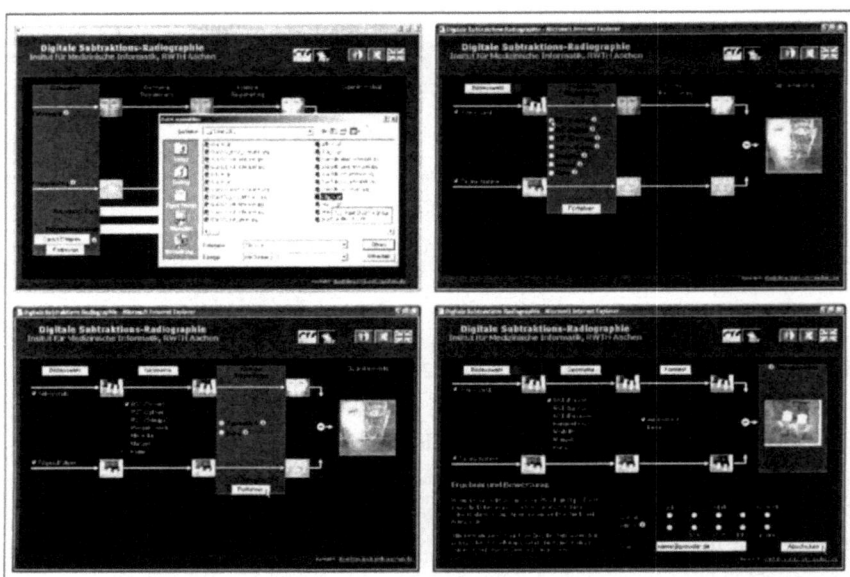

3.9.5). Somit wurde also auch die Präsentationsintegration im weiteren Sinne verletzt. Beide Schwachstellen wurden seinerzeit durch heuristische Evaluation identifiziert.

Abbildung 3.29 zeigt die internetbasierte GUI des DSR-Web in der zweiten Version. Wiederum wird der Ablauf in einfachen Schritten gesteuert:

1. Auswahl und Übertragung der zu subtrahierenden Bilder (Abb. 3.29, oben links);
2. Auswahl und Berechnung der Geometrieregistrierung (Abb. 3.29, oben rechs);
3. Auswahl und Berechnung des Kontrastangleiches (Abb. 3.29, unten links);
4. Berechnung, Präsentation und Bewertung der Subtraktion (Abb. 3.39, unten rechts).

Im oberen Teil der GUI ist der Name der Software sowie der Name des verantwortlichen Instituts für Medizinische Informatik der RWTH Aachen eingetragen. Darunter rechts finden sich Symbole, die durch eine entsprechende Umrandung als Schaltflächen gekennzeichnet sind. Mit diesen Optionstasten sind generelle Einstellungen möglich (z.B. deutsche oder englische Sprache) sowie weiterführende Informationen und Hilfe erhältlich.

3.10 Präsentationsintegration

Abb. 3.30: Interface zur manuellen Registrierung im DSR-Web 2.0 (in Farbe auf S. 209)

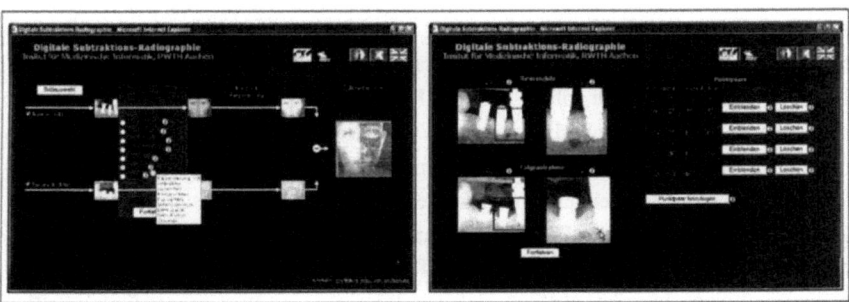

Die übertragenen Bilder sowie die Zwischenergebnisse werden als Icon immer an derselben Stelle im zentralen Feld der GUI dargestellt. Dadurch merkt der Benutzer gar nicht, daß für jeden Schritt eine eigene Seite im Internet-Browser angezeigt wird. Die Rücksprungoptionen zu vorangegangenen Schritten sind in die GUI-Version 2.0 als Standardschaltflächen integriert, die kontextbezogen erst dann am oberen Rand des inneren Bildschirmfensters erscheinen, wenn ein Rücksprung an diese Stelle auch möglich ist. Zu jedem Schritt kann der Benutzer über die kleinen Info-Symbole neben den wählbaren Optionen (engl.: radio button) zusätzliche Informationen und Hilfestellungen erfragen (Abb. 3.30, links). Außerdem werden beim Positionieren des Mauszeigers über aktiven Elementen am Bildschirm kleine Info-Fenster eingeblendet, in denen die jeweilige Funktion kurz beschrieben wird.

In Abbildung 3.30 ist rechts die GUI zur Registrierung mittels manuell plazierter Paßpunkte dargestellt. Auch dieses Fenster gleicht im Layout den vier Schritten des DSR-Web. Die Bedienung des Interface ist hinsichtlich der Positionierung des Suchfensters und dem Setzen oder Löschen von Paßpunkten intuitiv möglich, was durch eine heuristische Evaluation bestätigt wurde.

Im Gegensatz zur ersten Version des DSR-Web, das nur eine Funktionsintegration der Bildverarbeitungssoftware bereitstellte, wird mit dem Interface der Version 2.0 also auch eine Präsentationsintegration erreicht. Das neue GUI ist aufgabenangemessen und selbstbeschreibend. Die Rücksprungmöglichkeiten erlauben die Steuerbarkeit durch den Benutzer, der gleiche Aufgaben (z.B. Auswahl der Geometrie- und Kontrastregistrierung) erwartungskonform und konsistent durchlaufen kann. Durch die individuelle Wahl der Sprache ist die GUI ebenso individualisierbar, sodaß die wesentlichen Kriterien der Gebrauchstauglichkeit nach ISO 9241 erfüllt sind.

3.10.5. Fazit

Für die Integration medizinischer Bildverarbeitung in die klinische Routine ist eine Zertifizierung nach ISO-Norm nicht immer möglich aber auch nicht immer nötig. Insbesondere wenn die Verfahren der Bildverarbeitung im universitären Forschungsumfeld zum Einsatz kommen sollen, geht die Forderung nach Akkreditierung durch eine unabhängige Prüfstelle sicherlich zu weit. Zur Bewertung der Präsentationsintegration im engeren Sinne kann jedoch eindeutig geprüft werden, ob die Informationspräsentation innerhalb der Anwendung in verschiedenen Bedienungsfenstern konsistent ist. Dies wurde am Beispiel des DSR-Web veranschaulicht. Für die Präsentationsintegration im weiteren Sinne sollte im Hinblick auf eine dauerhafte Integration der Bildverarbeitungssoftware gefordert werden, daß das Interface von mindestens drei Experten heuristisch evaluiert wurde.

3.11. Kontextintegration

In Unterabschnitt 2.3.2 wurden insgesamt vier Qualitätsstufen einer Systemintegration definiert. Neben der Daten-, Funktions- und Präsentationsintegration ist nach WINTER et al. eine Kontextintegration gerade dann gegeben, wenn ein einmal durchgeführter Arbeitsschritt (z.B. Auswahl eines Patienten) innerhalb des Gesamtsystems im Rahmen derselben Aufgabenbearbeitung nicht ein zweites Mal durchgeführt werden muß [Win02]. Übertragen auf die medizinische Bildverarbeitung bedeutet dies z.B., daß die mit einem Anwendungsbaustein zur Bildbefundung aus der Akte eines Patienten entnommenen Bilder im Anwendungsbaustein Bildverarbeitung desselben Gesamtsystems direkt zur Verfügung stehen, ohne daß eine nochmalige manuelle Auswahl und Zusammenstellung der Bilddaten erfolgen muß. Als Methoden zur Erreichung einer Kontextintegration wurden wie bei der Funktionsintegration Remote Procedure Calls genannt, die z.B. über API-Schnittstellen abgewickelt werden können.

Wie schon bei der Datenintegration (vgl. Abschn. 3.8) so ist auch bei der Kontextintegration die Unterscheidung zwischen interner und externer Integration sinnvoll. Die interne Kontextintegration bezieht sich dabei auf verschiedene GUI desselben Anwendungsbausteines zur medizinischen Bildverarbeitung, während als extern eine Kontextintegration zwischen verschiedenen Anwendungsbausteinen auf logischer Werkzeugebene bezeichnet wird.

3.11.1. Externe Kontextintegration mit dem DICOM-Protokoll
Remote Procedure Calls als Werkzeug zur Kontextintegration sind durch die Service Classes in DICOM direkt implementierbar. In Abbildung 3.19 des Unterabschnittes

3.8.1 wurde bereits veranschaulicht, wie medizinische Bildverarbeitung DICOM-konform in ein DICOM-PACS integriert werden kann. Hierzu ist seitens des Bildverarbeitungsmoduls lediglich eine DICOM-Schnittstelle erforderlich, über die dann Daten- und Verfahrensinformationen übermittelt werden können. So kann also nicht nur Daten- und Funktionsintegration erreicht werden, denn sowohl die Bilddaten als auch die Bildverarbeitungsfunktionen sind nun im gesamten PACS verfügbar, sondern es kann auch direkt eine Kontextintegration erreicht werden. Hierzu muß lediglich die in der DICOM-Kommunikation enthaltene Kontextinformation ausgewertet werden. Zum Beispiel läßt sich die Einzelbildauswahl und eventuelle Manipulationen an den Einzelbildern eines Volumendatensatzes in DICOM kodieren und übertragen, sodaß beim nächsten Laden der Bilder auf der Befundungskonsole dieser Kontext automatisch wiederhergestellt werden kann.

Nachteilig bei dieser Art der Kontextintegration ist wiederum, daß ggf. Anpassungen oder Erweiterungen an den beteiligten DICOM-Bausteinen im PACS nötig sind, damit die gewünschte Funktionalität auch von allen Komponenten des PACS unterstützt wird. Bei den Betrachtungen zur synchronen Funktionsintegration war dieser Nachteil einer direkten DICOM-Anbindung bereits diskutiert worden (vgl. Unterabschn. 3.9.3). In Bezug auf die Funktionsintegration war deshalb die Anbindung der Bildverarbeitungs-GUI über das HTTP-Protokoll präferiert worden (vgl. Abb. 3.24).

3.11.2. Externe Kontextintegration über API-Schnittstellen

Wird in ein PACS ein Modul zur medizinischen Bildverarbeitung so eingebettet, daß zwar die Datenintegration über das DICOM-Protokoll gewährleistet, aber Funktionsintegration mit einem eigenen Browserfenster erreicht wird, das über das HTTP-Protokoll auf denselben physischen Werkzeugen aufsetzt, sind keine Änderungen am Programmcode anderer DICOM-Bausteine im PACS notwendig. Die Aufgabe ist nun, in dieser Konstellation eine Kontextintegration zu erreichen, ohne daß hierfür die Applikationen, von denen aus die Bildverarbeitung kontextintegrativ aufgerufen werden soll, in ihrem Programmcode geändert werden müssen.

Dies ist über API-Programmierschnittstellen möglich, die von vielen PACS-Herstellern angeboten werden. Beispielsweise bietet die Firma Sectra Imtec AB (Linköping, Schweden) zu ihrem DICOM-PACS das Clinical Application Interface (CAI™)[44] an, mit dem ein einfacher Zugriff auf alle DICOM-Attribute des aktuellen Kontextes der Applikation (z.B. Befundungskonsole) möglich ist. Derartige Schnitt-

---

[44] http://www.sectra.se/medical/csn/key_technical_points.html

Abb. 3.31: Externe Kontextintegration im DICOM-PACS über API-Schnittstellen
(in Farbe auf S. 209)

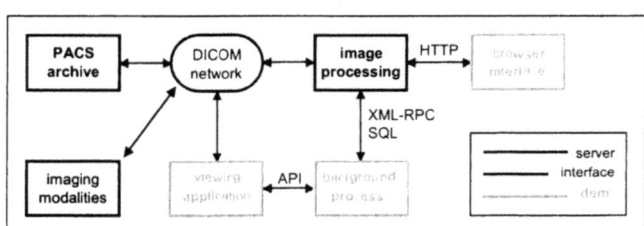

stellen können mit einem Hintergrundprozeß verbunden werden, der auf der Workstation des Radiologen läuft. Dieser Hintergrundprozeß nimmt die Kontextinformation vom API entgegen und leitet diese an die Bildverarbeitungssoftware weiter.

Eine entsprechende Struktur ist in Abbildung 3.31 dargestellt. Der Hintergrundprozeß kann die Bildverarbeitungssoftware initiieren und die GUI als einen eigenen Prozeß auf der Workstation des Radiologen starten (Funktionsintegration). Die nötigen Remote Procedure Calls (RPC) können dabei in XML kodiert werden. Der aktuelle Kontext (z.B. Patient, Studie, Bilddatensatz und derzeit betrachtetes Einzelbild) wird der Bildverarbeitung auf gleichem Wege übergeben (Kontextintegration). Falls die Bildverarbeitungssoftware durch eine eigene Datenbank unterstützt wird, können die Kontextinformationen über das SQL-Format direkt in die Datenbank geschrieben werden und stehen dann allen Anwendungen des Bildverarbeitungsmoduls zur Verfügung. Die benötigten Bilddaten wiederum können über die DICOM-Schnittstelle von der Bildverarbeitungssoftware direkt aus dem PACS-Archiv angefordert werden (Datenintegration).

3.11.3. Interne Kontextintegration durch relationale Datenbanken

Werden in der Systemarchitektur nach Abbildung 3.31 mehrere Module zur Bildverarbeitung mit eigenen GUIs bereitgestellt, so wird auch innerhalb der Bildverarbeitungssoftware eine Datenbankfunktionalität und ein individueller Authentifizierungsmechanismus benötigt, um interne Kontextintegration zu erreichen. Durch die Authentifizierung ist der Bildverarbeitung bekannt, welche Person mit welcher GUI arbeitet und dort welche Arbeitsschritte bereits vorgenommen hat. Diese Information kann in entsprechenden Tabellen der internen Datenbank abgelegt werden und ist somit verfügbar, wann immer ein Benutzer eine andere GUI startet. Damit kann durch die von der Bildverarbeitungssoftware genutzte Datenbank nicht nur die interne Datenintegration gewährleistet werden, sondern auch eine interne Kontextintegration.

3.11 Kontextintegration

3.11.4. Beispiel: Interne Kontextintegration in IRMA

In Unterabschnitt 3.8.4 wurde bereits das interne Datenbankschema des IRMA-Systems vorgestellt. Exemplarisch wurde gezeigt, wie basierend auf dieser Datenbank eine interne Datenintegration nicht nur für IRMA-Daten (z.b. Bilder, Merkmale) sondern auch für IRMA-Methoden erreicht werden kann, d.h. für Programme, die die Bilder zu Merkmalen transformieren oder Merkmale miteinander verknüpfen. Diese Datenbankunterstützung wird in IRMA auch dazu benutzt, um Kontextinformation zu den einzelnen Nutzern festzuhalten, die sich hierfür individuell am System anmelden müssen.

In Unterabschnitt 3.2.3 wurde das grundlegende Konzept von IRMA bereits ausführlich vorgestellt. IRMA ist eine Sammlung genereller Methoden zum inhaltsbasierten Zugriff auf medizinische Bilder, die zu einzelnen Applikationen, d.h. Anwendungsbausteinen im PACS zusammengefügt werden können. Jede Applikation hat dabei auf der logischen Werkzeugebene ihre eigenen internetbasierten GUIs, die jeweils für spezielle Aufgaben auf der Anwendungsebene optimiert sind. Nutzer- und kontextspezifische Informationen werden über die Datenbank zwischen den einzelnen GUIs ausgetauscht.

Abb. 3.32 zeigt ein Beispiel für eine solche interne Kontextintegration im IRMA-System. Im linken Teil der Abbildung ist der IRMA-Code-Browser dargestellt. Dies ist ein Interface, das dazu dient, den Datenbestand an Referenzbildern im IRMA-System durchzusehen (engl.: browsen) bzw. gezielt nach Bildern einer bestimmten IRMA-Kategorie (vgl. Unterabschn. 3.2.3) zu suchen. Im IRMA-Code-Browser können für jede Bilderliste (Abb. 3.32, gelbe Markierung) Vorgaben hinsichtlich der Aufnahmemodalität (Technik), der Aufnahmeorientierung (Ausrichtung), der dargestellten Körperregion (Anatomie) und des untersuchten biologischen Funktionssystems (Biosystem) gemacht werden. Die aktuelle Sicht auf die IRMA-Referenzbilder kann mit der Taste „Filter speichern" (Abb. 3.32, rote Markierung) benutzerspezifisch in die Datenbank geschrieben werden und steht dann in allen anderen IRMA-GUIs als Auswahlliste für den Bildkorpus zur Verfügung.

Diese Funktionalität wird im rechten Teil von Abbildung 3.32 veranschaulicht, wo die Oberfläche des IRMA-Code-Editors dargestellt ist. Dieses Interface wird von den Ärzten und Radiologen im Team benutzt, um die Referenzbilder manuell zu kategorisieren und hinsichtlich der Bildqualität bzw. erkennbaren Pathologien zu klassifizieren. Die mit dem IRMA-Code-Browser vorgewählte Sicht auf die Referenzbilder kann auch im IRMA-Code-Editor als Bildliste angesprochen werden (Abb. 3.32, blaue Markierung).

Abb. 3.32: Kontextintegration im IRMA-System
(in Farbe auf S. 209)

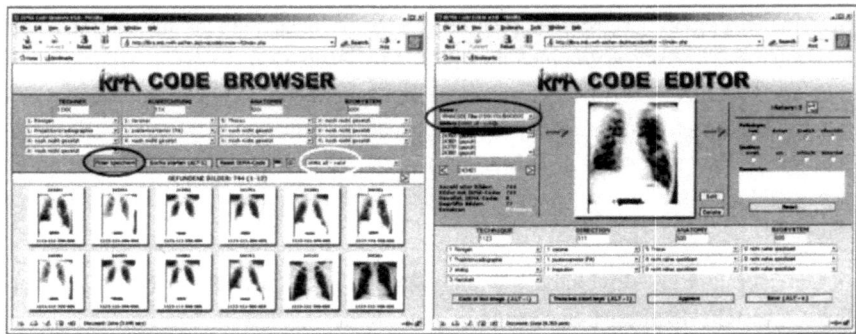

Bestehende Kategorisierungen können so durch den Oberarzt effektiv und effizient bestätigt werden. Weiterhin können unvollständig kategorisierte Bilder eines Kontextes zusammengefaßt werden, um ihren Code zu vervollständigen. Hierbei können die Optionstasten im unteren Bereich der GUI besonders effizient eingesetzt werden, mit denen z.b. der Code des vorhergegangenen Bildes auf das aktuelle übertragen werden kann (Abb. 3.32, rechts unten).

Da beide Interfaces die dargestellten Informationen direkt aus der Datenbank abfragen, sind Änderungen an den Daten, die in einer der GUIs vorgenommen werden, bei der nächsten Aktualisierung der anderen GUI direkt sichtbar. Dies ist unabhängig davon, wie viele Personen gleichzeitig mit den Interfaces arbeiten, denn nutzerspezifische Einstellungen, wie z.B. die vorgewählte Sicht auf die Daten, werden auch nutzerspezifisch in der IRMA-Datenbank verwaltet. Somit ist die interne Kontextintegration im IRMA-System gegeben.

3.11.5. Fazit

Für Software zur medizinischen Bildverarbeitung kann Daten-, Funktions- und Kontextintegration direkt über das DICOM-Protokoll erreicht werden. Problematisch ist dabei, daß der Aufwand – gerade bei prototypischen Applikationen im universitären Umfeld – hierfür sehr groß ist, denn es werden Änderungen an allen beteiligten DICOM-Komponenten notwendig. Das angegebene Beispiel hat jedoch deutlich gemacht, daß neben der internen Datenintegration auch die interne Kontextintegration auf einfache Weise möglich wird, wenn innerhalb der Bildverarbeitung eine Datenbankunterstützung vorhanden ist und ein nutzerspezifisches Authentisierungsverfahren eingesetzt wird.

4. Ergebnisse

Im vorigen Kapitel wurden greifbare Kriterien hergeleitet und veranschaulicht, die zur Konzeption bei der Integration oder zur Analyse der Integrierbarkeit von Verfahren oder Algorithmen der digitalen Bildverarbeitung in die medizinische Routine nützlich sind. In diesem Kapitel werden die einzelnen Kriterien hinsichtlich ihrer Relevanz bewertet, je nach Anwendungszweck geordnet und schließlich in einen übersichtlichen und handhabbaren Katalog integriert. Weiterhin wird die Anwendbarkeit des Kataloges in verschiedenen Szenarien demonstriert.

4.1. Kriterienkatalog zur Bewertung medizinischer Bildverarbeitung

In Unterabschnitt 3.1.3 wurden zwei Anwendungsszenarien für einen solchen Kriterienkatalog unterschieden. Zum einen soll der Katalog in der Planungs- und Entwicklungsphase Hilfestellungen geben und a priori wichtige Eckpunkte aufzeigen, die bei der Erstellung von Softwaresystemen zur medizinischen Bildverarbeitung generell zu beachten sind. Weiterhin sollen die Kriterien auch dazu dienen können, die Integrierbarkeit von Algorithmen oder die Integration bestehender Systeme zu bewerten und ggf. deren diesbezügliche Schwachstellen aufzuzeigen. Bei dieser A-posteriori-Bewertung müssen die harten Kriterien, deren Verletzung zwangsweise die Nicht-Integrierbarkeit bedeutet, im Hinblick auf die geforderte Effizienz des Kataloges (vgl. Unterabschn. 3.1.2) zuerst geprüft werden. Dies führt dazu, daß je nach Anwendungsszenario dieselben Kriterien in unterschiedlicher Formulierung und verschiedener Reihenfolge zusammengestellt werden müssen.

4.1.1. A-priori-Katalog

Der Kriterienkatalog zur Planung und Entwicklung von medizinischer Bildverarbeitungssoftware ist in Tabelle 4.1 zusammengestellt. Die ersten Kriterien beziehen sich auf das Bildverarbeitungsverfahren. Zunächst muß die Aufgabenstellung der Bildverarbeitung mit allen Anwendungsvariationen klar definiert werden. Aus dieser Anforderungsanalyse ergibt sich die notwendige Flexibilität der Software und der Grad der zu erreichenden Automatisierung. Jede Bildverarbeitungssoftware sollte möglichst automatisch laufen und systematisch A-priori-Wissen integrieren. Wichtig ist, bereits in der Planungsphase ein vollständiges Spektrum des Bildmaterials zusammenzustellen, das mit dem Algorithmus später bearbeitet werden soll. Hieraus ergibt sich die notwendige Adaptivität des Verfahrens. Aus diesem Referenzbildmaterial kann auch abgeleitet werden, auf welcher semantischen Ebene eine Adaptivität erforderlich ist, um die geforderten Aufgaben zu erfüllen. Ebenso kann aus der Analyse des Datenmateri-

Tab. 4.1: Kriterien zur A-priori-Konzeption medizinischer Bildverarbeitungssoftware

	Nr.	Kriterium
Verfahren	1	**Flexibilität** Grad der Automatisierung (manuell, semi-automatisch, automatisch) Art der Automatisierung (Low-Level-, Mid-Level-, High-Level-Integration von Wissen)
	2	**Adaptivität** Abstraktionsstufen (nicht-adaptiv, datenbasiert, regionenbasiert, szenenbasiert) Parametrierung (statisch, applikationsspezifisch, bildspezifisch)
	3	**Kontrollmöglichkeiten** Art der Ergebnisse (qualitativ, quantitativ) Domäne der Ergebnisse (Bildraum, Transformationsraum) Basis der Ergebnisse (Einzelbild, viele Bilder)
Implementierung	4	**Stabilität** Reproduzierbarkeit im engeren Sinne (Variationsanalyse) Reproduzierbarkeit im weiteren Sinne (Variationsanalyse)
	5	**Validierung** Art der Referenzen (Plastik, Bronze, Silber, Gold) Anzahl der Referenzen (Fallzahlplanung) Auswertung der Referenzen (statistische Analyse)
	6	**Präsentationsintegration** Standardkonformität Gebrauchstauglichkeitsprüfung durchführen
Schnittstellen	7	**Datenintegration** Intern (keine, proprietär, standardisiert) Extern (keine, proprietär, standardisiert)
	8	**Funktionsintegration** Synchron (keine, proprietär, standardisiert) Asynchron (keine, proprietär, standardisiert)
	9	**Kontextintegration** Intern (keine, proprietär, standardisiert) Extern (keine, proprietär, standardisiert)

als ermittelt werden, ob eine applikations- oder bildspezifische Parametrierung erforderlich ist. Eine statische Parametrierung des Verfahrens wird für das medizinische Anwendungsfeld i.d.R. zu nicht hinreichend robusten Verfahren führen. Weiterhin muß festgelegt werden, wie dem Anwender der Software die nötigen Kontrollmechanismen bereitgestellt werden können. Dabei ist zu berücksichtigen, ob die Ergebnisse qualitativer oder quantitativer Natur sind, im Orts- oder Transformationsraum entstehen und ob sie auf einem oder vielen Bildern bzw. Datensätzen beruhen.

Ist das Verfahren entsprechend konzipiert worden, so muß mit einem zweiten Block von Kriterien die Implementierung untersucht werden. Insbesondere muß der Algorithmus vollständig validiert werden. Zunächst muß die Reproduzierbarkeit der Ergebnisse im engeren und weiteren Sinne durch eine Variabilitätsanalyse der relevanten

Einflußfaktoren gezeigt werden. Dann muß basierend auf einer Vorstudie die zur Validierung nötige Fallzahl ermittelt werden, entsprechende Gold- oder Silberstandardbilder müssen erzeugt oder bereitgestellt werden, und die eigentliche Validierungsstudie muß durchgeführt und anschließend mit dem richtigen statistischen Modell analysiert und ausgewertet werden. Erst wenn diese Validierung erfolgreich abgeschlossen wurde und zu statistisch signifikanten Werten geführt hat, kann die Software tatsächlich auch erfolgreich in die medizinische Routine integriert werden. Hierzu ist eine GUI erforderlich, die sich an den bestehenden Usability-Standards orientiert. Die Gebrauchstauglichkeit des Interfaces sollte dazu mit einem entsprechenden Test nachgewiesen werden, z.B. durch heuristische Evaluation mit mindestens drei Experten.

Mit dem dritten Kriterienblock werden die Schnittstellen des Verfahrens festgelegt. Zur Integration selbst ist zunächst das Systemumfeld zu analysieren. Es muß untersucht werden, welche Anwendungsbausteine bereits bestehen und mit welchen Protokollen diese kommunizieren. Weiterhin muß festgelegt werden, welche Qualitätsstufen der Integration für das Bildverarbeitungsmodul erreicht werden sollen. Dabei ist auch festzulegen, ob der Anwendungsbaustein zur medizinischen Bildverarbeitung eine eigene Datenbankunterstützung benötigt, mit der dann die interne Daten- und Kontextintegration umgesetzt werden kann. Je nach Verfahren der Bildverarbeitung ist eine Datenbankunterstützung bereits vorhanden, die dann zur Integration mit entsprechenden Tabellen erweitert werden kann. Prinzipiell sollte die Integration auf bestehenden Standards aufsetzen. Proprietäre Lösungen sind zu vermeiden. Im Kapitel 3 wurden – je nach Qualitätsstufe der Integration – verschiedene Möglichkeiten aufgezeigt, die Integration der Software basierend auf Standards zu erreichen. Das DICOM-Protokoll kann eine Daten-, Funktions- und Kontextintegration unterstützen. Interne Bilddaten sollten in PNG oder JPEG gespeichert werden, wobei wichtige Bildinhalte nicht verlustbehaftet komprimiert werden dürfen. Die Funktionsintegration kann mit Internettechniken auf Protokollen wie HTTP und SMTP aufgesetzt werden. Abbildung 3.31 in Abschnitt 3.11 veranschaulicht die hierfür notwendigen Server- und Clientprozesse sowie deren Schnittstellen.

4.1.2. A-posteriori-Katalog

Der Kriterienkatalog zur nachträglichen Bewertung bereits bestehender Bildverarbeitungssoftware, die u.U. nur teilweise oder auch schon ganz in die medizinische Routine integriert wurde, ist in Tabelle 4.2 zusammengestellt. In diesem Schema werden harte Ja/Nein-Kriterien zuerst geprüft, deren Verletzung für die gewünschte Integration nicht tolerabel ist. Die Prüfung von weichen Kriterien erfolgt erst dann, wenn alle harten Kriterien erfüllt sind. Weiche Kriterien können wertvolle Hinweise zur Verbesserung einer bestehenden Integration liefern.

In Tabelle 4.2 werden harte Kriterien mit Null oder Eins notiert, d.h. sie sind Element der Menge {0, 1}, während weiche Kriterien – je nach Erfülltheit – einen beliebigen Wert zwischen Null und Eins annehmen können, d.h. innerhalb des abgeschlossenen Intervalls [0...1] liegen. Drei Nominalwerte werden dabei in die Ordinalwerte {0, 0,5, 1} konvertiert, acht Nominalwerte ergeben z.B. die Ordinalzahlen {0, 0,2, 0,3, 0,4, 0,5 0,6, 0,7, 0,8, 1}. Wird ein weiches Kriterium mit Null bewertet, so bedeutet dies wie bei den harten Kriterien, daß eine Integration des Verfahrens in die klinische Routine nicht dauerhaft Bestand haben wird. Liegt die Bewertung eines weichen Kriteriums zwischen Null und Eins, so kann die Integration hier weiter verbessert werden.

Zur konkreten Bewertung eines Anwendungsbausteines muß zuerst dessen Stabilität überprüft werden. Nur wenn die Reproduzierbarkeit der Ergebnisse sowohl im engeren als auch im weiteren Sinne tatsächlich nachgewiesen wurde, ist eine weitere Prüfung sinnvoll. Als nächstes muß hinterfragt werden, ob die Bildverarbeitungssoftware tatsächlich auch korrekte Werte liefert. Dies ist nur dann der Fall, wenn eine Validierung durchgeführt wurde, die auf Gold- oder Silberstandards basiert, hierzu hinreichend viele Referenzbilder verwendet wurden und die Validierung zu statistisch signifikanten Ergebnissen geführt hat.

Wenn die eigentliche Methode der Bildverarbeitung positiv evaluiert worden ist, muß ihr Interface geprüft werden. Eine dauerhaft erfolgreiche Integration ist nur dann möglich, wenn dem anwendenden Mediziner ausreichende Kontrollmöglichkeiten geboten werden. Das Ergebnis muß hinreichend transparent gemacht werden. Wird das Ergebnis aus Einzelwerten akkumuliert, muß der Anwender die Möglichkeit haben, nicht plausible Einzelergebnisse von der Berechnung des Gesamtergebnisses auszuschließen. Die GUI muß weiterhin im Sinne des Usability Engineering gebrauchstauglich sein, was durch ihre entsprechende Evaluierung nachgewiesen worden sein sollte.

Dann muß geprüft werden, inwieweit manuelle Parametrierungen am Verfahren notwendig sind. Derartige Einstellungen sind i.d.R. mühsam, nicht reproduzierbar, erfordern spezielles Fachwissen und benötigen vor allem entsprechende Zeit, die in Routineanwendungen oftmals nicht zur Verfügung steht, insbesondere dann nicht, wenn die Parametrierung bildspezifisch ausgelegt ist. Deshalb sollte sich die Software automatisch parametrieren, d.h. sie muß hinreichend adaptiv ausgelegt sein.

4.1 Kriterienkatalog zur Bewertung medizinischer Bildverarbeitung 153

Tab. 4.2: Leitfragen zur A-posteriori-Analyse medizinischer Bildverarbeitungssoftware

Nr	Kriterium	Art
	Stabilität: Ist die Bildverarbeitungssoftware stabil?	
1	Wurde Reproduzierbarkeit im engeren Sinne durch Variationsanalyse gezeigt?	{0,1}
2	Wurde Reproduzierbarkeit im weiteren Sinne durch Variationsanalyse gezeigt?	{0,1}
	Validierung: Ist die Bildverarbeitungssoftware korrekt?	
3	Basiert Validierung auf Silber- oder Goldstandards?	{0,1}
4	Wurde Fallzahlplanung durchgeführt bzw. ausreichende Zahl an Referenzen verwendet?	{0,1}
5	Wurde mit einer statistischen Analyse Signifikanz nachgewiesen?	{0,1}
	Kontrollmöglichkeiten: Sind Möglichkeiten zur Ergebniskontrolle gegeben?	
6	Wird das berechnete Ergebnis dem Anwender transparent gemacht?	{0,1}
7	Können unplausible Einzelergebnisse aus dem Gesamtprotokoll gestrichen werden?	{0,1}
	Präsentationsintegration: Ist die GUI gebrauchstauglich?	
8	Ist die GUI nach bestehenden Konventionen gestaltet und intuitiv bedienbar?	{0,1}
9	Wurde Gebrauchstauglichkeitsprüfung durchgeführt?	{0,1}
	Adaptivität: Ist die Bildverarbeitungssoftware für medizinisches Bildmaterial geeignet?	
10	Erfolgt die Parametrierung der Software automatisch?	{0,1}
11	Erfolgt die Parametrierung adaptiv?	{0,1}
12	Abstraktion der Parametrierung (keine, daten-, pixel-, kanten-, textur-, regionen-, objekt-, szenenbasiert)	[0...1]
13	Art der Parametrierung (statisch, applikationsspezifisch, bildspezifisch)	[0...1]
	Flexibilität: Ist die Bildverarbeitungssoftware für medizinische Anwendungen geeignet?	
14	Grad der Automatisierung (manuell, semi-automatisch, automatisch)	[0...1]
15	Art der Automatisierung (Low-Level-, Mid-Level-, High-Level-Integration von Wissen)	[0...1]
	Funktionsintegration: Ist die Bildverarbeitungssoftware überall verfügbar?	
16	Synchrone Verfügbarkeit (keine, proprietär, standardisiert)	[0...1]
17	Asynchrone Verfügbarkeit (keine, proprietär, standardisiert)	[0...1]
	Datenintegration: Ist Datenaustausch mit anderen Systembausteinen möglich?	
18	Interne Datenintegration (keine, proprietär, standardisiert)	[0...1]
19	Externe Datenintegration (keine, proprietär, standardisiert)	[0...1]
	Kontextintegration: Ist Kontextaustausch mit anderen Systembausteinen möglich?	
20	Interne Kontextintegration (keine, proprietär, standardisiert)	[0...1]
21	Externe Kontextintegration (keine, proprietär, standardisiert)	[0...1]

Hat ein Softwareverfahren zur medizinischen Bildverarbeitung der A-posteriori-Analyse bis hierher standgehalten, ist das Verfahren grundsätzlich geeignet, um erfolgreich und beständig in die klinische Routine integriert zu werden. Aus der Forderung nach Adaptivität und Flexibilität folgen auch weiche Kriterien, die die Art der Parametrierung, den Grad der Automatisierung und die Integration des medizinischen A-priori-Wissens betreffen. Als Güteskala zur Bewertung der Integrierbarkeit kann jeweils der modellierte Abstraktionsgrad dienen.

Eine bestehende Integration kann darüber hinaus auch dahingehend analysiert werden, inwieweit Funktions-, Daten- und Kontextintegration erreicht werden und ob diese auf allgemeinen Standards beruhen. Diese Analyse kann Hinweise auf Ansatzpunkte zur

Verbesserung der Integration geben. Welcher dieser Integrationsgüten eine höhere Bedeutung beigemessen wird, ist vom Kontext der Bildverarbeitungsanwendung abhängig und damit von Anwendungsfall zu Anwendungsfall verschieden.

4.2. Anwendung als Leitfaden am Beispiel des IRMA-Systems

In diesem Abschnitt soll gezeigt werden, wie die neun Kriterien zur A-priori-Konzeption medizinischer Bildverarbeitungssoftware (Tab. 4.1) anzuwenden sind, um ein Bildverarbeitungsmodul systematisch so zu gestalten, daß es erfolgreich und beständig in der klinischen Routine einsetzbar ist. Diese Anwendung des Kriterienkataloges als Leitfaden wird am Beispiel des IRMA-Systems gezeigt.

Das IRMA-System soll dem Arzt bzw. Radiologen ermöglichen, bei der täglichen Diagnostik aber auch zu Forschungszwecken und für die Lehre inhaltsbasiert auf ein Archiv mit digitalen Untersuchungsaufnahmen zuzugreifen. Hierzu werden globale und lokale Merkmale aus den Bildern extrahiert und in einer Datenbank verwaltet. Basierend auf verschiedenen Merkmalskombinationen wird eine Multiskalenpartitionierung des Bildes berechnet und in einen stark informationsreduzierten Graphen überführt, auf dem schließlich das Retrieval mit Techniken des Graphmatchings erfolgt. Eine ausführliche Zieldefinition und Motivation für dieses Projekt wurde in Unterabschnitt 3.2.3 bereits gegeben. Im folgenden wird gezeigt, wie die Kriterien des Kataloges in die Planung und Entwicklung des Systems eingegangen sind.

4.2.1. Flexibilität

Flexibilität medizinischer Bildverarbeitung bedeutet z.B., daß der Algorithmus an eine geänderte Auflösung oder ein anderes Signal/Rausch-Verhältnis der Bilddaten anpaßbar ist, das z.B. aus einem Generationswechsel der Aufnahmegeräte resultieren kann. Nur ein flexibles Bildverarbeitungsmodul kann dauerhaft in der Routine eingesetzt werden. Um diese Flexibilität zu erreichen, ist bei automatischen Verfahren die Art der Automatisierung von entscheidender Bedeutung. Das A-priori-Wissen muß systematisch und klar strukturiert in den Algorithmus zur Bildverarbeitung integriert werden, um relevante Inhalte stufenweise von grob nach fein aus der Pixelmatrix zu extrahieren. Dann kann auch im nachhinein eine Anpassung der Software an geänderte Rahmenbedingungen erfolgen.

In Unterabschnitt 3.2.3 wurde das IRMA-Konzept bereits als exemplarisches Beispiel für Flexibilität angeführt. Um optimale Integrierbarkeit zu erreichen, wurde IRMA als automatisches System konzipiert, das stufenweise auf sechs semantischen Ebenen operiert (vgl. Abb. 3.3). Diese Ebenen unterstützen die verschiedenen Arten zur Integration des A-priori-Wissens vom Low-Level über das Mid-Level zum High-Level.

4.2.2. Adaptivität

Die Adaptivität eines Verfahrens bestimmt die Robustheit, mit der die große Heterogenität des medizinischen Bildmaterials bewältigt wird. Durch szenenbasierte bildspezifische Parametrierung kann das Höchstmaß an Adaptivität eines Verfahrens erreicht werden. Nach Möglichkeit sollte diese Parametrierung automatisch gewählt werden.

Um maximale Adaptivität zu gewährleisten, wird in IRMA eine bildspezifische Parametrierung auf Szenenebene umgesetzt. In den ersten Verarbeitungsschritten wird hierzu die aktuelle Bildkategorie automatisch ermittelt. Dabei werden nicht einfach nur unterschiedliche Pixeleigenschaften oder Texturmuster differenziert, sondern die automatische Parametrierung der weiteren Bildverarbeitungsschritte erfolgt wissensbasiert hinsichtlich

1. *Technik* (T): der bildgebenden Modalität und den Geräteeinstellungen,
2. *Direktion* (D): der relativen Orientierung zwischen Aufnahmegerät und Patient,
3. *Anatomie* (A): der im Bild dargestellten Körperregion und
4. *Biosystem* (B): des anhand des Bildes zu bewertenden Biosystems.

Hierzu wurde für IRMA eigens ein monohierarchischer multiaxialer Klassifikationsschlüssel entwickelt, der durch seine streng hierarchische Struktur die Bildung von eindeutigen Oberkategorien ermöglicht [Wei02, Leh03a]. Dieser Klassifikationsschlüssel hat in der T-Achse vier und in allen anderen Achsen drei Hierarchiestufen. Damit wird jedes Bild durch insgesamt 13 hierarchisch strukturierte Eigenschaften eindeutig beschrieben.

Abbildung 4.1 zeigt das Web-basierte Interface, mit dem der Klassifikationsschlüssel interdisziplinär entwickelt wurde und nunmehr gepflegt d.h. erweitert werden kann. Dargestellt ist hier die dreistellige Anatomieachse. Zu erkennen sind die ersten Hauptgruppen (1 Ganzkörper, 2 Kopf), verschiedene Untergruppen (z.B. 21 Gesichtsschädel, 22 Schädelbasis) und Detailgruppen wie 211 Stirnbereich oder 212 Augenbereich. Die Null in einer Ebene bedeutet immer „nicht näher spezifiziert". Der IRMA-Code ist bilingual aufgebaut, sodaß er auch in anderen Bereichen von Radiologie und Medizin nutzbringende Einsatzmöglichkeiten finden kann.

Obwohl für die Technik bisher nur radiologische Modalitäten modelliert wurden, enthält der IRMA-Code in den Achsen T, D, A und B bereits 117, 75, 110 und 175 Entitäten, womit rein rechnerisch ca. 170 Millionen unterschiedliche Codes denkbar wä-

Abb. 4.1: Interface zur datenbankgestützten Definition und Pflege des IRMA-Codes (in Farbe auf S. 210)

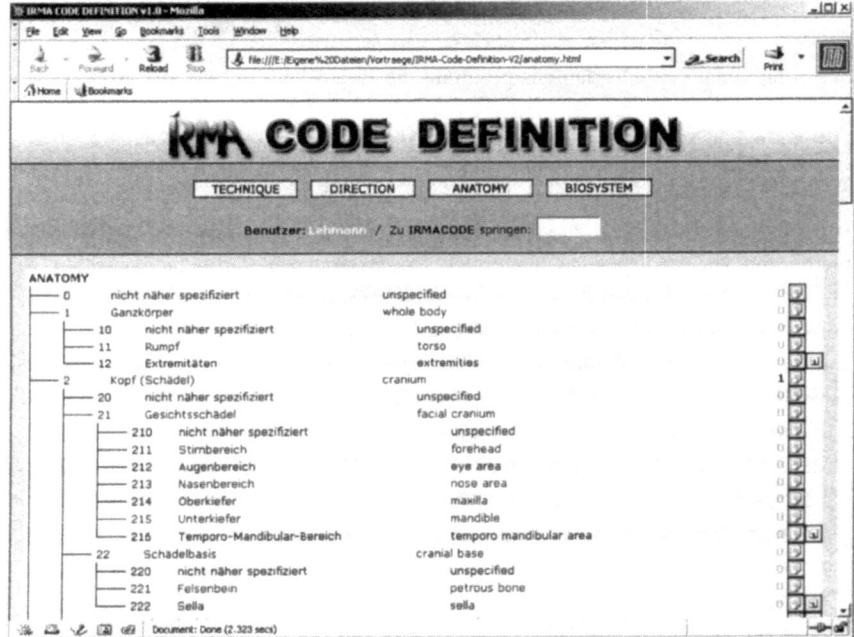

ren. Natürlich ergeben nicht alle Kombinationen auch einen Sinn. In IRMA soll der Detaillierungsgrad heuristisch so eingestellt werden, daß sich in der Referenzdatenbank, deren Bilder mit gleichen Häufigkeiten wie in der radiologischen Routine auf die einzelnen Klassen verteilt sind, jeweils eine sinnvolle Klassenstärke ergibt. Durch diese Kategorisierung wird dann die optimale Adaptivität im IRMA-System gewährleistet.

4.2.3. Kontrollmöglichkeiten

IRMA liefert durch automatische Bildverarbeitung qualitative Ergebnisse im Bildraum. Dabei werden i.d.R. viele Bilder als Ergebnismenge ermittelt, wobei die Zugehörigkeit zur Ergebnismenge durch Vergleich einer von der ursprünglichen Pixelmatrix stark abstrahierten Graphenstruktur, d.h. in einem Transformationsraum erfolgt. In solchen Fällen muß die Benutzerschnittstelle (engl.: user interface) das Ergebnis plausibel machen, d.h. die Ergebnisse geeignet visualisieren und Kontrollen durch den

4.2 Anwendung als Leitfaden am Beispiel des IRMA-Systems

Abb. 4.2: IRMA-GUI für inhaltsbasierte Anfragen mit Relevance Facts und Relevance Feedback (in Farbe auf S. 211)

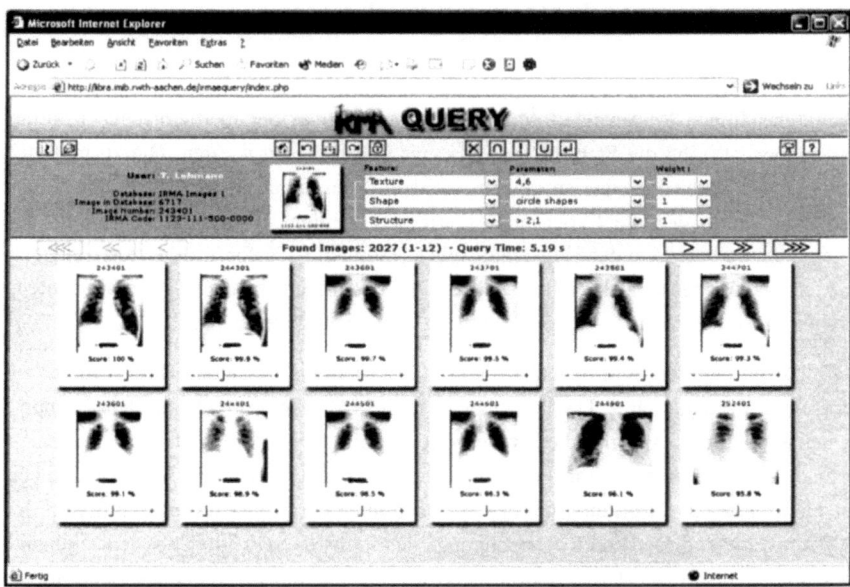

Anwender unterstützen, d.h. Funktionen zur Rückweisung unplausibler Einzelergebnisse bereitstellen.

Deshalb wurden die GUIs zur IRMA-Datenbankanfrage (engl.: query) so konzipiert, daß zu den Ergebnissen mitausgegeben wird, warum das Bild zur Ergebnismenge gehört (engl.: relevance facts) und der Benutzer dem System darüber hinaus auch mitteilen kann, welche Bilder der Ergebnismenge in welchem Umfang seinen Erwartungen entsprechen (engl.: relevance feedback). Um tatsächlich optimale Kontrollmöglichkeiten für den Anwender zu ermöglichen, wurde dieses Query Refinement in das IRMA-Konzept aufgenommen.

Abbildung 4.2 zeigt ein entsprechendes Interface. Unter jedem Bild der Ergebnismenge (Abb. 4.2, unterer Bereich) ist die automatisch berechnete Ähnlichkeit zum Anfragebild als normierter Punktewert (engl.: score) angegeben. Diese Relevance Facts können – je nach Anwendung – auch wesentlich detaillierter dargestellt werden, z.B. durch Visualisierung der das Bild beschreibenden Graphenstruktur (vgl. Abb. 3.2., rechts in Unterabschn. 3.2.3). Unter den Scores ist für jedes Bild ein Schieberegler dargestellt, mit dem der Benutzer sein Relevance Feedback an das System zurückgeben kann. Dies ist insbesondere dann hilfreich, wenn das Relevance Feedback, wie in IRMA vorgesehen, zur Verfeinerung einer wiederholten Anfrage (engl.: query refinement) vom System entsprechend ausgewertet wird.

4.2.4. *Stabilität*

Damit das Image Retrieval erfolgreich und dauerhaft in der medizinischen Routine anwendbar ist, muß die Stabilität des Systems gewährleistet werden. Hierzu muß die Reproduzierbarkeit im engeren und im weiteren Sinn zunächst analytisch untersucht und dann durch gezielte Experimente verifiziert werden. Während eine analytische Untersuchung bereits in der Konzeptionsphase möglich ist, erfordert die experimentelle Analyse die abgeschlossene Implementierung der entsprechenden Teilkomponenten, die bei laufenden Forschungsprojekten meist noch nicht gegeben ist.

Stabilität im engeren Sinn bedeutet, daß die Verarbeitung desselben Bildes immer zu demselben Ergebnis führt. Da die Bildanalyse in IRMA keine stochastischen Komponenten enthält, muß also nur die Invarianz gegenüber der Änderung statischer Parameter und in Bezug auf die algorithmische Reihenfolge gezeigt werden. Insbesondere bei der hierarchischen Partitionierung des Bildes können derartige Probleme auftreten. In IRMA werden diese durch Berechnung der transitiven Hülle beim Regionenverschmelzungsprozeß (engl.: region merging) vermieden. Entsprechende Experimente zur Bestätigung der Invarianz sind im IRMA-Konzept vorgesehen.

Stabilität im weiteren Sinne bedeutet, daß dieselbe medizinische Situation immer zu demselben Ergebnis führt. Für IRMA muß also untersucht werden, ob und inwieweit sich die Ergebnismenge des Retrievals unterscheidet, wenn sich das Eingabebild leicht ändert. Da Aufnahmen mit radiologischen Modalitäten i.d.R. nicht (beliebig oft) wiederholt werden können, da sonst die Patienten unnötig belastet würden, sind in IRMA Stabilitätsuntersuchungen mit gescannten Röntgenbildern vorgesehen. Hierdurch können verschiedene digitale Bilddateien desselben Sachverhaltes erzeugt werden. Mit einer Varianzanalyse soll dann experimentell gezeigt werden, daß die sich hieraus ergebende Variabilität des Retrievalergebnisses hinreichend klein ist. Auch diese Experimente können erst dann durchgeführt werden, wenn die entsprechenden Komponenten implementiert sind. Im IRMA-Konzept sind Reproduzierbarkeitsanalysen im weiteren Sinne für einzelne Komponenten vorgesehen und teilweise bereits erfolgreich durchgeführt worden.

4.2.5. Validierung

Bei der Validierung der Bildverarbeitung ist die Art der Referenzen, deren Anzahl sowie die Planung, Durchführung und Auswertung der Validierungsstudien von entscheidender Bedeutung. Um eine Validierung zu ermöglichen, wurde die Erstellung einer umfangreichen Referenzdatenbank in das IRMA-Konzept aufgenommen. Damit die Referenzbilder als Goldstandard dienen können, muß ihre Klassifizierung eindeutig sein. Deshalb wurde der IRMA-Code streng hierarchisch aufgebaut. Auch die manuell gelabelten Prototypen wurden als Goldstandard konzipiert, denn aufgrund der starken Abstraktion bei der Informationsrepräsentation in IRMA spielt nur die grobe Lokalisation, nicht aber die exakte Delineation von Bildbereichen eine Rolle.

Um eine hinreichend große Anzahl an Bildern zur Verfügung zu haben, sollen nach dem IRMA-Konzept zunächst 10.000 Bilder manuell klassifiziert werden. Diese hohe Zahl ist erforderlich, um die Heterogenität des klinischen Bildmaterials für verschiedene Anwendungsszenarien ausreichend zu repräsentieren. Da IRMA ein generelles Systemkonzept ist, konnte eine Fallzahlplanung nicht allgemein vorgenommen werden, sondern ist nur für spezielle Anwendungen vorgesehen, die mit IRMA-Komponenten realisiert werden. Für diese Anwendungen sollen dann auch die Prototypen erstellt werden.

Tabelle 4.3 zeigt den Bestand vollständig referenzkategorisierter Bilder in der IRMA-Datenbank im Mai 2003. Mittlerweile sind bereits über 6.000 Bilder vollständig kategorisiert. Da die Referenzdatenbank sukzessive aufgebaut wird, lassen sich in IRMA über Bilderlisten, die ebenfalls in der internen Datenbank gespeichert werden, alte Zustände jederzeit wiederherstellen. Einmal in IRMA aufgenommene Bilder werden deshalb nicht gelöscht, wenn sie von künftigen Validierungsexperimenten ausgeschlossen werden sollen, sondern allenfalls als ungültig markiert.

Erste Validierungsstudien wurden hinsichtlich einer automatischen Kategorisierung bereits durchgeführt [Key03, Leh04a]. Bei diesen Leaving-One-Out-Experimenten wird jeweils ein Bild aus der Datenbank als Anfragebild verwendet, während alle anderen zum Training eingesetzt werden. Dann wird das Experiment zyklisch wiederholt, bis alle Bilder einmal als Anfragebild gedient haben, und die Ergebnisse werden gemittelt. Beispielsweise wurden die 3.879 Röntgenbilder, die im Mai 2003 bereits vollständig kategorisiert waren, nach ihrem Anatomiecode in 8 Klassen (Tab. 4.3, blau) bzw. 26 Klassen (Tab. 4.3, grün) eingeteilt. Dabei wurden anatomische Bereiche mit zu wenigen Referenzen nicht berücksichtigt (Tab. 4.3, rot).

Tab. 4.3: Nach der Anatomie kategorisierte Referenzbilder in IRMA (Stand 05/2003) [Leh04b] (in Farbe auf S. 212)

Body region and code Sub-region and code	Images and Frequency		Images and Frequency		Body region and code Sub-region and code	Images and Frequency		Images and Frequency	
0 unspecified	0	0%			5 chest	1,889	48.70%		
1 whole body	0	0%			50 unspecified			1873	48.47%
10 unspecified			0	0.00%	51 bones			15	0.39%
11 torso			0	0.00%	52 lung			0	0.00%
12 extremities			0	0.00%	53 hilum			0	0.00%
2 cranium	179	4.61%			54 mediastinum			0	0.00%
20 unspecified			4	0.00%	55 heart			0	0.00%
21 facial cranium			77	1.99%	56 diaphragm			0	0.00%
22 cranial base			18	0.47%	6 breast (mamma)	144	3.71%	144	3.73%
23 neuro cranium			80	2.07%	7 abdomen	169	4.36%		
3 spine	262	6.75%			70 unspecified			32	0.83%
30 unspecified			0	0.00%	71 upper abdomen			40	1.04%
31 cervical spine			106	2.74%	72 middle abdomen			47	1.22%
32 thoracic spine			51	1.32%	73 lower abdomen			50	1.29%
33 lumbar spine			105	2.72%	8 pelvis	56	1.44%		
34 sacral bone			0	0.00%	80 unspecified			51	1.32%
35 coccygeal bone			0	0.00%	81 sarcral bone			2	0.00%
4 upper extremity/arm	678	17.48%			82 iliac bone			2	0.00%
40 unspecified			2	0.00%	83 pubic bone			1	0.00%
41 hand			458	11.85%	84 small pelvis			0	0.00%
42 radio carpal joint			61	1.58%	9 lower extremity/leg	502	12.94%		
43 forearm			23	0.60%	90 unspecified			4	0.00%
44 elbow			44	1.14%	91 foot			66	1.71%
45 upper arm			28	0.72%	92 ankle joint			62	1.60%
46 shoulder			62	1.60%	93 lower leg			26	0.67%
					94 knee			254	6.57%
					95 upper leg			63	1.63%
					96 hip			27	0.70%
					Sum	3,879	100%	3,864	100%

Durch diese Experimente kann für das IRMA-System nachgewiesen werden, daß die automatischen Verfahren auch tatsächlich funktionieren und immer die richtigen Ergebnisse liefern. Die zulässigen Grenzwerte für Fehler wurden bereits im Konzept des IRMA-Projektes festgeschrieben.

4.2.6. Präsentationsintegration

Präsentationsintegration im engeren Sinne bedeutet, daß dieselben Daten in verschiedenen Anwendungen an derselben Stelle gleichartig dargestellt werden. Im weiteren Sinne bedeutet Präsentationsintegration schlicht die Gebrauchstauglichkeit der Software. Sie kann erreicht werden, wenn bei der Gestaltung der Benutzerschnittstellen gängige Standards hinsichtlich Funktionalität und Layout beachtet werden und sollte durch heuristische Evaluation mit mindestens drei Experten überprüft werden. Nach

4.2 Anwendung als Leitfaden am Beispiel des IRMA-Systems 161

ISO 9241 wird Gebrauchstauglichkeit durch Effektivität, Effizienz und Benutzerzufriedenstellung charakterisiert.

Bisherige Ansätze zur Gestaltung Web-basierter GUI für Image-Retrieval-Applikationen, die im Internet verfügbar sind oder in wissenschaftlichen Publikationen vorgestellt wurden, erfüllen nicht die Ansprüche an Gebrauchstauglichkeit in Sinne der Norm. Um diese für IRMA zu gewährleisten, wurde ein modulares Gestaltungskonzept eigens entwickelt [Leh04b]. Die Beispiele in den Abbildungen 3.32, 4.1 und 4.2 verdeutlichen die Konformität der modular aufgebauten IRMA-GUIs mit den allgemeinen Konventionen zur Gestaltung von Nutzerschnittstellen. Da alle IRMA-GUIs auf dieselben Module zurückgreifen, wird z.B. ein Bild immer in standardisierter Größe vor einem Rahmen dargestellt und kann durch das Klicken in das Bild in einem Extrafenster in voller Größe angezeigt werden.

In Unterabschnitt 4.2.3 wurde bereits darauf hingewiesen, daß für inhaltsbasierte Datenbankanfragen ein Query Refinement unterstützt werden muß. Logische Verknüpfungen von Teilergebnissen müssen ebenso möglich sein wie Rücksprünge auf vormals erreichte Systemzustände, denn nicht immer führt ein Query Refinement tatsächlich auch auf ein verbessertes Ergebnis. Um diese komplexe Funktionalität in einem einfachen Interface präsentationsintegrativ zu kapseln, wurde ein erweitertes Query-Refinement-Konzept für IRMA entwickelt, das mit einer einzigen statischen Bildschirmmaske (vgl. Abb. 4.2) vom Benutzer steuerbar ist [Leh04b].

Der Ablauf diese Query-Refinement-Dialoges ist in Abbildung 4.3 veranschaulicht. Der grün hinterlegte Kern repräsentiert einen einfachen Dialog ohne Anfrageverfeinerung. Mit den IRMA-Parametermodulen werden die Suchkriterien vorgegeben, die Suche wird durchgeführt und das Ergebnis wird mit den Ausgabemodulen der IRMA-GUIs dargestellt. Einfaches Query Refinement wird durch die äußere rechte Schleife ermöglicht (Abb. 4.3, braun). Dabei springt der Anwender solange auf die Parametermodule zurück, mit denen er seine Vorgaben modifizieren kann, bis er ein zufriedenstellendes Ergebnis erhält und dieses akzeptiert. Mit den IRMA-Transaktionsmodulen können Undo-, Redo- und History-Funktionen (Abb. 4.3, gelb) aufgerufen werden, wenn das System die Interaktion in der Datenbank protokolliert (engl.: query logging, Abb. 4.3, rot). In der internen IRMA-Datenbank sind hierfür entsprechende Tabellen vorgesehen. Logische Verknüpfungen einzelner Abfrageergebnisse sind über die linke Schleife im Flußdiagramm möglich (Abb. 4.3, blau). Schnitt- und Teilmengen können dabei jedoch nur sequentiell abgearbeitet werden. Die logische Verknüpfung von Ergebnismengen, die aus der Kombination von Teilergebnissen zusammengesetzt wur-

Abb. 4.3: Flußdiagramm des erweiterten Query Refinements von IRMA [Leh04e] (in Farbe auf S. 213)

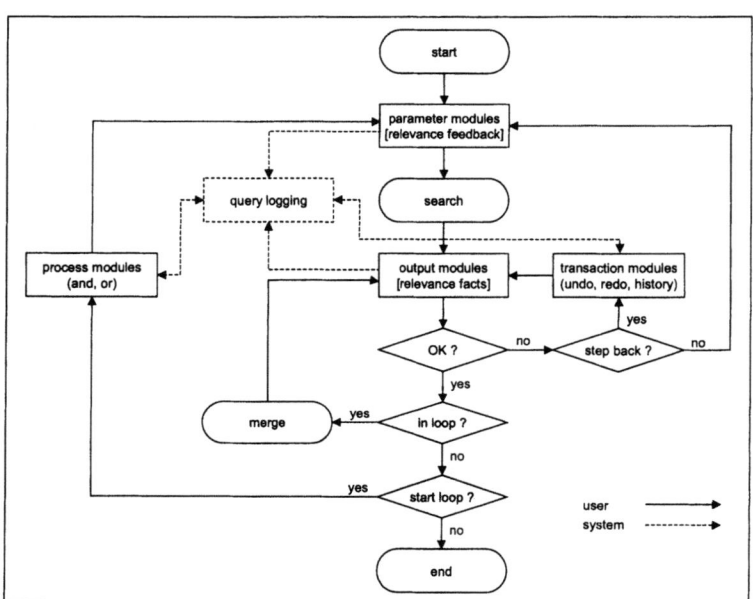

den, ist mit dem statischen Interface (vgl. Abb. 4.2) nicht möglich, sondern erfordert eine weitere Bildschirmmaske, die über die History-Funktionstaste aufgerufen werden kann. Gesteuert wird die GUI über die Funktionsleiste unter dem IRMA-Label. Je nach aktueller Position im Flußdiagramm sind die einzelnen Funktionstasten an ihrer festen Position als ausführbar oder gesperrt markiert. Dieses Konzept gewährleistet somit maximale Präsentationsintegration für alle IRMA-Applikationen.

4.2.7. Datenintegration

Datenintegration bedeutet, daß ein einmal erfaßtes Datum nicht ein zweites Mal erfaßt werden muß. Die interne Datenintegration bezieht sich dabei auf Daten innerhalb des Anwendungsbausteines, die externe auf die Schnittstellen zu anderen Modulen im System. Für eine interne Datenintegration muß das System Zugriff auf eine Datenbankkomponente haben, wobei zur Kodierung der Bildinformation das ISO-standardisierte PNG-Format oder das DICOM-adaptierte JPEG-Format verwendet werden sollte. Für die medizinische Bildverarbeitung kann eine externe Datenintegration mit dem DICOM-Protokoll einfach realisiert werden (vgl. Abb. 3.19 in Unterabschn. 3.8.1).

4.2 Anwendung als Leitfaden am Beispiel des IRMA-Systems 163

Abb. 4.4: Interne Daten- und Kontextintegration bei verteilter Berechnung in IRMA
(in Farbe auf S. 213)

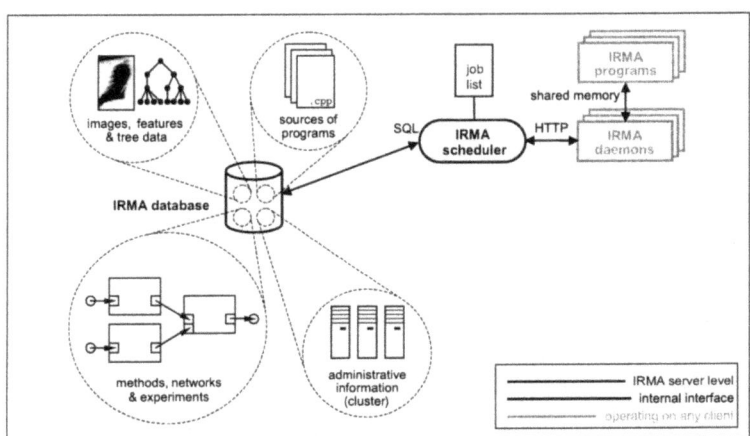

Um interne Daten- und Kontextintegration zu unterstützen, wurde als Kern des IRMA-Systems eine zentrale Datenbankkomponente vorgesehen. In Unterabschnitt 3.8.4 wurde das IRMA-Datenbankschema und die damit realisierte interne Datenintegration bereits beschrieben. Abbildung 4.4 faßt diese Struktur noch einmal zusammen. In der zentralen Datenbank werden alle Bilder (engl.: images), Merkmale (engl.: features) und Graphrepräsentationen (engl.: tree data), die Programmquelltexte (engl.: sources), Methoden, Netzwerke und vollständige Experimente sowie administrative Information (z.B. User-Interaktionen) im Systemverbund (engl.: cluster) vorgehalten.

Alle Berechnungen werden dabei über einen zentralen Serverprozeß zur Zeitplanung (engl.: scheduler) gesteuert (Abb. 4.4, rot). Der IRMA-Scheduler kommuniziert mit Hintergrundprozessen (engl.: daemons) auf den Workstations im Cluster, die über eine Interprozeßkommunikation, wie z.B. die gemeinsame Speicherbenutzung (engl.: shared memory), die Ausführung von Programmen initiieren und kontrollieren. In Abschnitt 3.8 wurden auch die Mechanismen zum transparenten Austausch von Bilddaten und Programmen beschrieben. So kann trotz verteilter Berechnung im dezentralen IRMA-System die interne Datenintegration über standardisierte Protokolle gewährleistet werden.

Abbildung 4.5 veranschaulicht die Schnittstellen zur weiteren Integration von IRMA-Anwendungen. Wie in Abschnitt 3.8 vorgeschlagen, soll die Anbindung über das DICOM-Protokoll implementiert werden. Hierzu ist im IRMA-Konzept ein zentraler

Abb. 4.5: Synchrone Funktions- sowie externe Daten- und Kontextintegration in IRMA (in Farbe auf S. 214)

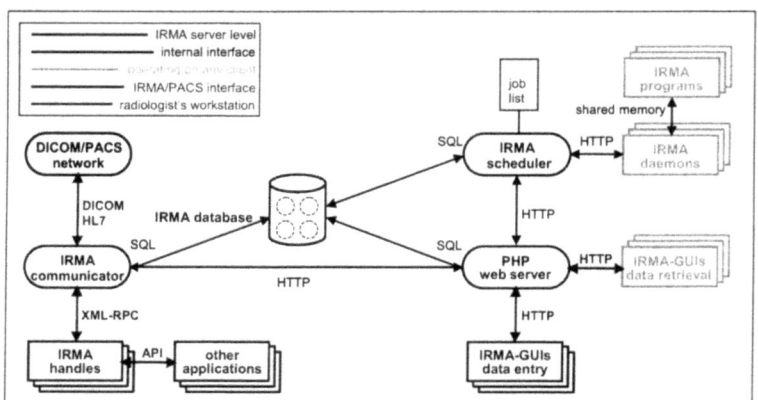

Kommunikationsprozeß (engl.: communicator) vorgesehen, der die DICOM- oder HL7-Daten vom PACS entgegennimmt und mittels SQL in die interne Datenbank von IRMA einfügt. Somit ist für IRMA auch eine externe Datenintegration über standardisierte Protokolle realisiert.

4.2.8. Funktionsintegration

Funktionsintegration bedeutet, daß das Modul zur Bildverarbeitung überall dort benutzt werden kann, wo es benötigt wird. Funktionsintegration läßt sich mit Internettechnologien einfach realisieren, da so die verfügbar zu machende Bildverarbeitungsfunktion über Internet-Browser plattformunabhängig angesprochen werden kann (vgl. Abb. 3.24, Unterabschn. 3.9.2). Je nach Kommunikationsmethode wurde in Abschnitt 3.9 zwischen synchroner und asynchroner Funktionsintegration unterschieden. Für beide Arten der Integration ist wichtig, daß diese auf Standards aufsetzt und nicht proprietär implementiert wird.

In IRMA ist zunächst eine synchrone Funktionsintegration vorgesehen, d.h. das Anfrageergebnis soll unmittelbar auf die Anfrage ausgegeben werden. Um die zeitnahe Ergebnisausgabe auch bei großen Bildarchiven zu ermöglichen, wurde IRMA als verteiltes System mit optimaler Ressourcenplanung konzipiert.

Abbildung 4.5 zeigt die hierfür vorgesehenen Schnittstellen und Module. Als weitere zentrale Komponente wird der IRMA-Web-Server an die IRMA-Datenbank angebunden, der mittels eines Hypertext Pre-Prozessors PHP dynamische Webseiten im

HTML-Standard generiert, die wiederum über das HTTP-Protokoll übertragen und auf der Workstation in einem Browser-Fenster angezeigt werden, das als IRMA-GUI dient. Über den IRMA-Communicator können auch Emails verschickt werden, falls eine asynchrone Funktionsintegration nötig werden sollte. Damit wurden bei der Konzept von IRMA die in Abschnitt 3.9 formulierten Empfehlungen zur Erreichung maximaler Funktionsintegration exakt befolgt.

4.2.9. Kontextintegration

Kontextintegration ist dann gegeben, wenn Einstellungen, die der Anwender in einem Programm vorgenommen hat, auch in einem anderen Programm desselben Gesamtsystems verfügbar sind, ohne daß die Arbeitsschritte erneut durchgeführt werden müssen. In Abschnitt 3.11 wurde interne und externe Kontextintegration unterschieden, um deutlich zu machen, daß es bei vielen – auch weltweit etablierten – Anwendungen bei weitem nicht selbstverständlich ist, daß innerhalb der Anwendung eine Kontextintegration erreicht wird. (Beispielsweise muß man denselben Pfad auf der Festplatte n-mal komplett durchklicken, wenn man n Bilder, die im gleichen Verzeichnis abgelegt sind, in eine Microsoft Powerpoint-Präsentation integrieren möchte.)

Um interne Kontextintegration zu ermöglichen, wurde IRMA mit einer eigenen Datenbank konzipiert. Damit die Kontexte nutzerspezifisch verwaltet werden können, wurde ein einfacher Authentifizierungsmechanismus in das IRMA-Konzept integriert. Für alle Aktivitäten ist deshalb eine Anmeldung am System erforderlich. So können Transaktionen, Kontexte und Zwischenergebnisse aus allen IRMA-Applikationen nutzerspezifisch gespeichert, zwischen den Applikationen ausgetauscht und jederzeit wiederhergestellt werden. In Unterabschnitt 3.11.4 wurde dieses Konzept bereits als exemplarisches Beispiel für interne Kontextintegration vorgestellt. Damit die Kontextinformationen in IRMA nicht proprietär abgelegt werden müssen, erfolgen alle Kontexteinträge in die Datenbank in XML, wobei die entsprechende Deklaration (engl.: document type definition, DTD) auch anderen Applikationen offengelegt wird.

Zur externen Kontextintegration orientiert sich das IRMA-Konzept wiederum an den Empfehlungen aus Abschnitt 3.11. Die Abbildung 3.31 in Unterabschnitt 3.11.2 zeigt, wie eine externe Kontextintegration im DICOM-PACS über API-Schnittstellen realisiert werden kann. Dieses Konzept wurde für IRMA übernommen (Abb. 4.5). Auf der Workstation des Radiologen, auf der auch die Module laufen, die kontextintegrativ angebunden werden sollen, wird ein Hintergrundprozeß installiert, der über die API dieser Anwendungsbausteine einen Bezeichner (engl.: handle) für die Kontextinformation entgegennimmt. Die Kontextinformation wird dann über den IRMA-

Communicator in die IRMA-Datenbank integriert. Somit wird für IRMA interne und externe Kontextintegration basierend auf bestehenden Standards realisiert.

4.2.10. Resumee

IRMA ist ein laufendes Projekt, das noch nicht in allen Teilen realisiert ist. Bei der Konzeption wurden jedoch die Kriterien des A-priori-Kataloges systematisch berücksichtigt. Die Forderung nach Daten- und Kontextintegration führte zur Entscheidung, IRMA mit einer eigenen Datenbank zu realisieren. Die Forderung nach Kontextintegration führte weiter auf die Notwendigkeit, nutzerspezifische Authentifizierungsmechanismen in IRMA bereitzustellen. Die Forderung nach synchroner Funktionsintegration führte zu der Entscheidung, IRMA als verteiltes System zu konzipieren, das über Web-Interfaces angesprochen wird. Die Forderung nach Präsentationsintegration führte zu einem modularen Aufbau aller IRMA-GUIs mit erweiterter Query-Refinement-Funktionalität und History-Funktionen. Um IRMA-Applikationen validieren zu können, wird eine hinreichend große Referenzdatenbank aufgebaut. Damit die Referenzbilder als Goldstandard angesehen werden können, wurde ein eigenes Klassifikationsschema für IRMA entwickelt. Der Forderung nach Kontrollmöglichkeiten für den Anwender wurde durch mit dem IRMA-Konzept der Relevance Facts Rechnung getragen. Um maximale Flexibilität und Adaptivität der IRMA-Applikationen zu ermöglichen, wurde IRMA als generelles Konzept entwickelt, das das medizinische A-priori-Wissen auf dem Low-Level, dem Mid-Level und dem High-Level modelliert.

4.3. Anwendung als Analysewerkzeug am Beispiel des DSR-Web

Neben der Konzeption integrierbarer Software zur medizinischen Bildverarbeitung ist die Analyse bereits erstellter Software hinsichtlich ihrer Integrierbarkeit bzw. die Aufdeckung von Schwachstellen einer bereits bestehenden Integration in die klinische Routine ein weiteres wichtiges Szenario zur Anwendung des Kriterienkataloges. In Tabelle 4.2 wurden hierzu die neun Kriterien so sortiert, daß harte Ja/Nein-Kriterien zuerst geprüft werden. Zu den Kriterien wurden insgesamt 21 Leitfragen formuliert, die zur Bewertung einer Bildverarbeitungsanwendung sukzessive beantwortet werden müssen. Die Ergebnisse können dabei in einer Tabelle übersichtlich festgehalten werden. Dies soll im folgenden für das DSR-Web exemplarisch durchgeführt werden.

Das DSR-Web wurde als Projekt in den Abschnitten 3.9 und 3.10 bereits vorgestellt. Ziel dieser Applikation ist die Integration von Algorithmen zur automatischen Registrierung und Subtraktion in die klinische Routine. Hierzu wurden fünf automatische und ein manuelles Verfahren zur geometrischen Registrierung sowie ein automatisches

Verfahren zum Kontrastangleich zweier Aufnahmen zusammengestellt und auf einem zentralen Web-Server implementiert. Ein Teil der Algorithmen wurde im Projekt „Digitale Freihandsubtraktionsradiographie" entwickelt (vgl. Unterabschn. 3.4.2), ein anderer Teil von verschiedenen Autoren adaptiert, die ihre Sources im Internet frei verfügbar gemacht haben [The98, Rue99, Har02].

4.3.1. *Analyse durch die Beantwortung der Leitfragen*

Die ersten fünf Leitfragen betreffen die Stabilität der Software im engeren und weiteren Sinne sowie deren methodisch korrekte Validierung. Für die adaptierten Verfahren der geometrischen Registrierung kann hierzu keine eindeutige Aussage getroffen werden, da dies aus der Dokumentation bzw. den Publikationen der Autoren nicht hervorgeht. Daher wird in Tabelle 4.3 der Wert −1 für „nicht bekannt" eingetragen. Bezüglich der eigenen Algorithmen wurde bislang nur die Stabilität im engeren wie auch im weiteren Sinne untersucht und konnte hier bestätigt werden [Leh98a]. Zur angemessenen Validierung fehlen bislang Referenzbilder, die in Art und Anzahl geeignet und ausreichend sind. Dies ist einer der Gründe dafür, daß das DSR-Web etabliert wurde. Die aus aller Welt in das DSR-Web übertragenen Bilder spiegeln die Heterogenität des medizinischen Bildmaterials vollständig wieder und sollen − wenn eine hinreichende Anzahl von Bildpaaren gesammelt wurde − zur Validierung der einzelnen Registrierungsverfahren eingesetzt werden. Die mathematisch gut zu fassende Ähnlichkeit der Bilder nach der Registrierung kann bei dem Intermethodenvergleich als Referenz dienen [Leh97]. Deshalb werden alle übertragenen Bilder in der internen Datenbank des DSR-Web gespeichert.

In der unteren Ergebniszeile der Tabelle 4.3 sind die Werte für das manuelle Verfahren eingetragen, das bislang nur hinsichtlich seiner Stabilität validiert wurde [Leh98b]. Deshalb muß hier bei den Fragen 3 bis 5 der Wert 0 eingetragen werden. Das manuelle Verfahren wurde vor allem deshalb in das DSR-Web integriert, um sicherzustellen, daß ein Benutzer der Applikation immer mindestens ein Verfahren hat, mit dem auch dann ein brauchbares Subtraktionsergebnis erzeugt werden kann, auch dann, wenn alle automatischen Verfahren bei einem Bildpaar versagen sollten.

Leitragen 6 und 7 betreffen die Kontrollmöglichkeiten, die der Anwender durch die Software geboten bekommt. Im DSR-Web werden keine quantitativen Ergebnisse (z.B. Defektvolumina) berechnet, sondern das Subtraktionsbild wird im Bildraum visualisiert und damit dem Anwender hinreichen transparent gemacht. Das gilt auch für die manuelle Methode, bei der die Paßpunkte auf dem Bildschirm dargestellt werden

Tab. 4.4: Ergebnis der A-posteriori-Analyse des DSR-Web (http://irma-project.org/dsr) (in Farbe auf S. 214)

Leitfragen																				
Stabilität		Validierung		Kontrollmöglichkeiten		Präsentationsintegration		Adaptivität				Flexibilität		Funktionsintegration		Dateintegration		Kontextintegration		
1	2	3	4	5	6	7	8	9	10	11	12	13	14	15	16	17	18	19	20	21
automatische Algorithmen (oben) / manuelles Verfahren (unten)																				
-1	-1	-1	-1	-1	1	---	1	1	0	1	0,2	0,5	1	---	1	1	1	1	0,5	0
1	1	0	0	0	1	---	1	1	0	1	0,3	1	0	1	1	1	1	1	0,5	0
harte Kriterien ←											→ weiche Kriterien									

(vgl. Abb. 3.30, rechts). Somit kann Frage 6 bejaht werden. Da keine akkumulierten Ergebnisse berechnet werden, entfällt hier die Beantwortung der Leitfrage 7.

Die nächsten Leifragen beziehen sich auf die Präsentationsintegration der GUI. In Abschnitt 3.10 wurde die Gebrauchstauglichkeit am Beispiel des DSR-Web illustriert. In der aktuellen Version 2.0 orientiert sich das Softwareinterface an den bestehenden Empfehlungen des Usability Engineering und die Gebrauchstauglichkeitsprüfung wurde durch eine heuristische Evaluation mit drei Experten aus verschiedenen Disziplinen (Medizininformatiker, Radiologe, Kieferchirurg) durchgeführt. Deshalb können diese Kriterien als erfüllt angesehen und mit 1 beantwortet werden.

Leitfragen 10 bis 13 adressieren die Adaptivität der Bildverarbeitungsalgorithmen. Die Parametrierung aller Verfahren erfolgte manuell. Deshalb muß Leitfrage 10 mit 0 bewertet werden. Die automatischen Verfahren wurden in einer Vorstudie experimentell so eingestellt, daß in den meisten Fällen optimale Ergebnisse erzielt werden. Die so gefundene adaptive Parametrierung der Verfahren wurde fest implementiert, während die Parametrierung des manuellen Registrierungsverfahrens – nämlich die Koordinaten der Paßpunkte – für jedes Bild adaptiert wird. Die automatischen Verfahren wurden also datenbasiert und applikationsspezifisch parametriert, das manuelle Verfahren pixelbasiert und bildspezifisch. Nach Umrechnung von Nominal- zur Ordinalskala ergeben sich die Werte 0,2 und 0,5 bzw. 0,3 und 1 für die Leitfragen 12 und 13 bei den automatischen bzw. für die manuelle Methode.

4.3 Anwendung als Analysewerkzeug am Beispiel des DSR-Web

Die Analyse der Flexibilität ergibt, daß der Grad der Automatisierung – abgesehen vom manuellen Verfahren – als vollautomatisch, d.h. vollständig gegeben angesehen werden kann. Somit ist Frage 14 mit 1 zu beantworten. Alle automatischen Verfahren zur geometrischen und Kontrastregistrierung arbeiten datenbasiert. Da kein A-priori-Wissen in den Verfahren berücksichtigt wird, kann Leitfrage 15 also nicht beantwortet werden. Beim manuellen Verfahren wird durch den Anwender, der die Punkte plaziert, A-priori-Wissen auf höchster Ebene integriert. Deshalb wird hier Leitfrage 15 mit 1 aber die Frage 14 mit 0 beantwortet.

Wie in Abschnitt 3.9 bereits exemplarisch vorgestellt, ermöglicht das DSR-Web optimale Funktionsintegration, denn durch die freie Erreichbarkeit des Subtraktionsservices im Internet ist dieser plattformunabhängig auf jedem Rechner der Welt, der an das Internet angeschlossen ist, verfügbar. Der DSR-Service selbst ist synchron implementiert, eine asynchrone Kommunikation kann aber durch die integrierte Email-Funktionalität ebenso gewählt werden. Sowohl der synchrone als auch der asynchrone Modus basieren auf den als Standard etablierten Protokollen HTTP und SMTP. Damit können Leitfragen 16 und 17 mit 1 beantwortet werden.

Interne Datenintegration wird durch die zugrunde liegende Datenbank unterstützt. Die Zwischenergebnisse (Formatkonvertierung, Registrierung, Kontrastangleich) werden als PNG-Dateien abgelegt und in der internen Datenbank verwaltet. Bei Rücksprüngen durch den Anwender im Interface müssen die einmal berechneten Zwischenergebnisse nicht noch ein weiteres mal berechnet werden. Externe Datenintegration ist ebenfalls gegeben, denn das DSR-Web unterstützt alle gängigen Standardformate, die von der lokalen Festplatte des Nutzers über das HTTP-Protokoll zum Server des DSR-Web übertragen werden können. Leitfragen 18 und 19 können also mit 1 beantwortet werden.

Die letzten zwei Leitfragen beziehen sich auf die Kontextintegration. Die in der GUI des DSR-Web einmal getroffene Auswahl bleibt während der gesamten Session erhalten, solange sie vom Anwender nicht explizit geändert wird. Diese Konstanz gilt insbesondere auch für die manuell plazierten Paßpunkte, die für das manuelle Verfahren zur geometrischen Registrierung zu setzen sind. Sollte das Subtraktionsergebnis mit manuellen Punkten nicht zufriedenstellend sein, so kann der Benutzer in die Maske zum Setzen der Punkte zurückspringen und weitere Punkte setzen, wobei die zuvor gesetzten Punkte erhalten bleiben, auch wenn zwischenzeitlich eine Vergleichsregistrierung mit automatischen Methoden durchgeführt wurde. Lediglich die Bewertung des Subtraktionsergebnisses im vierten Schritt wird nach der Neuberechnung einer

Subtraktion zurückgesetzt (vgl. Abb. 3.29, unten rechts). Damit ist interne Kontextintegration gegeben. Allerdings werden die Daten proprietär vorgehalten und können von anderen Anwendungen nicht ausgelesen werden, sodaß Frage 20 mit 0,5 bewertet werden muß. Externe Kontextintegration wird vom DSR-Web nicht unterstützt. Der Anwender muß die Dateien, die er subtrahieren möchte, im DSR-Web explizit benennen, auch wenn er sie gerade, gesteuert von einer anderen Software auf seiner Workstation, aufgenommen hat. Ebenso gibt es keine Schnittstelle, um das Ergebnis der Subtraktion in eine andere Applikation automatisiert zu übernehmen. Der Arzt muß hier wieder manuell das Ergebnisbild aus seiner Mail als Bilddatei abspeichern und dann in die andere Applikationssoftware manuell importieren. Deshalb muß Frage 21 mit 0 bewertet werden.

4.3.2. Empfehlungen für Verbesserungen

Das Ergebnisprotokoll der A-posteriori-Analyse des DSR-Webs wurde in Tabelle 4.3 zusammengefaßt. Alle Leitfragen mit Antwortpunkten kleiner oder gleich Null wurden rot hervorgehoben. Die unbekannte oder nicht vorhandene Stabilitätsanalyse und Validierung der Verfahren ist eine große Schwachstelle, die für eine erfolgreiche Routineintegration behoben werden muß. Im vorigen Unterabschnitt wurde bereits erwähnt, daß die vergleichende Evaluierung aller Verfahren im DSR-Web erfolgen soll, sobald genügend Bilddaten zur Verfügung stehen.

Die Analyse zeigt aber weiterhin, daß Leitfrage 10 verneint werden mußte. Alle im DSR-Web integrierten Verfahren werden manuell parametriert. Damit ist die Parametrierung subjektiv, nicht oder nur bedingt reproduzierbar und kann damit auch nicht optimal sein. Im Hinblick auf die große Variabilität der medizinischen Bilddaten ist daher nicht zu erwarten, daß die Verfahren wirklich alle Bilder auch richtig zur Überlagerung bringen können. Es ist vielmehr davon auszugehen, daß dies auch bei der noch ausstehenden Validierung der Verfahren deutlich werden wird. Dies bestätigen auch die bisherigen Ergebnisse. Für alle Aufnahmepaare gab es zwar immer ein oder mehrere Algorithmen, die auf ein brauchbares Subtraktionsbild führen, aber es gab auch immer wieder Ausfälle einzelner Verfahren, die bei einem bestimmten Bildpaar keine plausible Registrierung finden konnten. Welches Verfahren im Einzelfall versagt, ist mit den bisherigen Daten nicht vorherzusagen.

Da mit Leitfrage 10 ein hartes Kriterium verletzt wurde, könnte die A-posteriori-Analyse einer Software an dieser Stelle beendet werden, denn damit steht fest, daß diese Software nicht dauerhaft in die Routine integrierbar sein wird. Für das DSR-Web wurden dennoch auch die folgenden Kriterien untersucht. Durch die weitere Bewer-

4.3 Anwendung als Analysewerkzeug am Beispiel des DSR-Web 171

tung wurde deutlich, daß externe Kontextintegration bei den automatischen wie auch beim manuellen Verfahren nicht gegeben wird. Auch dies ist ein Kriterium, das die Integration der Subtraktionstechnik in die Routine nachhaltig beeinträchtigt. Ein niedergelassener Arzt wird das umständliche Procedere der Bildübertragung und Rückintegration für die überwiegende Mehrzahl seiner Patienten nicht durchführen, bei denen eine Subtraktionsradiographie indiziert wäre. Für eine nachhaltige Integration müssen hierfür einfachere Wege etabliert werden.

Leitfragen 12, 13 und 20 wurden teilweise mit Werten < 1 bewertet. Dies ist zwar kein Ausschlußkriterium für eine erfolgreiche und dauerhafte Integration von digitaler Bildverarbeitungssoftware in die klinische Routine, allerdings machen diese Bewertungen Verbesserungspotential deutlich. Dabei muß beachtet werden, daß die aus den Nominalskalen transformierten Zahlenwerte lediglich der Übersichtlichkeit dienen. Für ein und dieselbe Frage lassen sich die Werte jedoch vergleichen. Beispielsweise ist in Bezug zur Leitfrage 12 das manuelle Verfahren als höherwertiger als die automatischen Verfahren anzusehen. Zwischen den Leitfragen können die Zahlenwerte aber nicht direkt verglichen werden. Für die automatischen Verfahren ist die 0,2 bei Frage 12 also nicht unbedingt schlechter als die 0,5 bei Frage 13.

Leitfrage 12 bezieht sich auf den Abstraktionsgrad der Parametrierung. Dies ist verfahrensimmanent und kann i.d.R. nicht ohne weiteres verändert werden. Ein für alle Algorithmen denkbarer Ansatz ist hier, mit Methoden der Bildanalyse, die auf höheren semantischen Ebenen operieren, zunächst für ein Bildpaar die Klasse zu ermitteln und dann die für die ermittelte Klasse optimale Parametrierung zu wählen (vgl. Unterabschn. 3.3.3).

Bei den automatischen Verfahren ergibt sich Verbesserungspotential hinsichtlich der bislang nur applikationsspezifisch erfolgten Parametrierung (Frage 13). Eine beständige Integration der digitalen Subtraktionsradiographie in die tägliche Routine der dentalen Diagnostik wird erst möglich sein, wenn eine automatische bildspezifische Parametrierung oder die entsprechende Kombination der Verfahren verfügbar ist. Dies ist ein weiterer Zweck, der hinter dem DSR-Web steht. Die Hoffnung ist, durch Bearbeitung möglichst vieler und heterogener Bilddaten Rückschlüsse ableiten zu können, in welchen Fällen welches Verfahren zu favorisieren ist. Diesem Zweck dienen auch die Bewertungsfragen, die der Benutzer auf der letzten Seite des Web-Interfaces ausfüllen soll (vgl. Abb. 3.29, unten rechts). In einer dritten Version des DSR-Webs könnte dann das aufgrund des aktuellen Bildpaares jeweils optimale Verfahren automatisch ausgewählt werden können.

Frage 20 adressiert die proprietäre Speicherung der internen Kontextinformation im DSR-Web. Hier könnte eine Kodierung der Information in XML deren anderweitige Verfügbarkeit unterstützen. Allerdings wäre die Etablierung einer Schnittstelle für die externe Kontextintegration zunächst sicherlich wichtiger.

5. Diskussion

In Kapitel 4 wurden neun Kriterien zur Bewertung von medizinischer Bildverarbeitung im Hinblick auf den Einsatz in der klinischen Routine benannt und zu einem Katalog zusammengefaßt. Durch entsprechende Sortierung wurden aus dem Katalog zwei Checklisten erstellt, mit denen dieselben Kriterien a priori zur Konzeption und a posteriori zur Bewertung von medizinischer Bildverarbeitung eingesetzt werden können und ihr erfolgreicher Einsatz wurde exemplarisch demonstriert. Es bleibt jedoch die Frage offen, ob die Kriterien tatsächlich auch den generellen Anforderungen an einen Kriterienkatalog genügen, die in Abschnitt 3.1 formuliert wurden.

Die Forderung nach Abstraktheit der Kriterien ist dann erfüllt, wenn diese so allgemeingültig formuliert wurden, daß sie in alle Anwendungsbereiche der medizinischen Bildverarbeitung übertragen werden können. Die exemplarischen Beispiele in Abschnitt 4.2 und 4.3 haben dies qualitativ bestätigt. Der inhaltsbasierte Bildzugriff, der als allgemeiner Ansatz auf Bildern aller medizinischen Modalitäten von den unterschiedlichsten Körperregionen und für verschiedenste Anwendungsszenarien in Diagnostik und Therapie sowie Forschung und Lehre gleichermaßen einsetzbar ist, sowie die digitale Subtraktionsradiographie, die zwei Bilder derselben Körperregion eines Patienten, die mit derselben Modalität aufgenommen wurden, automatisch in direkten Bezug zueinander setzt, repräsentieren gänzlich verschiedene Anwendungsfelder der medizinischen Bildverarbeitung. Auf beide Szenarien waren alle neun Kriterien gleichermaßen übertragbar.

Die Forderung nach Anwendbarkeit der Kriterien ist dann erfüllt, wenn diese auch so konkret formuliert sind, daß sie sich auf einen gegebenen Anwendungskontext eindeutig übertragen lassen. Sowohl im prospektiven als auch im retrospektiven Einsatz war für jedes Kriterium diese Abbildung auf den konkreten Anwendungsfall eindeutig. Dies wurde insbesondere durch die Formulierung von Leitfragen erreicht, die den Interpretationsspielraum der abstrakt formulierten Kriterien einschränken. Damit kann postuliert werden, daß der Einsatz des Kriterienkataloges auch unabhängig von der Person ist, die die Analyse eines bestehenden Bildverarbeitungssystems durchführt. Der Einsatz des Kriterienkataloges zur Planung und Entwicklung medizinischer Bildverarbeitung führt zwar nicht zwangsläufig auf gleiche technische Lösungen, aber unabhängig davon, welche Person die Planung anhand des Kriterienkataloges vorgenommen und die Bildverarbeitung kriterienkonform realisiert hat, wird ein Softwaresystem resultieren, das a posteriori den Kriterien genügt und somit in die klinische Routine integrierbar ist.

Die Forderung nach Verifizierbarkeit der Kriterien ist dann erfüllt, wenn die Kriterien in jedem speziellen Anwendungskontext auch tatsächlich überprüfbar sind. Der Katalog enthält harte und weiche Kriterien. Die harten Kriterien sind im Sinne einer Ja/Nein-Antwort immer eindeutig verifizierbar. Weiche Kriterien erlauben hingegen auch Zwischenwerte. Durch die Kombination von Nominal- und Ordinalskala wurde jedoch auch bei den weichen Kriterien die eindeutige Verifizierbarkeit gewährleistet. Nominalwerte, wie z.B. daten-, pixel-, oder kantenbasiert, können exakt und disjunkt definiert werden. Somit kann jeder Nominalwert eines Kriteriums mit einer „harten" Ja/Nein-Frage überprüft werden. Aufgrund der Disjunktheit gibt es dann jeweils genau einen zutreffenden Nominalwert, der aufgrund der inneren Ordnung der Nominalwerte auf die ordinalwertige Ergebnisskala abgebildet werden kann. Bei Mischverfahren kann einfach interpoliert werden. Durch diesen Mechanismus ist die Verifizierbarkeit aller Kriterien gewährleistet.

Die Zusammenstellung einzelner Kriterien in einen Katalog muß vollständig sein, d.h. die Erfülltheit aller Kriterien des Kataloges muß a priori hinreichend für die erfolgreiche und dauerhafte Integration sein. Dies wurde am Beispiel des IRMA-Projektes überprüft, das anhand des Kriterienkataloges konzipiert wurde und in Teilen bereits realisiert ist. Die ersten IRMA-Applikationen wurden zum Aufbau und zur Pflege des IRMA-Codes (vgl. Abb. 4.1) sowie zur manuellen Kategorisierung der Referenzbilder nach dem IRMA-Code (vgl. Abb. 3.32) erstellt. Daß mittlerweile 727 Knoten in den vier Achsen des IRMA-Codes definiert wurden und über 6.500 Referenzbilder hinsichtlich des dreizehnstelligen IRMA-Codes von insgesamt fünf Radiologen manuell klassifiziert wurden, belegt die gelungene Integration der IRMA-Module in die klinische Routine. Dies ist ein Hinweis dafür, daß die Kriterien des Kataloges so umfassend sind, daß sie alle Bedingungen abdecken, die für eine Integrierbarkeit notwendig sind. Wie einleitend erwähnt kann ein mathematisch schlüssiger Beweis auf der abstrakten Ebene des Kriterienkataloges nicht geführt werden.

Die Zusammenstellung einzelner Kriterien in einen Katalog muß eindeutig sein, d.h. die erfolgreiche Integration muß a posteriori auch notwendig dazu führen, daß bei einer Überprüfung mittels des Kataloges alle Kriterien erfüllt sind. Andererseits muß die Überprüfung eines Verfahrens, das nicht erfolgreich in die Routine integriert wurde, auch in mindestens einem Kriterium versagen. Auch hier ist die mathematische Beweisführung auf abstrakter Ebene prinzipiell nicht möglich. Exemplarisch konnten die geforderten Eigenschaften anhand des DSR-Webs bestätigt werden. Zwar wird dieser Internetservice regelmäßig von Workstations aus der ganzen Welt frequentiert, aber kontinuierlich wiederholte Anfragen von derselben Internet-Domäne, die auf eine dor-

5 Diskussion

tige Routineanwendung der Subtraktionsradiographie schließen ließen, konnten bislang nicht beobachtet werden. Dies liegt daran, daß das DSR-Web in seiner jetzigen Konstellation noch nicht alle Voraussetzungen für eine erfolgreiche Integration erfüllt. Insbesondere werden die Verfahren nicht automatisch parametriert und das DSR-Web ermöglicht bislang keine externe Kontextintegration.

Die Zusammenstellung einzelner Kriterien in einen Katalog muß in einer geeigneten Reihenfolge möglich sein, d.h. die Kriterien eines Kataloges müssen sortierbar sein. Die ist genau dann gegeben, wenn die Kriterien unabhängig voneinander sind. Die Sortierbarkeit der neun Kriterien zur Bewertung von medizinischer Bildverarbeitung wurde exemplarisch gezeigt. In Kapitel 3 wurden die Kriterien in einer semantischen Ordnung entwickelt. In Kapitel 4 wurden dann zwei weitere Reihenfolgen der Kriterien zum A-priori- und A-posteriori-Einsatz angegeben. Bei der A-priori-Anwendung werden die grundsätzlichen Eigenschaften des Bildverarbeitungsalgorithmus (Kriterien 1-3 zur Flexibilität, Adaptivität, und Kontrollierbarkeit) zuerst betrachtet, bevor die Validierung des Algorithmus und seines Interfaces (Kriterien 4-6 zur Stabilität, Validierung, Präsentationsintegration) durchgeführt wird, und schließlich die Schnittstellen zum Gesamtsystem (Kriterien 7-9 zur Daten-, Funktions-, und Kontextintegration) betrachtet werden. Bei der A-posteriori-Anwendung werden die ersten beiden Blöcke in umgekehrter Reihenfolge geprüft. Hierdurch werden die Kriterien zuerst abgefragt, die bei bestehenden Systemen am häufigsten verletzt werden. Zum Beispiel führte die A-posteriori-Analyse des DSR-Web bereits bei den ersten Leitfrage zu einer Nicht-Bejahung.

Schließlich muß ein Kriterienkatalog auch effizient sein, d.h. die Kriterien müssen – insbesondere bei der A-posteriori-Anwendung – hinreichend schnell beantwortet werden können. In der Planungsphase können alle neun Kriterien berücksichtigt werden. Durch die im Methodenteil dieser Arbeit ausgearbeiteten Vorschläge zur Gestaltung der Verfahren, ihrer Implementierung und ihrer Schnittstellen steht zumindest immer ein gangbarer Weg zur Verfügung und kann effizient beschritten werden. Dies wurde durch das Anwendungsbeispiel IRMA demonstriert. Die aus den neun Kriterien formulierten 21 Leitfragen zur A-posteriori-Bewertung von medizinischer Bildverarbeitung ermöglichen ebenfalls die rasche Auswertung aller Kriterien. Dies hat die Anwendung auf das manuelle und die automatischen Verfahren im DSR-Web deutlich gemacht. Zur Bewertung einer Leitfrage sind keine weiteren Hilfsmittel nötig. Kann eine Leitfrage nicht beantwortet werden, weil z.B. einem externen Begutachter entsprechende Detailinformationen fehlen, kann der Kriterienkatalog dennoch weiter angewendet werden, denn die einzelnen Kriterien sind voneinander unabhängig. Sollten alle weiteren Leitfragen ungleich Null bewertet worden sein, dann macht es Sinn, die Fragen mit Antwortwert -1 chronologisch weiter zu untersuchen und ggf. entsprechende Tests nachzuholen. Treten hingegen neben den nicht zu beantwortenden Leitfragen bereits auch solche auf, die verneint werden mußten, erübrigt sich die weitere Betrachtung der noch unbeantworteten Leitfragen.

Damit wird plausibel, daß die in dieser Habilitationsschrift entwickelten neun Kriterien hinreichend abstrakt, allgemeingültig anwendbar und eindeutig verifizierbar sind. Weiterhin kann der Kriterienkatalog vollständig, eindeutig, sortierbar und effizient angewendet werden. Diese sieben Eigenschaften wurden von dem Kriterienkatalog zur Bewertung der medizinischen Bildverarbeitung gefordert. Auch sie bilden somit einen Kriterienkatalog. Dieser Metakatalog muß demnach selbst auch abstrakt, anwendbar, verifizierbar, vollständig, eindeutig, sortierbar und effizient sein. Dies ist in der Tat der Fall, denn die Metakriterien waren hinreichend abstrakt, um auf einen Katalog zur Bewertung medizinischer Bildverarbeitung abgebildet zu werden, aber auch konkret genug, sodaß diese Abbildung eindeutig ist. Alle Metakriterien konnten überprüft werden. Sie sind zugleich hinreichend, notwendig und voneinander unabhängig. Weiterhin sind die sieben Metakriterien effizient anwendbar. Damit ist die in dieser Arbeit abgehandelte Thematik in sich schlüssig.

Die gefundenen Ergebnisse decken sich auch mit den wenigen bislang durchgeführten systematischen Untersuchungen anderer Autoren. DUNCAN & AYACHE haben die medizinische Bildverarbeitung unter historischen Aspekten analysiert und hieraus Kernaufgaben für die Zukunft entwickelt [Dun00]. Als eine der künftigen Schlüsselaufgaben wird die sorgfältige Validierung bestehender und neuer Verfahren der medizinischen Bildverarbeitung genannt. Dies entspricht der ermittelten Reihenfolge des A-posteriori-Kataloges zur Analyse von Bildverarbeitung. Hiernach ist als erstes zu prüfen, ob die Reproduzierbarkeit des Verfahrens, die Richtigkeit der Ergebnisse und die Anwendbarkeit des Interfaces mit entsprechenden Tests validiert wurde.

KULIKOWSKI et al. haben die letzten 40 Jahre der medizinischen Bildverarbeitung betrachtet und hieraus die wichtigsten Herausforderungen identifiziert, die in dem interdisziplinären Feld von Seiten der Informatik gelöst werden müssen, damit medizinische Bildverarbeitung in einem breiteren Rahmen als bisher in die medizinische Routine integriert werden kann [Kul02]. Die Autoren nennen vor allem die Notwendigkeit neuer Methoden, die Variabilität des biomedizinischen Bildmaterials zu modellieren, zu abstrahieren, automatisiert zusammenzufassen und zu repräsentieren. Die Kriterien Flexibilität und Adaptivität adressieren genau diese Schwachstellen bisheriger Verfahren zur medizinischen Bildverarbeitung. Weiterhin nennen die Autoren die Notwendigkeit, bessere Benutzerschnittstellen für medizinische Bildverarbeitungssoftware zu entwickeln, die sich nicht mehr nur an den technischen Darstellungsmöglichkeiten der Computergraphik orientieren, sondern vielmehr die Wahrnehmungsmöglichkeiten des medizinischen Anwenders berücksichtigen. Viele GUI zur medizinischen Bildverarbeitung sind heute an der Anwenderzielgruppe vorbei gestaltet, mit technischen Details überladen und schlecht bedienbar. Wichtige Information wird jedoch nicht dargestellt. Das Kriterium Kontrollmöglichkeit bewertet die Auswahl der Information und das Kriterium Präsentationsintegration die Bedienbarkeit. Als weiteren Punkt nennen auch KULIKOWSKI et al. die Notwendigkeit besserer Evaluierung der Bildverarbeitungsverfahren und -algorithmen. Dies wird im Kriterienkatalog durch die Kriterien Stabilität und Validierung reflektiert. Als letzten Punkt nennen die Autoren die Notwendigkeit, medizinische Bildverarbeitung in den Kontext von Krankenhausinformationssystemen besser einzubetten. Im Kriterienkatalog wird diese Forderung durch die Kriterien Daten-, Funktions- und Präsentationsintegration ausgefüllt.

Der Kriterienkatalog zur Bewertung medizinischer Bildverarbeitung hebt weiterhin die besondere Bedeutung von Standards für die Schnittstellen hervor. Die Verwendung standardisierter Protokolle ist eine zentrale Forderung des Kriterienkataloges, die auch von HAMMOND & CIMINO für die Medizinische Informatik in allgemeinen gefordert wird [Ham01]. Insbesondere werden von den Autoren solche Standards präferiert, die auf TCP/IP aufsetzen. Dies entspricht der hier vorgeschlagenen Struktur für synchrone und asynchrone Funktionsintegration medizinischer Bildverarbeitung. Darüber hinaus fordert der Kriterienkatalog auch die Verwendung standardisierter Protokolle auch für die interne Datenhaltung. Obwohl DICOM, JPEG oder PNG schon lange existieren, verwenden viele kommerzielle Programme zur medizinischen Bildverarbeitung nach wie vor proprietäre Standards, die von Programmen anderer Hersteller nicht gelesen werden können [Leh02a, Got04].

Derzeit ist DICOM der Standard für den Austausch medizinischer Bilder und auch zur Integration von Algorithmen der medizinischen Bildverarbeitung. Obwohl DICOM in der Version 3.0 bereits seit 1995 existiert, zeigt die bisherige Praxis, daß gerade Anwendungen, die über das einfache Laden, Darstellen und Speichern der Bilder hinausgehen, nicht hinreichend unterstützt werden. DICOM beinhaltet hier zu viel Spielraum, wie eine komplexere Funktionalität DICOM-konform implementiert und kodiert werden kann, als daß Module unterschiedlicher Hersteller tatsächlich miteinander integrierbar wären. Aus diesem Grunde wurde 1998 die Initiative Integrating the Healthcare Enterprise (IHE)[45] als Zusammenschluß der Radiological Society of North America (RSNA)[46] und der Healthcare Information Management Systems Society (HIMSS)[47] gebildet. Ziel der IHE ist es, die Freiheitsgrade bestehender Standards, insbesondere die von DICOM und HL7 [Hen01], so einzuschränken, daß funktionsfähige Lösungen in der Radiologie entstehen können [Sie01]. Die IHE-Initiative bestätigt also die Empfehlung des A-priori-Kataloges, zwar die Datenintegration auf DICOM aufzusetzen, aber eine Funktions- und Kontextintegration mit anderen Standards zu realisieren.

Allerdings darf nicht der Eindruck entstehen, daß die aufgezeigten Probleme mit DICOM durch die IHE-Initiative nun vollständig ausgeräumt würden und daher mit IHE eine einfache und nachhaltige Integration von medizinischer Bildverarbeitung in die klinische Routine möglich wäre. In IHE wurden sieben Integrationsprofile definiert [Cha01], von denen jedoch nur drei die medizinische Bildverarbeitung betreffen. Im Profil #3 (engl.: consistent presentation of images) wird versucht, eine einheitliche Darstellung der Bilder zu gewährleisten und hierfür manuelle Manipulationen an den Bildern durch den Radiologen zu rekonstruieren, im Profil #6 (engl.: key image note) soll die Markierung einzelner Bilder in Untersuchungsfolgen oder Volumendatensätzen einheitlich möglich gemacht werden, und Ziel des Profils #7 (engl.: simple image and numeric reports) ist es, einen handhabbaren Teil aus dem DICOM Structured Report zu extrahieren, um einfache Bildbeschreibungen und die Kodierung numerischer Referenzwerte zu ermöglichen. Die Integration von medizinischer Bildverarbeitung, die solche numerischen Zahlenwerte aus den Bilddaten berechnet, wird hierbei jedoch nicht weiter berücksichtigt.

HUANG, WONG & PIETKA schlagen eine generelle Infrastruktur für medizinische Bild-Informatik (engl.: medical image informatics infrastructure, MIII) vor, die an bestehende PACS-Systeme gekoppelt werden soll, um so zusätzliche Informationen für Patientenversorgung, Forschung und Lehre zu erschließen [Hua97]. Die fünf zentralen Komponenten dieses Konzeptes sind die medizinischen Bilddaten mit Zusatzinformation, Algorithmen zur Bildverarbeitung, Module zum Daten- und Wissensmanagement, Module zur Visualisierung mit ihren GUIs und die Kommunikation mit anderen

---

[45] http://www.rsna.org/IHE/index.shtml
[46] http://www.rsna.org/
[47] http://www.himss.org/ASP/index.asp

Applikationen. Diese Aspekte werden auch von den neun Kriterien des hier entwickelten Kataloges abgedeckt.

Der in dieser Arbeit entwickelte Kriterienkatalog ist also in sich schlüssig, einfach anzuwenden und korreliert mit den Ergebnissen anderer Autoren, die sich mit der Integration medizinischer Bildverarbeitung in die klinische Routine bisher beschäftigt haben. Darüber hinaus werden hier erstmals greifbare Leitfäden und Checklisten entwickelt, mit denen die erfolgreiche Integration von Bildverarbeitungssoftware a priori geplant und umgesetzt werden kann.

6. Zusammenfassung

Die computerunterstützte Auswertung medizinischer Bilder ist seit Jahrzehnten ein Schwerpunkt der Forschung. Die Medizinische Bildverarbeitung ist dabei mit der zunehmenden Leistungsfähigkeit der Computer gleichermaßen gewachsen. Algorithmen zur medizinischen Bildverarbeitung werden für die Bilderzeugung, -darstellung, -auswertung, und -speicherung entwickelt. Sie operieren längst nicht mehr nur auf Rohdaten- oder Pixelebene, sondern integrieren A-priori-Wissen auf verschiedenen semantischen Ebenen bis hin zur Szenenanalyse. Trotz immenser Fortschritte und der beeindruckenden Erfolge in manchen Spezialanwendungen hat die medizinische Bildverarbeitung einen nachhaltigen Transfer ihrer Errungenschaften in die klinische Routine bisher nicht leisten können. Insbesondere im nicht-universitären Umfeld werden High-Level-Verfahren der medizinischen Bildverarbeitung bislang kaum angewendet.

In dieser Arbeit wurden die Gründe hierfür systematisch untersucht. Es wurde ein Kriterienkatalog entwickelt, mit dem beliebige Verfahren und Algorithmen der medizinischen Bildverarbeitung eindeutig bewertet werden können. Auf einer Metaebene wurden zunächst Anforderungen an einen solchen Katalog definiert. Hiernach müssen die einzelnen Kriterien eines Kataloges hinreichend abstrakt, allgemeingültig anwendbar und eindeutig verifizierbar sein. Weiterhin muß der Kriterienkatalog vollständig, eindeutig, sortierbar und effizient sein.

Anhand dieser Vorgaben wurden neun Kriterien an medizinische Bilderarbeitungssoftware entwickelt, die erfüllt sein müssen, damit die Bildverarbeitung erfolgreich und beständig in die klinische Routine übertragbar ist. Im einzelnen muß medizinische Bildverarbeitung

1. stabil sein, d.h. reproduzierbare Ergebnisse liefern,
2. validiert sein, d.h. die sachlich richtigen Ergebnisse berechnen,
3. kontrollierbar sein, d.h. die Entscheidungsverantwortung beim Arzt belassen,
4. präsentationsintegrativ sein, d.h. einfach und intuitiv bedient werden können,
5. adaptiv sein, d.h. sich selbständig auf das heterogene Datenmaterial einstellen,
6. flexibel sein, d.h. auf geänderte Gegebenheiten angepaßt werden können,
7. funktionsintegrativ sein, d.h. von überall aufgerufen werden können, wo sie benötigt wird, und zeitnah ihre Ergebnisse bereitstellen,
8. datenintegrativ sein, d.h. Daten mit anderen Systemen austauschen können, und
9. kontextintegrativ sein, d.h. auch Zustandsinformationen mit anderen Systemen austauschen können.

Dieser Kriterienkatalog kann bereits a priori bei der Planung und Erstellung von medizinischer Bildverarbeitung als Leitfaden dienen. Er kann weiterhin a posteriori als Analysewerkzeug eingesetzt werden, um bestehende Softwaresysteme zur medizinischen Bildverarbeitung hinsichtlich ihrer Integrierbarkeit bzw. der Qualität einer bestehenden Integration zu bewerten und ihre Schwachstellen aufzuzeigen. Für beide Anwendungen wurden aus den Kriterien des Kataloges entsprechend sortierte Checklisten mit Leitfragen erstellt. Die jeweilige Vorgehensweise bei der Konzeption und Analyse wurde an Beispielen demonstriert. Der Katalog konnte erfolgreich angewendet werden, um a priori ein Bildverarbeitungssystem zum inhaltsbasierten Bildzugriff zu entwickeln und a posteriori einen frei verfügbaren Internet-Service zur Registrierung und Subtraktion von seriellen Röntgenbildern hinsichtlich seiner Integration zu bewerten.

Es wurde weiterhin gezeigt, daß die formulierten Metakriterien an den Kriterienkatalog zur Bewertung medizinischer Bildverarbeitung in sich den Kriterien entsprechen, also einen Kriterienkatalog darstellen. Die gefundenen neun Kriterien des Kataloges sind abstrakt, anwendbar und verifizierbar. Die hiermit erstellten Checklisten sind vollständig, eindeutig, sortiert und effizient.

Mit dem in dieser Arbeit entwickelten Kriterienkatalog steht nun ein allgemeines Werkzeug zur Verfügung, das dazu beitragen kann, die Integration von medizinsicher Bildverarbeitung in die klinische Routine nachhaltig zu verbessern. Somit kann der Arzt künftig auf verläßliche computerunterstützte Bildanalysewerkzeuge zurückgreifen, um mit der ständig wachsenden Anzahl an diagnostischen oder therapeutischen Untersuchungsaufnahmen, die mit immer mehr bildgebenden Modalitäten erzeugt werden, in der täglichen Routine effizient umgehen zu können. Die medizinische Bildverarbeitung kann nämlich erst dann den Mediziner bei seiner täglichen Arbeit nachhaltig unterstützen, wenn sie vollständig in die Routine integriert ist.

Literatur

[Aba99] Abate AF, Nappi M, Tortora G, Tucci M: IME – an image management environment with content-based access. *Image and Vision Computing* 17: 967-980, 1999.

[Ada94] Adams R, Bischof L: Seeded region growing. *IEEE Transactions on Pattern Analysis and Machine Intelligence* 16(6): 641-647, 1994.

[Akg99] Akgul YS, Kambhamettu C, Stone M: Automatic extraction and tracking of the tongue contours. *IEEE Transactions on Medical Imaging* 18(10): 1035-1045, 1999.

[Ana01a] Analoui M: Radiographic image enhancement part I – Spatial domain techniques. *Dentomaxillofacial Radiology* 30: 1-9, 2001.

[Ana01b] Analoui M: Radiographic digital image enhancement part II – Transform domain techniques. *Dentomaxillofacial Radiology* 30: 65-77, 2001.

[Arn97] Arnolds B, Müller H, Saupe D, Tolxdorff T (Hrsg) *Digitale Bildverarbeitung in der Medizin.* Zentralstelle für Forschungsförderung und Technologietransfer der Albert-Ludwigs-Universität, Freiburg, 1997.

[Ary96] Arya M, Cody W, Faloutsos C, Richardson J, Toga A: A 3D medical image database management system. *Computerized Medical Imaging and Graphics* 20(4): 269-284, 1996.

[Ben93] Benz C, Künzel A, Sonnabend E: Neue Systeme zur elektronischen Anferti-gung und Archivierung von Zahnröntgenaufnahmen. *Die Quintessenz* 44(8): 1161-1169, 1993.

[Bor98] Borsotti M, Campadelli C, Schettini R: Quantitative evaluation of color image segmentation results. *Pattern Recognition Letters* 19(8): 741-747, 1998.

[Bor02] Borts J, Döring N: *Forschungsmethoden und Evaluation für Human- und Sozialwissenschaftler.* Springer-Verlag, Berlin, 3. Auflage, 2002.

[Bor03] Bortz J, Lienert GA: *Kurzgefaßte Statistik für die klinische Forschung – Leitfaden für die verteilungsfreie Analyse kleiner Stichproben.* Springer-Verlag, Berlin, 2. Auflage, 2003.

[Bre00a] Bredno J, Lehmann TM, Spitzer K: Automatic parameter setting for balloon models. *Proceedings SPIE* 3979: 1185-1208, 2000.

[Bre00b] Bredno J, Kohnen M, Dahmen J, Vogelsang F, Wein B, Lehmann TM: Synergetic impact obtained by a distributed developing platform for image retrieval in medical applications (IRMA). *Proceedings SPIE* 3972: 321-331, 2000.

[Bre03]   Bredno J, Lehmann TM, Spitzer K: A general discrete contour model in two, three, and four dimensions for topology-adaptive multichannel segmentation. *IEEE Transactions on Pattern Analysis and Machine Intelligence* 25(5): 550-563, 2003.

[Bro95]   Brodie ML, Stonebraker M: *Migrating Legacy Systems*. Morgan Kaufmann, San Francisco, CA, 1995.

[Bro00]   Brown CW: Building a medical image processing algorithm verification database. *Proceedings SPIE* 3979: 772-780, 2000.

[Cag99]   Cagnoni S, Dobrzeniecki AB, Poli R, Yanch JC: Genetic algorithm-based interactive segmentation of 3D medical images. *Image and Vision Computing* 17(12): 881-895, 1999.

[Car99]   Carson C, Thomas M, Belongie S, Hellerstein JM, Malik J: Blobworld – A system for region-based image indexing and retrieval. *Lecture Notes in Computer Science* 1614: 509-516, 1999.

[Car02]   Carson C, Belongie S, Greenspan H, Malik J: Blobworld – Image segmentation using expectation-maximization and its application to image querying. *IEEE Transactions on Pattern Analysis and Machine Intelligence* 24(8): 1026-1038, 2002.

[Cha97]   Chalana V, Kim Y: A methodology for evaluation of boundary detection algorithms on medical images. *IEEE Transactions on Medical Imaging* 16(5): 642-652, 1997.

[Cha01]   Channin DS: Integrating the healthcare enterprise – A primer – Part 2: Seven bridges for seven brothers – The IHE integration profiles. *RadioGraphics* 21: 1343-1350, 2001.

[Chu95]   Chu WW, Cárdenas AF, Taira RK: KMed – A knowledge-based mutimedia medical distributed database system. *Information Systems* 20(2): 75-96, 1995.

[Chu98]   Chu WW, Hsu CC, Cárdenas AF, Taira RK: Knowledge-based image retrieval with spatial and temporal constructs. *IEEE Transactions on Knowledge and Data Engineering* 10: 872-888, 1998.

[Chu00]   Chunn T, Honeyman J: Storage and database. In [KH00], 365-401, 2000.

[Clu00]   Clunie DA: *DICOM Structured Reporting*. PixelMed Publishing, Bangor, Pennsylvania, 2000.

[Cob02]   Coburger S, Hellmich M, Hilgers RD, Lehmacher W, Reineke T, Wassmer G: Medizinische Statistik. In [LM02], 225-276, 2002.

[Dah98]   Dahmen J, Lehmann T, Spitzer K, Ney H: Image Retrieval für klinische Bilddatenbanken. In [LMST98], 442-446, 1998.

[DAT01] Deutsche Akkreditierungsstelle Technik (Hrsg): *DATech-Prüfhandbuch Gebrauchstauglichkeit – Leitfaden für die software-ergonomische Evaluierung von Software auf Grundlage von DIN EN ISO 9241, Teile 10 und 11, Version 3.2*. DATech, Frankfurt/Main, 2001.

[Dau92] Daubechies I: *Ten Lectures on Wavelets*. Society for Industrial and Applied Mathematics, Philadelphia, 1992.

[Dud97] Dudeck J, Blobel B, Lordieck W, Bürkle T (Hrsg): *New Technologies in Hospital Information Systems*, IOS Press, Amsterdam, 1997.

[Dun00] Duncan JS, Ayache N: Medical image analysis – Progress over two decades and the challenges ahead. *IEEE Transactions on Pattern Analysis and Machine Intelligence* 22(1): 85-106, 2000.

[Dür02] Dürst M, Mühlhäuser M: Datenkompression. In [RP02], 241-257, 2002.

[EGLM99] Evers H, Glombitza G, Lehmann TM, Meinzer HP (Hrsg): *Bildverarbeitung für die Medizin 1999 – Algorithmen, Systeme, Anwendungen. Proceedings des Workshops am 4. und 5. März 1999 in Heidelberg*. Springer-Verlag, Berlin, 1999.

[Egm00] Egmont-Petersen M, Schreiner U, Tromp SC, Lehmann TM, Slaaf DW, Arts T: Detection of leukocytes in contact with the vessel wall from invivo microscope recordings using a neural network. *IEEE Transactions on Biomedical Engineering* 47(7): 941-951, 2000.

[ElK00] El-Kwae YEA, Xu H, Kabuka MR: Content-based retrieval in picture archiving and communication systems. *Journal of Digital Imaging* 13(2): 70-81, 2000.

[ENV12967] European Committee for Standardization (Ed): *Medical Informatics – Healthcare Information System Architecture (HISA) – Part 1: Healthcare Middleware Layer*. DIN V ENV 12967-1, 1998.

[Fal94] Faloutsos C, Berber R, Flicker M, Hafner J, Niblack W, Petkovic D, Equitz W: Efficient and effective querying by image content. *Journal of Intelligent Informations Systems* 3(3-4): 231-262, 1994.

[Fer97] Ferrara FM: Healthcare information systems architecture. In [Dud97], 1-10, 1997.

[Fer01] Ferrant M, Nabavi A, Macq B, Jolesz FA, Kikinis R, Warfield SK: Registration of 3D intraoperative MR images of the brain using a finite-element biomechanical model. *IEEE Transactions on Medical Imaging* 20(12): 1384-1397, 2001.

[Fli95] Flickner M, Sawhney H, Niblack W, Ashley J, Qian H, Dom B, Gorkani M, Hafner J, Lee D, Petkovic D, Steele D, Yanker P: Query by image and video content – The QBIC system. *Computer* 28(9): 23-32, 1995.

[Gee00] Gee JC: Performance evaluation of medical image processing algorithms. *Proceedings SPIE* 3979: 19-27, 2000.

[Gen88] Gennert MA, Yuille AL: Determining the optimal weights in multiple objective function optimization. *Proceedings 2nd International Conference on Computer Vision* 87-89, 1988.

[Got04] Gotfredsen E, Wenzel A: Integration of multiple direct digital imaging sources in a PACS. *Dentomaxillofacial Radiology* 2004, in press.

[Gül02] Güld MO, Kohnen M, Keysers D, Schubert H, Wein B, Bredno J, Lehmann TM: Quality of DICOM header information for image categorization. *Proceedings SPIE* 4685(39): 280-287, 2002.

[Gül03] Güld MO, Thies C, Fischer B, Keysers D, Wein BB, Lehmann TM: A platform for distributed image processing and image retrieval. *Proceedings SPIE* 5150: 1109-1120, 2003.

[Gre89] Greenes RA: The radiologist as clinical activist – A time to focus outward. In [M89], 136-140, 1989.

[Gre98] Grevera GJ, Udapa JK: An objective comparison of 3-D image interpolation methods. *IEEE Transactions on Medical Imaging* 17(4): 642-652, 1998.

[Gre01] Greenes RA, Brinkley JF: Imaging systems. In [SP01], 485-538, 2001.

[Gri00] Grimson J, Grimson W, Hasselbring W: The SI challenge in health care. *Communications of the ACM* 43(6): 49-55, 2000.

[Gro02] Gross M, Kruse E (Hrsg): *Aktuelle phoniatrisch-pädaudiologische Aspekte 2001/2002*. Band 9, Median-Verlag von Killisch-Horn, Heidelberg, 2002.

[Grö83] Gröndahl HG, Gröndahl K, Webber RL: A digital subtraction technique for dental radiography. *Oral Surgery, Oral Medicine, Oral Pathology* 55: 96-102, 1983.

[Grö87] Gröndahl K: Computer-assisted subtraction radiography in periodontal diagnosis. *Swedish Dental Journal* (suppl 50): 1-44, 1987.

[Ham01] Hammond WE, Cimino JJ: Standards in medical informatics. In [SP01], 212-256, 2001.

[Han00] Handels H: *Medizinische Bildverarbeitung*. BG Teubner Verlag, Stuttgart, 2000.

[Har92] Harms V: *Biomathematik, Statistik und Dokumentation*. Harms Verlag, Kiel, 6. Auflage, 1992.

[Har00] Haralick RM: Validating image processing algorithms. *Proceedings SPIE* 3979: 2-27, 2000.

[Har02] Hartkens T, Rueckert D, Schnabel JA, Hawkes DJ, Hill DLG: VTK CISG registration toolkit – An open source software package for affine non-rigid registration of single- and multimodal 3D images. In [MSKHL02], 409-412, 2002.

[Has97] Hasselbring W: Federated integration of replicated information within hospitals. *International Journal on Digital Libraries* 1(3): 192-208, 1997.

[Has00] Hasselbring W: Information system integration. *Communications of the ACM* 43(6): 33-38, 2000.

[Has01] Hastenteufel M, Cárdenas C, Giess C, Glombitza G, Hassenpflug P, Meinzer HP: Evaluierung von interaktiven texturanalytischen Segmentierungsverfahren. In [HHTM01], 232-236, 2001.

[Hay00] Haynor DR: Performance evaluation of image processing algorithms in medicine – A clinical perspective. *Proceedings SPIE* 3979: 18, 2000.

[Hei92] Heinecke A, Hultsch E, Repges R: *Medizinische Biometrie – Biomathematik und Statistik*. Springer-Verlag, Berlin, 1992.

[Hen01] Henderson M, Behlen FM, Parisot C, Siegel EL, Channin DS: Integrating the healthcare enterprise – A primer – Part 4: The role of existing standards in IHE. *RadioGraphics* 21: 1597-1603, 2001

[HHLM01] Handels H, Horsch A, Lehmann TM, Meinzer HP (Hrsg): *Bildverarbeitung für die Medizin 2001 – Algorithmen, Systeme, Anwendungen. Proceedings des Workshops vom 4.-6. März 2001 in Lübeck*. Springer-Verlag, Berlin, 2001.

[Hil02] Hilgers RD, Bauer P, Schreiber V: *Einführung in die medizinische Statistik*. Springer-Verlag, Berlin, 2002.

[HL00] Horsch A, Lehmann TM (Hrsg): *Bildverarbeitung für die Medizin 2000 – Algorithmen, Systeme, Anwendungen. Proceedings des Workshops vom 12.-14. März 2000 in München*. Springer-Verlag, Berlin, 2000.

[HLP97] Helander MG, Landauer TK, Prabhu PV (Ed): *Handbook of human-computer interaction*. Elsevier, Amsterdam, 2. edition, 1997.

[Hoj98] Hojjatoleslami AS, Kittler J: Region growing – A new approach. *IEEE Transactions on Image Processing* 7(7): 1079-1084, 1998.

[Hol02] Holzschlag ME: *Farbe für Web-Sites*. Rowohlt Taschenbuch Verlag, Hamburg, 2002.

[Hor96] Horii SC: Image acquisition – Sites, technologies and approaches. *Radiology Clinics of North America* 34(3): 469-494, 1996.

[Hor04]   Horsch A, Prinz M, Schneider S, Sipilä O, Spinnler K, Vallée JP, Verdonck-de Leeuw I, Vogl R, Wittenberg T, Zahlmann G: Establishing an international reference image database for research and development in medical image processing. *Methods of Information in Medicine*, submitted.

[Hua97]   Huang HK, Wong STC, Pietka E: Medical image informatics infrastructure design and application. *Medical Informatics* 22(4): 279-289, 1997.

[HV03]   Heinsen S, Vogt P (Hrsg): *Usability praktisch umsetzen – Handbuch für Software, Web, Mobile Devices und andere interaktive Produkte.* Carl Hanser Verlag, München, 2003.

[ICH98]   International Conference on Harmonization of Technical Requirements for Registration of Pharmaceuticals for Human (Ed): *ICH Harmonized Tripartite Guideline – Statistical Principles for Clinical Trials.* ICH Steering Committee, Step 4, Recommendation for Adoption, 1998.

[Ing84]   Ingram D, Bloch RF: *Mathematical Methods in Medicine. Part I: Statistical and Analytical Techniques.* John Wiley & Sons, Chichester, UK, 1984.

[ISO12234] International Organization for Standardization (Ed): *Electronic still-picture imaging – Removable memory – Part 2: TIFF/EP image data format.* International Standard ISO12234-2, 2001.

[ISO12639] International Organization for Standardization (Ed): *Graphic technology – Prepress digital data exchange – Tag image file format for image technology (TIFF/IT).* International Standard ISO 12639, 1998.

[ISO15948] International Organization for Standardization (Ed): *Information technology – Computer graphics and image processing – Portable Network Graphics (PNG) – Functional specification.* International Pre-Standard ISO/ICE 15948, 2003.

[Jäh95]   Jähne B: *Digital Image Processing – Concepts, Algorithms, and Scientific Applications.* Springer-Verlag, Berlin, 3. edition, 1995.

[Jäh97]   Jähne B: *Digitale Bildverarbeitung.* Springer-Verlag, Berlin, 4. Auflage, 1997.

[Jah00]   Jahnke K, Fischer M (Ed): *Proceedings 4th European Congress of Oto-Rhino-Laryngology, Head and Neck Surgery.* Monduzzi Editore, Milano, 2000.

[Jan00]   Janhom A, van der Stelt PF, van Ginkel FC: Interaction between noise and file compression and its effect on the recognition of caries in digital imaging. *Dentomaxillofacial Radiology* 29(1): 20-27, 2000.

[Kah94]   Kahn MJ, Prail A: Formal usability inspections. In [NM94], 105-140, 1994.

[Kel95] Kelly PM, Cannon M, Hush DR: Query by image example – The CANDID approach. *Proceedings SPIE* 2420: 238-248, 1995.

[Key03] Keysers D, Dahmen J, Ney H, Wein B, Lehmann TM: A statistical framework for model-based image retrieval in medical applications. *Journal of Electronic Imaging* 12(1): 59-68, 2003.

[KH00] Kim Y, Horii SC (Ed): *Handbook of Medical Imaging – Volume 3: Display and PACS.* SPIE Press, Bellingham, 2000.

[Köh02] Köhler CO, Meyer zu Bexten E, Lehmann TM: Medizinische Informatik. In [LM02], 1-22, 2002.

[Kor98] Korn P, Sidiropoulos N, Faloutsos C, Siegel E, Protopapas Z: Fast and effective retrieval of medical tumor shapes. *IEEE Transactions on Knowledge and Data Engineering* 10: 889-904, 1998.

[Kra02] Kramme R (Hrsg): *Medizintechnik – Verfahren, Systeme, Informationsverarbeitung.* Springer-Verlag, Berlin, 2. Auflage, 2002.

[Kul02] Kulikowski C, Ammenwerth E, Bohne A, Ganser K, Haux R, Knaup P, Maier C, Michel A, Singer R, Wolff AC: Medical imaging informatics and medical informatics – Opportunities and constraints. *Methods of Information in Medicine* 41(2): 183-189, 2002.

[L97] LeMoigne J (Ed): *Proceedings Image Registration Workshop,* NASA Goddard Space Flight Center, Greenbelt, MD, 1997.

[Lai95] Lai KF, Chin RT: Deformable contours – Modelling and extraction. *IEEE Transactions on Pattern Analysis and Machine Intelligence* 17(11): 1084-1090, 1995.

[Leh97] Lehmann TM, Sovakar A, Schmitt W, Repges R: A comparison of mathematical similarity measures for digital subtraction radiography. *Computers in Biology and Medicine* 27(2): 151-167, 1997.

[Leh98a] Lehmann TM: Geometrische Ausrichtung medizinishcer Bilder am Beispiel intraoraler Radiographien. *Aachener Informatik-Berichte* 98-9, 1998.

[Leh98b] Lehmann TM, Gröndahl K, Gröndahl HG, Schmitt W, Spitzer K: Observer-independent registration of perspective projection prior to subtraction of in-vivo radiographs. *Dentomaxillofacial Radiology* 27(3): 140-150, 1998.

[Leh99] Lehmann TM, Gönner C, Spitzer K: Survey – Interpolation methods in medical image processing. *IEEE Transactions on Medical Imaging* 18(11): 1049-1075, 1999.

[Leh00a] Lehmann TM, Gröndahl HG, Benn D: Review – Computer-based registration for digital subtraction in dental radiology. *Dentomaxillofacial Radiology* 29(6): 323-346, 2000.

[Leh00b] Lehmann TM: Color quantification in endoscopic video sequences – Potentials and limits. In [Jah00], 379-385, 2000.

[Leh00c] Lehmann TM, Wein B, Dahmen J, Bredno J, Vogelsang F, Kohnen M: Content-based image retrieval in medical applications – A novel multistep approach. *Proceedings SPIE* 3972: 312-320, 2000.

[Leh01a] Lehmann TM, Bredno J, Spitzer K: Textur-adaptive active contour models. *Lecture Notes in Computer Science* 2013: 387-396, 2001.

[Leh01b] Lehmann TM, Bredno J, Metzler V, Brook G, Nacimiento W: Computer-assisted quantification of axo-somatic boutons at the cell membrane of motoneurons. *IEEE Transactions on Biomedical Engineering* 48(6): 706-717, 2001.

[Leh01c] Lehmann TM, Bredno J, Spitzer K: Silver standards obtained from Fourier-based texture synthesis to evaluate segmentation procedures. *Proceedings SPIE* 4322(1): 214-225, 2001.

[Leh01d] Lehmann TM, Gönner C, Spitzer K: Addendum – B-spline interpolation in medical image processing. *IEEE Transactions on Medical Imaging* 20(7): 660-665, 2001.

[Leh02a] Lehmann TM, Tröltsch E, Spitzer K: Image processing and enhancement provided by systems for digital dental radiography. *Dentomaxillofacial Radiology* 31(4): 264-272, 2002.

[Leh02b] Lehmann TM: Bildverbesserung und -analyse in kommerzieller Software zur digitalen intraoralen Radiographie. *Die Quintessenz* 53(10): 1099-1111, 2002.

[Leh02c] Lehmann TM, Hiltner J, Handels H: Medizinische Bildverarbeitung. In [LM02], 339-414, 2002.

[Leh02d] Lehmann TM: From plastic to gold – A unified classification scheme for reference standards in medical image processing. *Proceedings SPIE* 4684(3): 1819-1827, 2002.

[Leh02e] Lehmann TM: Medizinische Bildverarbeitung. In [Kra02], 588-612, 2002.

[Leh02f] Lehmann TM, Hemler PF, Webber RL: Virtual radiographs computed from TACT® volume data as a gold standard for image registration prior to subtraction. *Dentomaxillofacial Radiology* 31(3): 187-192, 2002.

[Leh03a] Lehmann TM, Schubert H, Keysers D, Kohnen M, Wein BB: The IRMA code for unique classification of medical images. *Proceedings SPIE* 5033: 440-451, 2003.

[Leh03b] Lehmann TM, Bredno J, Spitzer K: On the design of active contours for medical image processing –A scheme for classification and construction. *Methods of Information in Medicine* 43(1): 89-98, 2003.

[Leh03c] Lehmann TM, Ott B, Hensler M, Zschocke F, Lappe C, Eul M: DSR-Web – A new generation for digital subtraction radiography in dentistry. *Dentomaxillofacial Radiology* 32(2): 205, 2003.

[Leh04a] Lehmann TM, Güld MO, Thies C, Fischer B, Spitzer K, Keysers D, Ney H, Kohnen M, Schubert H, Wein BB: Content-based image retrieval in medical applications. *Methods of Information in Medicine* 43(4): 354-361, 2004.

[Leh04b] Lehmann TM, Plodowski B, Spitzer K, Wein BB, Ney H, Seidl T: Extended query refinement for content-based access to large medical image databases. *Proceedings SPIE* 5371: 90-98, 2004.

[Lin02a] Lindseth F, Lango T, Bang J, Nagelhus Hernes TA: Accuracy evaluation of a 3D ultrasound-based neuronavigation system. *Computer Aided Surgery* 7(4): 197-222, 2002.

[Lin02b] Linnenbrügger NI, Webber RL, Lehmann TM: Implementation of a generalized TACT® algorithm for arbitrary source-object distances. *Dentomaxillofacial Radiology* 31(4): 249-256, 2002.

[Liu98] Liu Y, Rothfus WE, Kanade T: Content-based 3D neuroradiologic image retrieval – Preliminary results. *Technical Report* CMU-RI-TR-98-04, Carnegie Mellon University, Pittsburgh, PA, 1998.

[LM02] Lehmann TM, Meyer zu Bexten E (Hrsg): *Handbuch der Medizinischen Informatik.* Carl Hanser Verlag, München, 2002.

[LMST98] Lehmann TM, Metzler V, Spitzer K, Tolxdorff T (Hrsg): *Bildverarbeitung für die Medizin 1998 – Algorithmen, Systeme, Anwendungen. Proceedings des Workshops am 26. und 27. März 1998 in Aachen.* Springer-Verlag, Berlin, 1998.

[Lon98] Long LR, Pillemer SR, Lawrence RC, Goh GH, Neve L, Thoma GR: WebMIRS – Web-based medical information retrieval system. *Proceedings SPIE* 3312: 392-403, 1998.

[LOPR97] Lehmann TM, Oberschelp W, Pelikan E, Repges R: *Bildverarbeitung für die Medizin – Grundlagen, Modelle, Methoden, Anwendungen.* Springer-Verlag, Berlin, 1997.

[LSS96] Lehmann TM, Scholl I, Spitzer K (Hrsg): *Bildverarbeitung für die Medizin – Algorithmen, Systeme, Anwendungen. Proceedings des Aachener Workshops am 8. und 9. November 1996.* Verlag der Augustinus Buchhandlung, Aachen, 1996.

[LVI02] Lemke HU, Vannier MW, Inamura K, Farman AG, Doi K, Reiber JHC (Ed): *CARS 2002 – Computer Assisted Radiology and Surgery. Proceedings of the 16th International Congress and Exhibition Paris.* Springer-Verlag, Berlin, 2002.

[M89] Mun SK (Ed): *Proceedings of the First International Conference on Image Management and Communication in Patient Care – Implementation and Impact.* IEEE Computer Society Press, Washington, 1989.

[M95] Morneburg H (Hrsg): *Bildgebende Systeme für die medizinische Diagnostik.* Publicis MCD Verlag, Erlangen, 3. Auflage, 1995.

[Mai98] Maintz JBA, Viergever MA: A survey of medical image registration. *Medical Image Analysis* 2: 1-36, 1998.

[Man02] Manhartsberger M, Musil S: *Web Usability – Das Prinzip des Vertrauens.* Galileo Press, Bonn, 2002.

[McI96] McInerney T, Terzopoulos D: Deformable models in medical image processing – A survey. *Medical Image Analysis* 1: 90-108, 1996.

[Meh97] Mehnert A, Jackway P: An improved seeded region growing algorithm. *Pattern Recognition Letters* 18(10): 1065-1071, 1997.

[Met99] Metzler V, Bienert H, Lehmann TM, Mottaghy K, Spitzer K: A novel method for geometrical shape analysis applied to biocompatibility evaluation. *ASAIO International Journal for Artificial Organs* 45(4): 264-271, 1999.

[Met01] Metzler V, Thies C, Lehmann TM: Segmentation of medical images by feature tracing in a self-dual morphological scale-space. *Proceedings SPIE* 4322(1): 139-150, 2001.

[MSKHL02] Meiler M, Saupe D, Kruggel F, Handels H, Lehmann TM (Hrsg): *Bildverarbeitung für die Medizin 2002 – Algorithmen, Systeme, Anwendungen. Proceedings des Workshops vom 10.-12. März 2002 in Leipzig.* Springer-Verlag, Berlin, 2002.

[Nap98] Nappi M, Polese G, Tortora G: FIRST – Fractal indexing and retrieval system for image databases. *Image and Vision Computing* 16: 1019-1031, 1998.

[NEMA00] National Electrical Manufacturers Association (Hrsg): *Digital imaging and communications in medicine (DICOM) – Supplement 23 – Structured reporting storage SOP classes.* Technical Report. NEMA, Rossyln VA, 2000.
ftp://medical.nema.org/medical/dicom/final/sup23_ft.pdf

[NEMA01] National Electrical Manufacturers Association (Hrsg): *The DICOM standard version 3.0 final draft.* Technical Report. NEMA, Rosslyn, VA, 2001.

[Neu02] Neuschaefer-Rube C, Lehmann TM, Palm C, Bredno J, Klajman S, Spitzer K: 3D- Visualisierung glottaler Abduktionsbewegungen. In [Gro02], 58-61, 2002.

[Ngu00] Nguyen TB, Ziou D: Contextual and non-contextual performance evaluation of edge detectors. *Pattern Recognition Letters* 21: 805-816, 2000.

[Nib93] Niblack W, Barber R, Equitz W, Flickner M, Glasman E, Petkovic D, Yanker P, Faloutsos C, Taubin G: The QBIC project – Querying images by content using color, texture, and shape. *Proceedings SPIE* 1908: 173-187, 1993.

[Nie94a] Nielsen J: *Usability Engineering*. Morgan Kaufmann, San Francisco, CA, 1994.

[Nie94b] Nielsen J: Heuristic evaluation. In [NM94], 25-63, 1994.

[Nie02] Nielsen J, Tahir M: *Homepage Usability – 50 Websites Deconstructed*. New Riders Publishing, Indianapolis, 2002.

[NM94] Nielsen J, Mack RL (Ed): *Usability Inspection Methods*. John Wiley & Sons, Chichester, UK, 1994.

[OMG00] Object Management Group (Ed): *The CORBAmed Roadmap – CORBAmed – The OMG healthcare domain task force*. Technical Report. OMG Document Number CORBAmed/2000-05-01, Version 2.0 draft, Mai 2000.

[Orp94] Orphanoudakis SC, Chronaki C, Kostomanolakis S: I^2C – A system for the indexing, storage, and retrieval of medical images by content. *Medical Informatics* 19(2): 109-122, 1994.

[Ott01] Ott B, Hellwig T, Hensler M, Lehmann TM: A web-based service for digital subtraction and processing of dental radiographs. *Dentomaxillofacial Radiology* 30(suppl 1): 6-7, 2001.

[Ots79] Otsu N: A threshold selection method from gray-level histograms. *IEEE Transactions on Systems, Man, and Cybernetics* 9(1): 62-66, 1979.

[Pal96] Palmer PL, Dabis H, Kittler J: A performance measure for boundary detection algorithms. *Computer Vision and Image Understanding* 63(3): 476-494, 1996.

[Pel95] Pelikan E: *Texturorientierte Segmentierungsmethoden in der medizinischen Bildverarbeitung*. Shaker Verlag, Aachen, 1995.

[Pel97] Pelikan E, Tolxdorff T: Medizinische Bildverarbeitung. In [S97], 63-79, 1997.

[Pen94] Pentland A, Picard RW, Sclaroff S: Photobook – Tools for content-based manipulation of image databases. *Proceedings SPIE* 2185: 34-47, 1994.

[Pen96] Pentland A, Picard RW, Sclaroff S: Photobook – Content-based manipulation of image databases. *International Journal of Computer Vision* 18(3): 233-254, 1996.

[Poh00] Pohle R, Grohmann M, Tönnies K: Bewertung der Ergebnisse von Segmentierungslösungen in radioogischen Bilddaten am Beispiel des Einsatzes von aktiven Konturen. In [HL00], 91-95, 2000.

[Poh01] Pohle R, Tönnies KD: Einsatz eines adaptiven Regionenwachstumsverfahrens zur semiautomatischen und automatischen Segmentierung von medizinischen Bildern. In [HHLM01], 252-256, 2001.

[Qi99] Qi H, Snyder WE: Content-based image retrieval in picture archiving and communications systems. *Journal of Digital Imaging* 12(2, suppl 1): 81-83, 1999.

[Ran99] Randen T, Husøy JH: Filtering for texture classification – A comparative study. *IEEE Transactions on Pattern Analysis and Machine Intelligence* 21(4): 291-310, 1999.

[Rob00] Robb RA: Virtual endoscopy – Development and evaluation using the visible human data sets. *Computerized Medical Imaging and Graphics* 24(3): 133-151, 2000.

[Roe99] Roelofs G: *PNG – The definitive guide.* O'Reilly & Associates, Sebastopol, CA, 1999.
http://www.libpng.org/pub/png/book/

[Ros01] Rosson MB, Carroll JM: *Usability engineering – Scenario-based development of human-computer interaction.* Morgan Kaufmann, San Francisco, CA, 2001.

[RP02] Rechenberg P, Pomberger G (Hrsg): *Informatik-Handbuch.* Carl Hanser Verlag, München, 3. Auflage, 2002.

[Rue99] Rueckert D, Sonoda LI, Hayes C, Hill DLG, Leach MO, Hawkes DJ: Non-rigid registration using free-form deformations – Application to breast MR images. *IEEE Transactions on Medical Imaging*; 18(8): 712-721, 1999.

[S97] Seelos HJ (Hrsg): *Medizinische Informatik, Biometrie und Epidemiologie.* Walter de Gruyter Verlag, Berlin, 1997.

[Sch93a] Schill A: *DCE – Das OSF Distributed Computing Environment – Einführung und Grundlagen.* Springer-Verlag, Berlin, 1993.

[Sch93b] Schmitt W, Lehmann TM: Digitale Radiographie und digitale Bildverarbeitung in der implantologischen Diagnostik. *Zeitschrift für Zahnärztliche Implantologie* 9: 284-287, 1993.

[Sch97] Scholl I, Palm C, Sovakar A, Lehmann TM, Spitzer K: Quantitative Analyse der Stimmlippen. In [Arn97], 81-86, 1997.

[Sch03] Schmitt W, Lehmann TM: Digitales Röntgen. *Die Quintessenz* 54(5): 503-513, 2003.

Literatur 195

[Shy99] Shyu CR, Brodley CE, Kak AC, Kosaka A, Aisen AM, Broderick LS: ASSERT – A physician-in-the-loop content-based retrieval system for HRCT image databases. *Computer Vision and Image Understanding* 75: 111-132, 1999.

[Sie01] Siegel EL, Channin DS: Integrating the healthcare enterprise – A primer – Part 1: Introduction. *RadioGraphics* 21: 1339-1341, 2001.

[Slu02] Sluis D; Lee KP; Mankovich N: DICOM SR – Integrating structured data into clinical information systems. *Medicamundi* 46(2): 31-36, 2002.

[Sov96] Sovakar A, Scholl I, Neuschaefer-Rube C, Lehmann TM, Spitzer K: Verfolgung und Analyse von Stimmlippenkonturen in stroboskopischen Videosequenzen. In [LSS96], 235-240, 1996.

[SP01] Shortliffe EH, Perreault LE (Ed): *Medical Informatics*. Springer-Verlag, New York, 2. edition, 2001.

[Ste99] van der Stelt PF: Standards in dental imaging. *Dentomaxillofacial Radiology* 28(1): 58-59, 1999.

[Tag97] Tagare HD, Jaffe CC, Dungan J: Medical image databases – A content-based retrieval approach. *JAMIA Journal of the American Medical Informatics Association* 4: 184-198, 1997.

[Tan00] Tang LHY, Hanka R, Ip HHS, Cheung KKT, Lam R: Semantic query processing and annotation generation for content-based retrieval of histological images. *Proceedings SPIE* 3980: 366-375, 2000.

[Tan03] Tanenbaum AS, van Steen M: *Verteilte Systeme – Grundlagen und Paradigmen*. Verlag Pearson Studium, München, 2003.

[The98] Thévenaz P, Ruttimann UE, Unser M: A pyramid approach to subpixel registration based on intensity. *IEEE Transactions on Image Processing* 7(1): 27-41, 1998.

[TW00] Trampisch HJ, Windeler J (Hrsg): *Medizinische Statistik*. Springer-Verlag, Berlin, 2. Auflage, 2000.

[Tra03] Trantakis C, Tittgemeyer M, Schneider JP, Linder D, Winkler D, Strauss G, Meixensberger J: Investigation of time-dependency of intracranial brain shift and ist relation to the extent of tumor removal using intraoperative MRI. *Neurological Research* 25(1): 9-12, 2003.

[Tre96] Tresch M: Middleware – Schlüsseltechnologie zur Entwicklung verteilter Informationssysteme. *Informatik Spektrum* 19(5): 249-256, 1996.

[UKA99] Universitätsklinikum Aachen (Hrsg): *Informations- und Geschäftsbericht 1999*. Universitätsklinikum Aachen, Aachen, 1999.

[UKA00] Universitätsklinikum Aachen (Hrsg): *Informations- und Geschäftsbericht 2000*. Universitätsklinikum Aachen, Aachen, 2000.

[Vos96] Vossen G: *Datenmodelle, Datenbanksprachen und Datenbank-Management-Systeme*. Addison-Wesley, Bonn, 2. Auflage, 1996.

[Web97] Webber RL, Horton RA, Tyndall DA, Ludlow JB: Tuned-aperture computed tomography (TACT™) – Theory and application for three-dimensional dentoalveolar imaging. *Dentomaxillofacial Radiology* 26(1): 53-62, 1997.

[Web99] Webber RL, Bettermann W: A method for correcting for errors produced by variable magnification in three-dimensional tuned-aperture computed tomography. *Dentomaxillofacial Radiology* 28(5): 305-310, 1999.

[Wei02] Wein BB, Lehmann TM, Keysers D, Schubert H, Kohnen M: Detailed image classification code for image retrieval of medical images (IRMA). In [LVI02], 513-517, 2002.

[Wel84] Welch TA: A technique for high-performance data compression. *IEEE Computer* 17(6): 8-19, 1984.

[Wel99] Welstead S: *Fractal and Wavelet Image Compression Techniques*. SPIE Press, Bellingham, 1999.

[Wen89] Wenzel A: Effect of manual compared with reference point superimposition on image quality in digital subtraction radiography. *Dentomaxillofacial Radiology* 18: 145-150, 1989.

[Wen96] Wenzel A, Gotfredsen E, Borg E, Gröndahl HG: Impact of lossy image compression (JPEG) on accuracy of caries detection in digital images taken with a storage phosphor system. *Oral Surgery, Oral Medicine, Oral Pathology, Oral Radiology, and Endodontics* 81(3): 351-355, 1996.

[Wen99] Wenzel A, Hintze H: The choice of gold standard for evaluation tests for caries diagnosis. *Dentomaxillofacial Radiology* 28: 132-136, 1999.

[Wha94] Wharton C, Rieman J, Lewis C, Polson P: The cognitive walkthrough method – A practitioner's guide. In [NM94], 105-140, 1994.

[WHH03] Wittenberg T, Hastreiter P, Hoppe U, Handels H, Horsch A, Meinzer HP (Hrsg): *Bildverarbeitung für die Medizin 2003 – Algorithmen, Systeme, Anwendungen. Proceedings des Workshops vom 9.-11. März 2003 in Erlangen*. Springer-Verlag, Berlin, 2003.

[Win95] Winter A, Haux R: A three-level graph-based model for the management of hospital information systems. *Methods of Information in Medicine* 34: 378-396, 1995.

[Win02] Winter A, Ammenwerth E, Brigl B, Haux R: Krankenhausinformationssysteme. In [LM02], 473-552, 2002.

[Zam89] Zamperoni P: *Methoden der digitalen Bildverarbeitung*. Friedrich Vieweg & Sohn, Braunschweig, 1989.

[Zha96] Zhang YJ: A survey on evaluation methods for image segmentation. *Pattern Recognition* 29(8): 1335-1346, 1996.

[Zha98] Zhang W, Dickinson S, Sclaroff S, Feldman J, Dunn S: Shape-based indexing in a medical image database. *Proceedings IEEE Workshop on Biomedical Image Analysis* 221-230, 1998.

Farbseiten

Abb. 2.4 von Seite 18

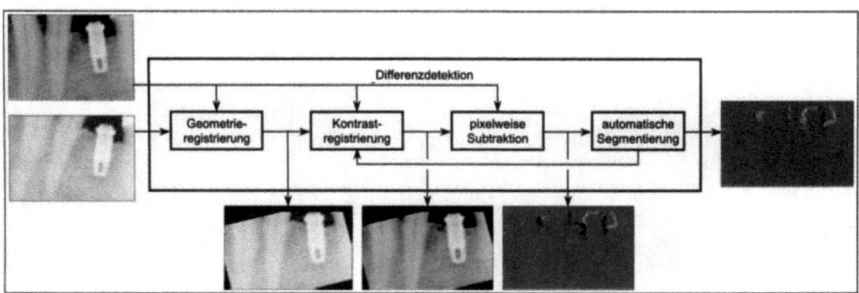

Abb. 2.6 von Seite 21

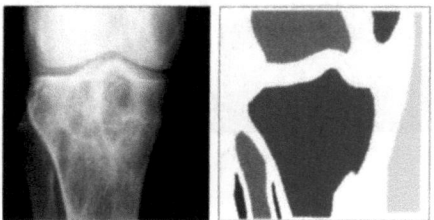

Abb. 2.8 von Seite 24

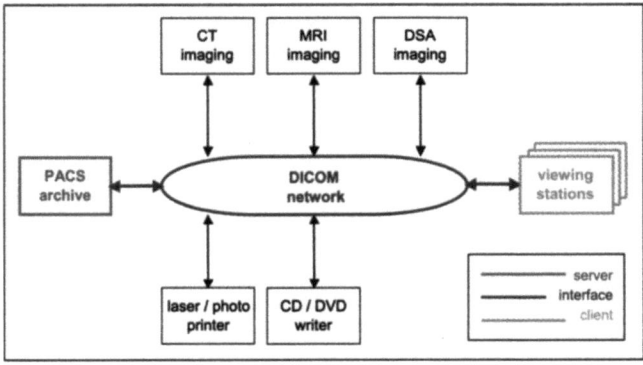

200 Farbseiten

Abb. 2.9 von Seite 26

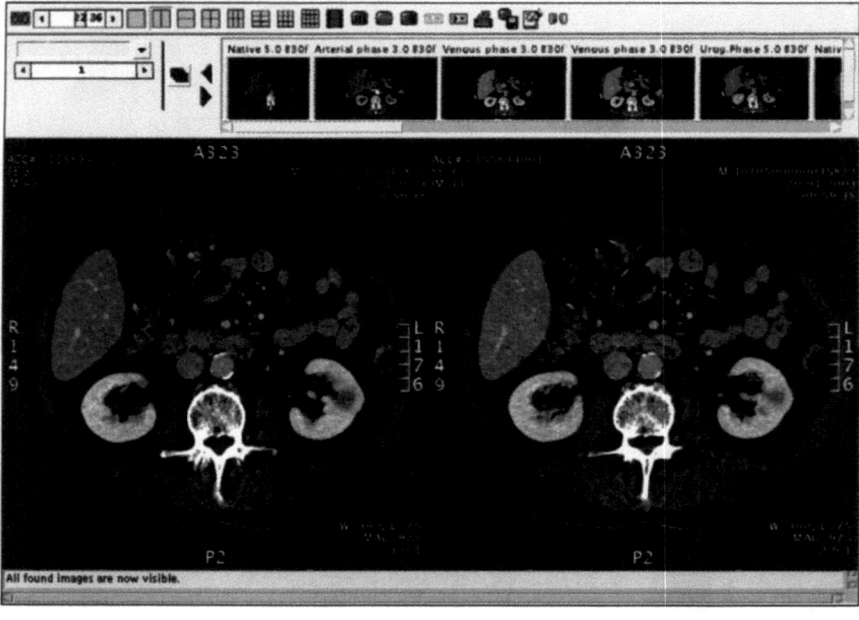

Abb. 3.1 von Seite 51

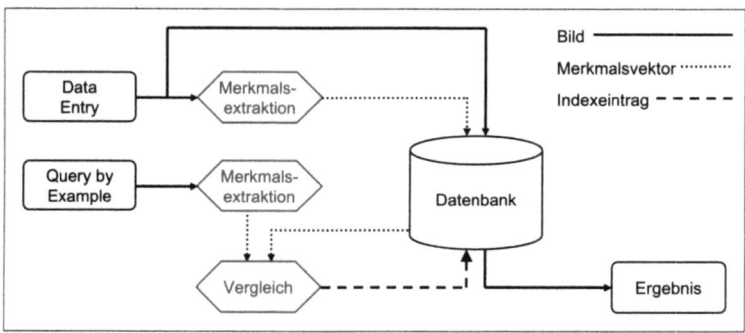

Abb. 3.2 von Seite 56

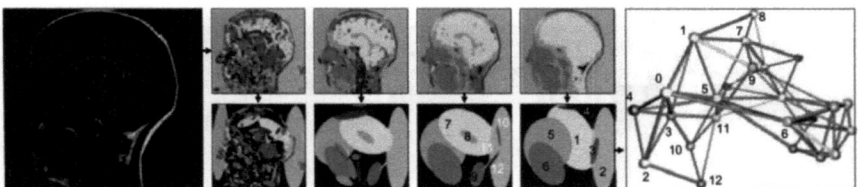

Abb. 3.3 von Seite 57

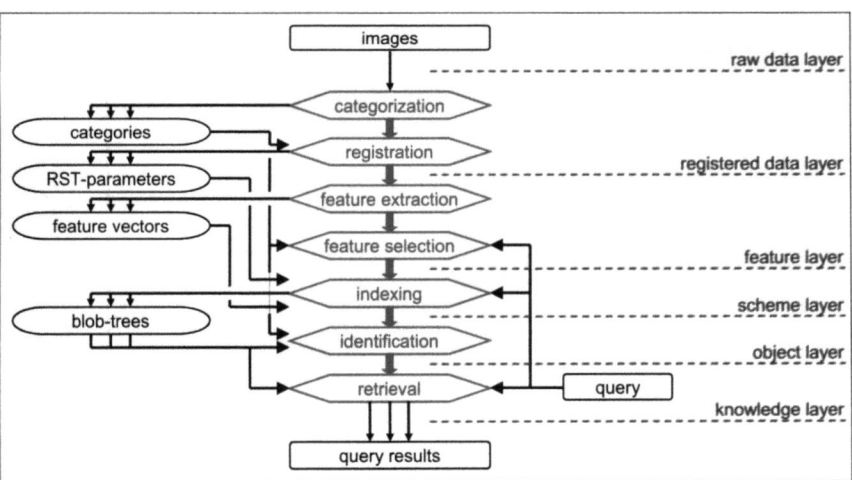

Abb. 3.4 von Seite 60

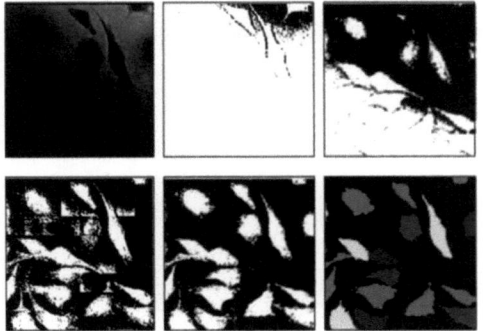

Abb. 3.8 von Seite 70

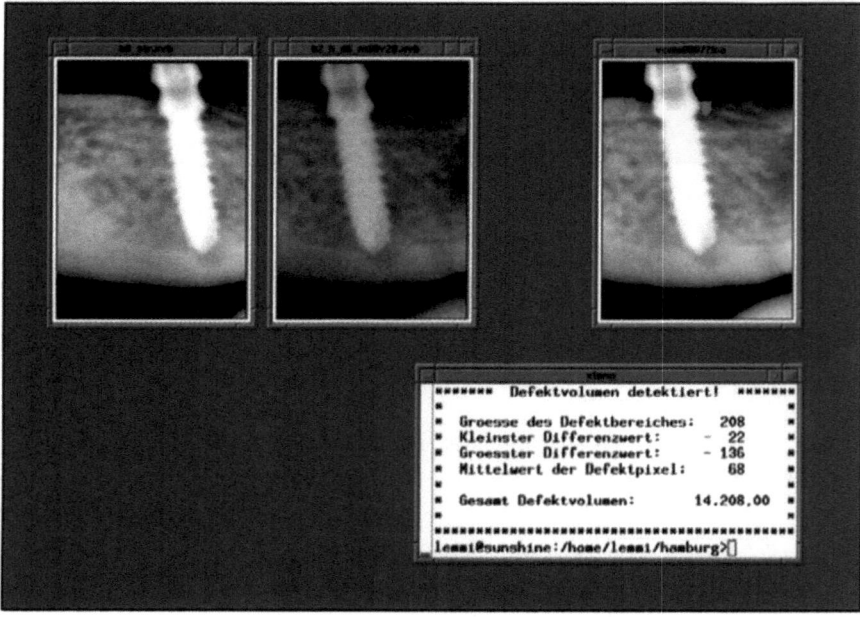

Farbseiten

Abb. 3.9 von Seite 72

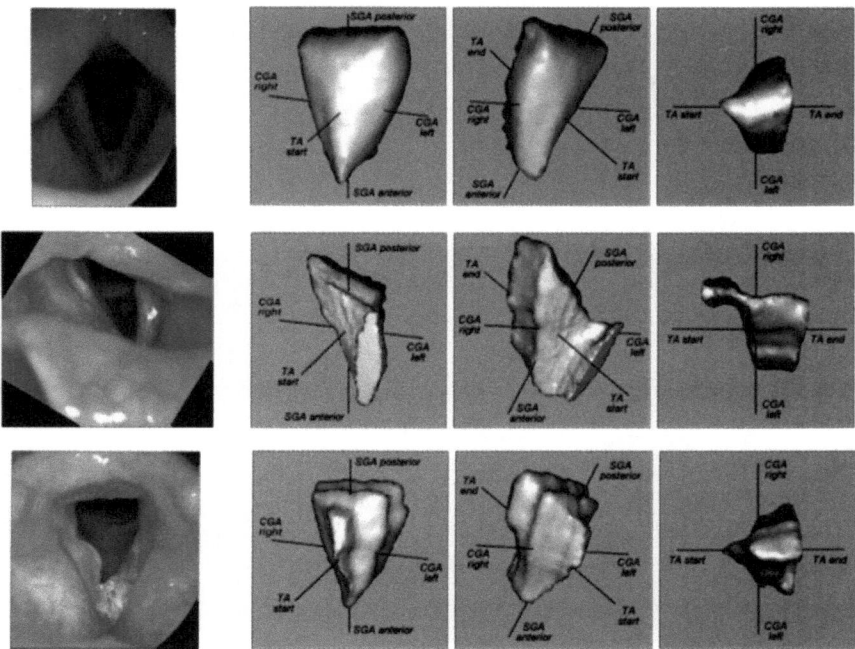

Abb. 3.10 von Seite 75

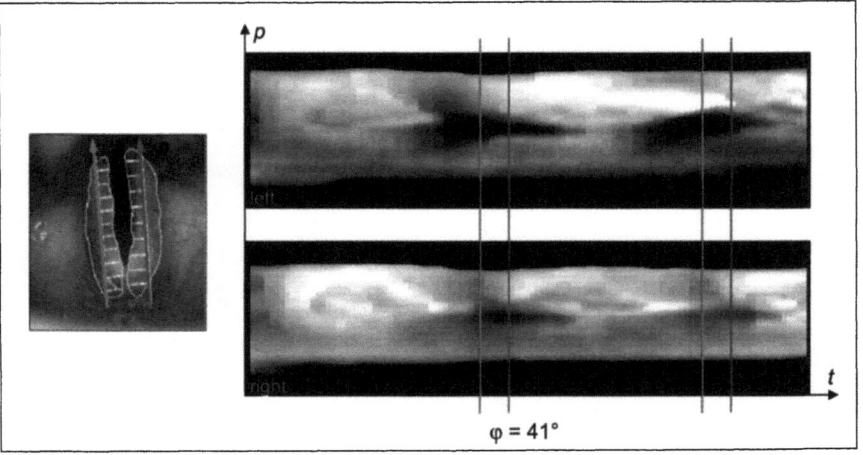

$\varphi = 41°$

Abb. 3.12 von Seite 86

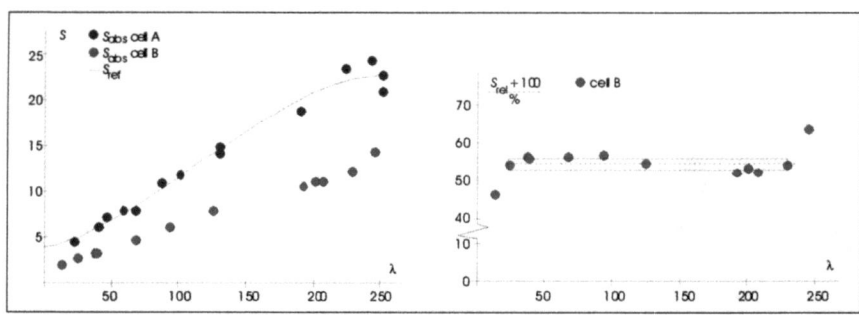

Abb. 3.19 von Seite 112

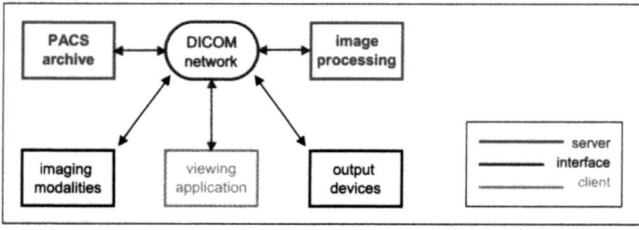

Abb. 3.20 von Seite 114

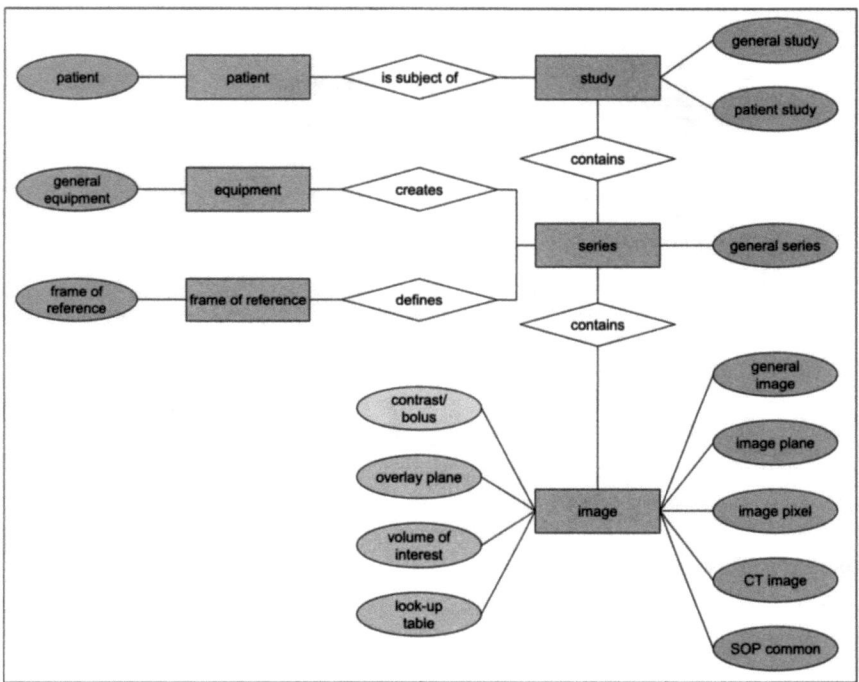

Tab. 3.9 von Seite 115

		Tatsächlich dargestellte Körperregion										Summe	Fehler	Fehler in %
		Abdomen	Breast	Chest	Extremity	Head	Heart	Neck	Pelvis	Shoulder	Spine			
DICOM-Tag-Einträge	Abdomen	343	9	38	2	1		2			3	398	55	13,8
	Breast		94	1								95	1	1,1
	Chest	20		333	4	3		35			2	397	64	16,1
	Extremity	15	2		9							26	17	65,4
	Head		8	20		70					3	101	31	30,7
	Heart						0					0	0	0,0
	Neck			2				41				43	2	4,7
	Pelvis							3	8			11	3	27,3
	Shoulder	1								9		10	1	10,0
	Spine						1				64	65	1	1,5
	Special			1		1						2	2	100,0
Summe		379	113	395	15	75	1	81	8	9	72	1.148	177	15,4

Abb. 3.21 von Seite 121

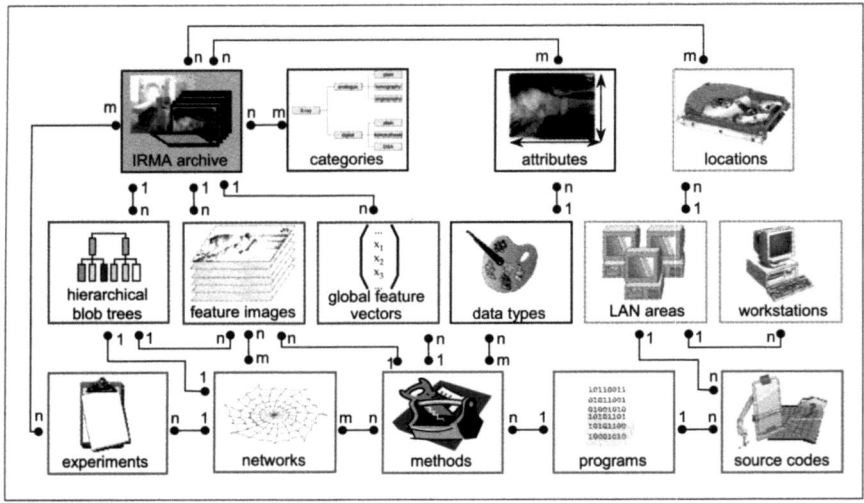

Abb. 3.24 von Seite 129

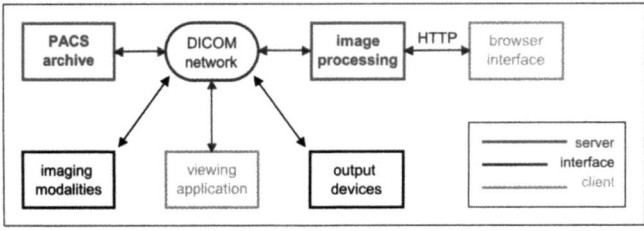

Farbseiten

Abb. 3.25 von Seite 131

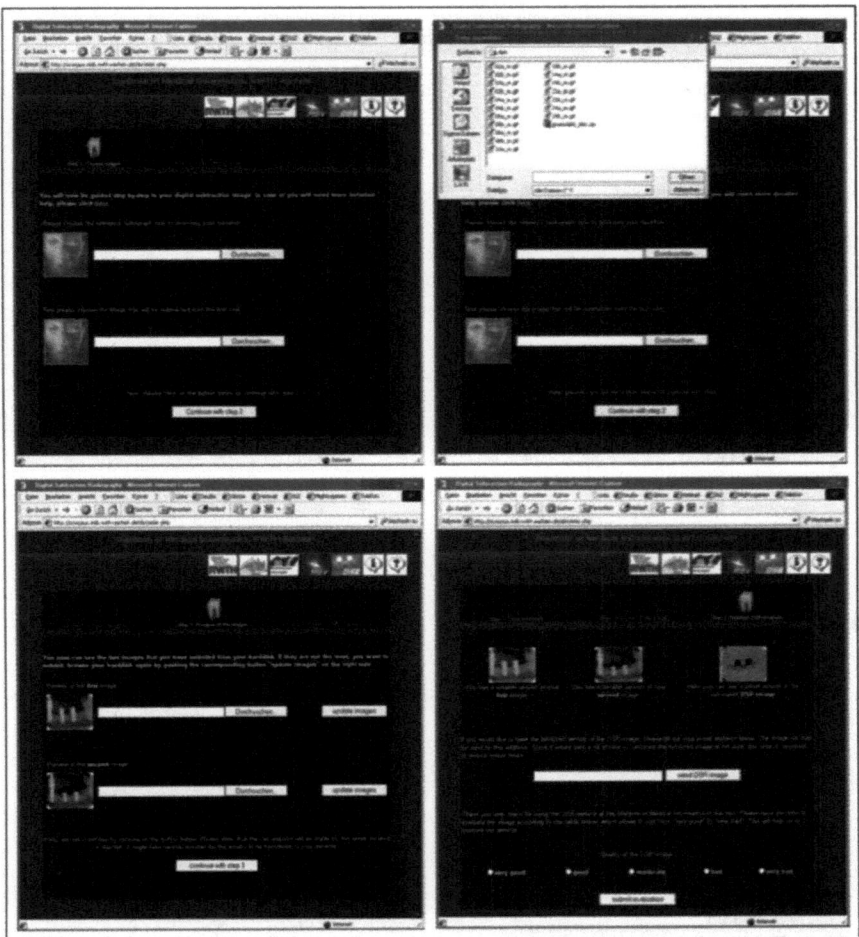

Tab. 3.11 von Seite 139

Methoden		Informationen zur Nutzeranalyse					Informationen zur Evaluation			Nutzer bzw. Befragte			Aufwand		
	Sinnvoller Einsatz: ● uneingeschränkt ● bedingt Erforderlicher Aufwand: ● hoch ◐ mäßig ● niedrig	Handlungsziele & Aufgaben	Handlungsintentionen	Handlungsstrukturen	Nutzungskontexte	Nutzergruppen	Nutzerzufriedenheit	Nutzungseffektivität	Nutzungseffizienz	Entwickler	Nutzer: Anfänger	Nutzer: Experte	Vorbereitung	Durchführung	Auswertung
	Informationsanalyse	●			●					●	●	●	◐	◐	●
	Strukturlegung		●								●	●	◐	◐	◐
	Focus Group					●				●	●	●	◐	●	●
	Beobachtung	●		●		●	●	●			●	●	◐	●	●
	Datenmessung			●		●			●		●	●	●	●	●
	Fragebogen		●		●	●	●	●			●	●	◐	●	●
	Interview	●	●	●	●	●	●	●			●	●	◐	●	●
	Cognitive Walkthrough						●	●	●			●	◐	◐	◐
	Formale Inspektion						●	●	●			●	●	●	●
	Heuristische Evaluation						●	●	●	●		●	●	●	●

Abb. 3.29 von Seite 142

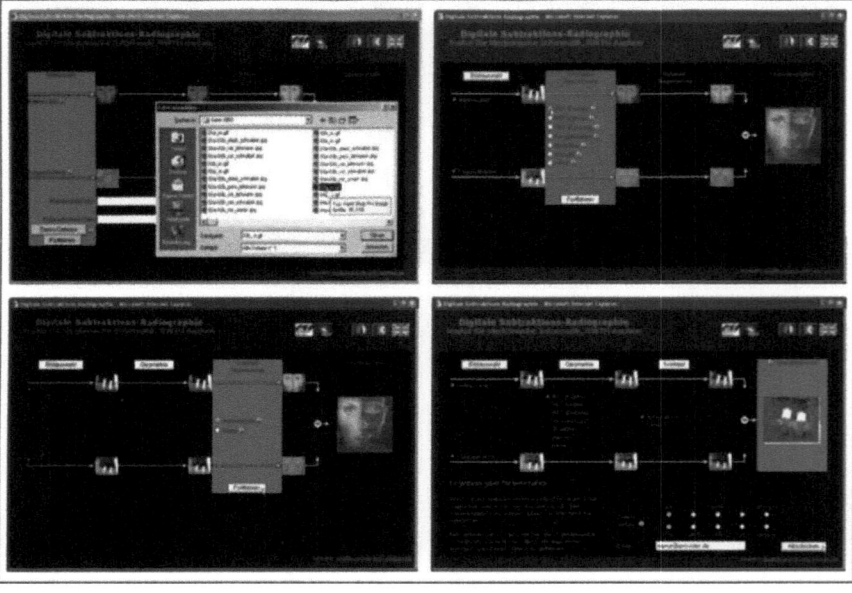

Farbseiten 209

Abb. 3.30 von Seite 143

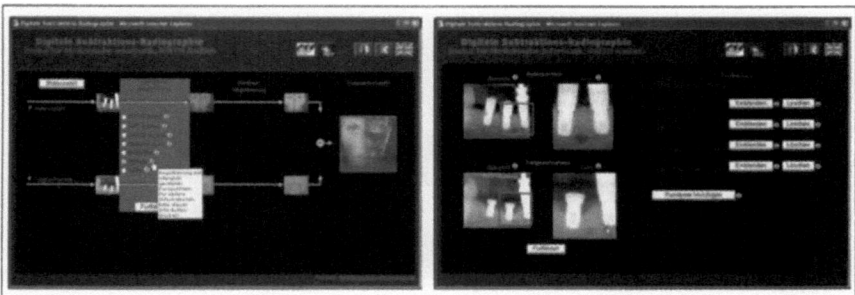

Abb. 3.31 von Seite 146

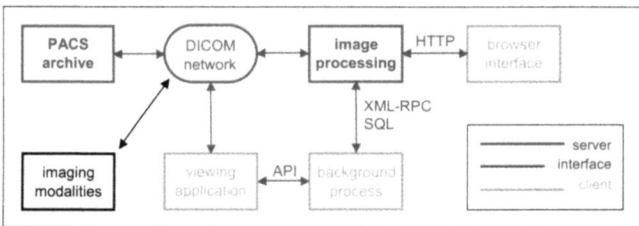

Abb. 3.32 von Seite 148

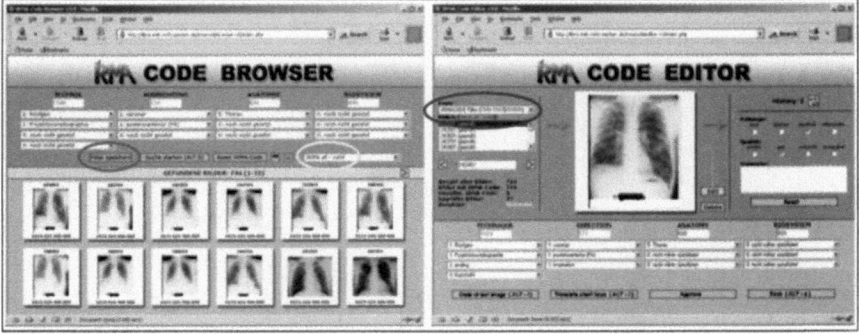

Abb. 4.1 von Seite 156

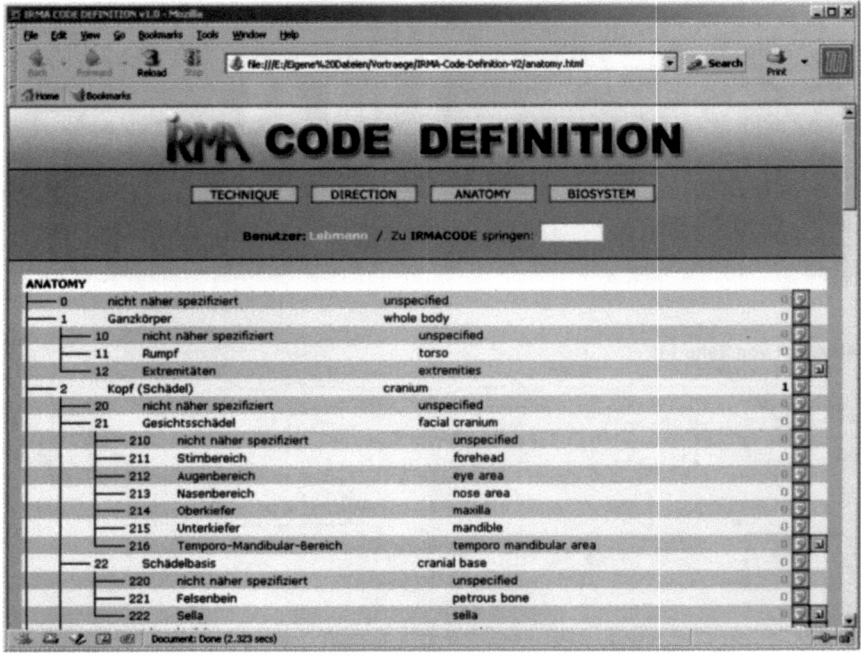

Abb. 4.2 von Seite 157

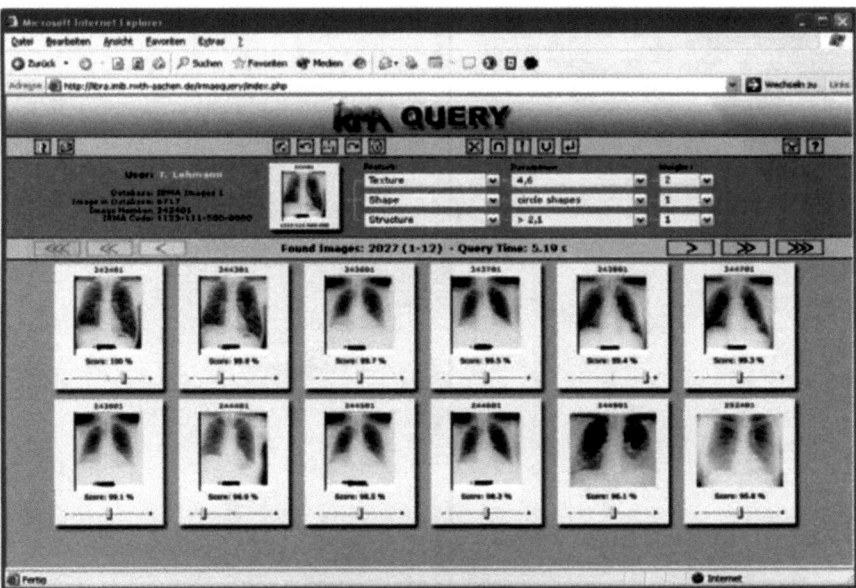

Tab. 4.3 von Seite 160

Body region and code Sub-region and code	Images and Frequency		Images and Frequency		Body region and code Sub-region and code	Images and Frequency		Images and Frequency	
0 unspecified	0	0%			5 chest	1,889	48.70%		
1 whole body	0	0%			50 unspecified			1873	48.47%
10 unspecified			0	0.00%	51 bones			15	0.39%
11 torso			0	0.00%	52 lung			0	0.00%
12 extremities			0	0.00%	53 hilum			0	0.00%
2 cranium	179	4.61%			54 mediastinum			0	0.00%
20 unspecified			4	0.00%	55 heart			0	0.00%
21 facial cranium			77	1.99%	56 diaphragm			0	0.00%
22 cranial base			18	0.47%	6 breast (mamma)	144	3.71%	144	3.73%
23 neuro cranium			80	2.07%	7 abdomen	169	4.36%		
3 spine	262	6.75%			70 unspecified			32	0.83%
30 unspecified			0	0.00%	71 upper abdomen			40	1.04%
31 cervical spine			106	2.74%	72 middle abdomen			47	1.22%
32 thoracic spine			51	1.32%	73 lower abdomen			50	1.29%
33 lumbar spine			105	2.72%	8 pelvis	56	1.44%		
34 sacral bone			0	0.00%	80 unspecified			51	1.32%
35 coccygeal bone			0	0.00%	81 sarcral bone			2	0.00%
4 upper extremity/arm	678	17.48%			82 iliac bone			2	0.00%
40 unspecified			2	0.00%	83 pubic bone			1	0.00%
41 hand			458	11.85%	84 small pelvis			0	0.00%
42 radio carpal joint			61	1.58%	9 lower extremity/leg	502	12.94%		
43 forearm			23	0.60%	90 unspecified			4	0.00%
44 elbow			44	1.14%	91 foot			66	1.71%
45 upper arm			28	0.72%	92 ankle joint			62	1.60%
46 shoulder			62	1.60%	93 lower leg			26	0.67%
					94 knee			254	6.57%
					95 upper leg			63	1.63%
					96 hip			27	0.70%
					Sum	3,879	100%	3,864	100%

Farbseiten 213

Abb. 4.3 von Seite 162

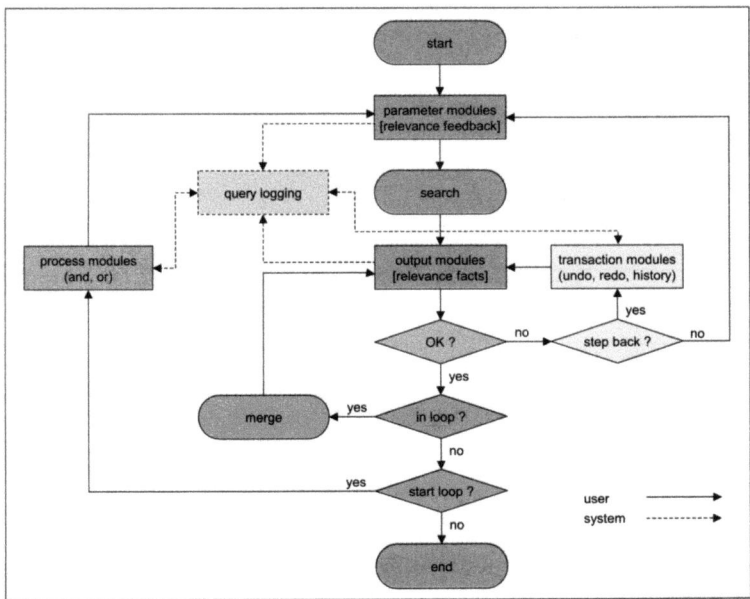

Abb. 4.4 von Seite 163

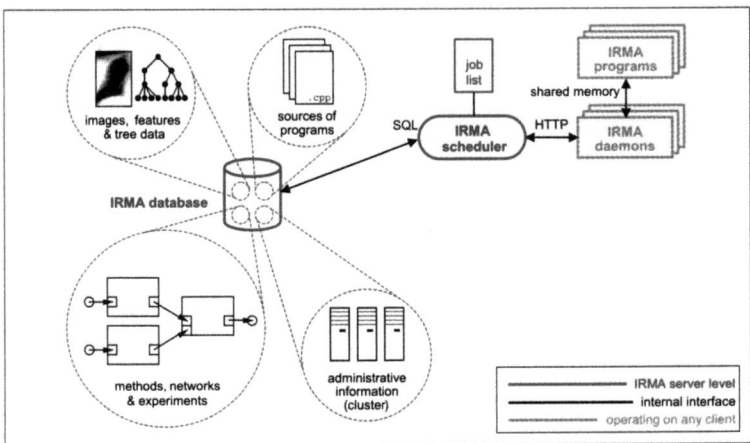

Abb. 4.5 von Seite 164

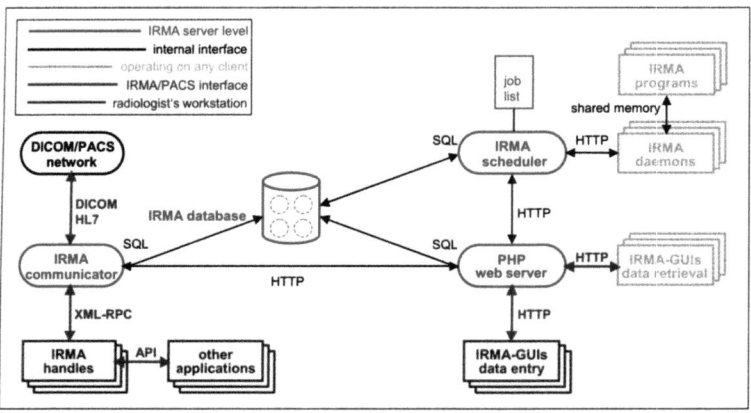

Tab. 4.4 von Seite 168

Leitfragen																				
Stabilität		Validierung		Kontrollmöglichkeiten		Präsentationsintegration		Adaptivität				Flexibilität		Funktionsintegration			Datenintegration		Kontextintegration	
1	2	3	4	5	6	7	8	9	10	11	12	13	14	15	16	17	18	19	20	21
automatische Algorithmen (oben) / manuelles Verfahren (unten)																				
-1	-1	-1	-1	-1	1	---	1	1	0	1	0,2	0,5	1	---	1	1	1	1	0,5	0
1	1	0	0	0	1	---	1	1	0	1	0,3	1	0	1	1	1	1	1	0,5	0
harte Kriterien ← → weiche Kriterien																				

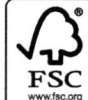

MIX
Papier aus verantwortungsvollen Quellen
Paper from responsible sources
FSC® C105338

If you have any concerns about our products,
you can contact us on
ProductSafety@springernature.com

In case Publisher is established outside the EU,
the EU authorized representative is:
Springer Nature Customer Service Center GmbH
Europaplatz 3, 69115 Heidelberg, Germany

Printed by Libri Plureos GmbH
in Hamburg, Germany